石綿関連疾患の病理と
そのリスクコミュニケーション

井内　康輝　編著

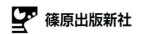

序 文

　いわゆるクボタショックから10年が経ちました．それまであまり社会的に注目を浴びることがなかった石綿（アスベスト）の吸引による呼吸器を中心とした健康被害（石綿関連疾患）が，尼崎にあった旧クボタ神崎工場の周辺住民にみられているというマスコミのスクープ記事が報道され，一躍，公害としての側面をもつ重大な出来事として扱われることとなりました．この際に最も注目を浴びた石綿関連疾患は中皮腫でした．中皮腫は，一般には発生頻度の低い悪性腫瘍ですが，診断や治療に難渋する例が多く，患者さん達は診断後1年あまりで死亡するというきわめて予後の悪いがんです．

　私は，広島大学医学部病理学講座に在籍中，1985年に初めて中皮腫の病理解剖例を経験しました．その際に，この腫瘍が疫学的には石綿の吸引との因果関係が明らかにされていることを知り，広島に隣接する呉市には戦艦大和を建造したことで有名な旧呉海軍工廠があり，その他にも造船業が活発であったことから，広島県には石綿への曝露者が多いはずであることに気付きました．事実，無作為に選んだ剖検例で保存されていた肺から石綿（アスベスト）小体の沈着程度を調べてみると，他地域に比べて，多くの石綿曝露者がいることも分りました．爾来，この中皮腫をはじめ，石綿関連疾患に関心をもち，大阪中皮腫パネルという中皮腫の診断検討会に参加し，石綿研究会（後に石綿中皮腫研究会）の世話役を仰せつかって，中皮腫の病理診断のみならず，石綿への曝露による肺がんや石綿肺などの疾患に対する研究を続けていたところに，クボタショックが起こりました．

　クボタショックから数カ月後，環境省の中に対策会議が設けられ，当時その数はきわめて少なかった石綿による健康被害の研究者が集められましたが，病理学者として唯一，その一員に加えられました．このことを契機として中皮腫を中心とした石綿関連疾患の研究に本腰を入れて取り組まなければならない状況となりました．研究内容はその多くが，中皮腫をはじめとする石綿関連疾患の診断を適切に行うために何をなすべきかというものであり，被害者の救済に役立つ実務的な研究でした．クボタショックから半年後，新たな法律（石綿による健康被害の救済に関する法律，平成18年3月27日施行）にもとづく被害者認定制度がはじまり，その適正な運用をはかるために努力をすると同時に，すでに運用されていた石綿への職業性曝露による被害者を救済するための労災制度にもとづく認定作業にもかかわることになり，日本における中皮腫の全体像を把握できる立場となりました．

　それから10年の間に，各種の抗体マーカーを用いた免疫組織化学的染色や遺伝子の変異をみることなどが逐次開発され，石綿関連疾患の診断は大いに進歩しました．このことは，適切で公平な制度の運用にも大きく寄与しました．われわれのもつ知識の多くは，先行して多くの被害者が生じた欧米に学んだのですが，これからは，いまだ石綿の使用の続くアジア諸国に広く，この知識を普及させる必要があると思っています．さらに石綿曝露が疾病を誘発するに至る機序についてはいまだ不明な点が多く，これを解明するための基礎的研究も続けなければなりません．

　さらに一般社会の皆様にも，こうした石綿関連疾患を理解していただき，現在行われている研究の内容も含めて紹介する目的で，本書を編集しました．リスクコミュニケーションとは，あるものの危険性を知り，それによる被害を最小限に抑えるための知識の共有を指しています．今後，大震災などの自然災害などによって建造物が破壊され，過去にそれらの建造物に使われてきた石綿が飛散することによって，人々の石綿による健康被害が再び生じることも懸念されています．本書がそうしたことにも目を向けていただくきっかけになることを期待しています．

2015年11月

井内康輝

執筆者一覧

Amatya V. Jeet（広島大学大学院医歯薬保健学研究院病理学研究室）
石川雄一（がん研究会がん研究所病理部）
井内康輝（広島大学名誉教授／NPO法人総合遠隔医療支援機構／株式会社病理診断センター）
岡　輝明（関東中央病院病理科）
岡本賢三（北海道中央労災病院病理診断科）
亀井敏昭（現 PCL福岡 病理・細胞診センター，前 山口県立総合医療センター病理診断科・中央検査部）
河合俊明（現 戸田中央臨床検査研究所，前 防衛医科大学校臨床検査医学）
河原邦光（大阪府立呼吸器・アレルギー医療センター病理診断科）
櫛谷　桂（広島大学大学院医歯薬保健学研究院病理学研究室）
酒井康裕（神戸大学医学部附属病院病理診断科）
佐藤鮎子（兵庫医科大学病理学講座分子病理部門）
清水重喜（兵庫医科大学病理学講座分子病理部門）
関戸好孝（愛知県がんセンター研究所分子腫瘍学部）
高田礼子（聖マリアンナ医科大学予防医学）
武島幸男（広島大学大学院医歯薬保健学研究院病理学研究室）
辻村　亨（兵庫医科大学病理学講座分子病理部門）
外山尚紀（東京労働安全衛生センター）
豊國伸哉（名古屋大学大学院医学系研究科病理病態学講座生体反応病理学・分子病理診断学）
鳥井郁子（兵庫医科大学病理学講座分子病理部門）
鍋島一樹（福岡大学医学部病理学講座）
濱﨑　慎（福岡大学病院病理部）
廣島健三（東京女子医科大学八千代医療センター病理診断科）
古谷杉郎（全国労働安全衛生センター連絡会議／石綿対策全国連絡会議）
松本慎二（福岡大学病院病理部）
山田健人（現 埼玉医科大学医学部病理学，前 慶應義塾大学医学部病理学教室）

（五十音順）

目 次

序文 ……………………………………………………………………………………… 井内康輝　iii
執筆者一覧 ……………………………………………………………………………………………… iv

第Ⅰ章　石綿関連疾患の病理

石綿の曝露はヒト体内で何を起こすのか
- ヒトにおける疾患 ………………………………………………………… 井内康輝　3
- ヒトにおける遺伝子変異 ………………………………………………… 関戸好孝　15
- 動物実験を用いた研究 …………………………………………………… 豊國伸哉　23
- 培養細胞を用いたモデル実験 …………………………………………… 山田健人　30

中皮腫の病理
- 通常型中皮腫の病理
  ……………………………… 武島幸男・櫛谷　桂・Amatya V. Jeet・井内康輝　39
- 特殊型中皮腫の病理 ……………………………………………………… 河合俊明　57
- 早期中皮腫の病理 ………………………………………………………… 廣島健三　68
- 中皮腫診断における免疫組織化学的所見の有用性 …………………… 酒井康裕　76
- 中皮腫の遺伝子異常
  ………………………………………… 清水重喜・鳥井郁子・佐藤鮎子・辻村　亨　91
- 中皮腫診断での体腔液細胞診の特徴と考え方 ………………………… 亀井敏昭　103
- 中皮腫診断における FISH 法による $p16$ の有用性
  ……………………………………………………… 鍋島一樹・濱﨑　慎・松本慎二　113

アスベスト肺がんの病理学 ……………………………………………… 石川雄一　121

石綿肺の病理
- 石綿肺の病理学的特徴 …………………………………………………… 岡本賢三　130
- 石綿肺と鑑別すべき肺病変の病理 ……………………………………… 岡　輝明　143

石綿関連疾患の診断の新しいヘルシンキ・クライテリア ……………… 井内康輝　148

石綿小体の定量と分析－低侵襲・簡便・高精度な新定量法の紹介を含めて－
……………………………………………………………………………… 河原邦光　158

石綿代替製品への曝露の病理 ……………………………………………… 高田礼子　169

第Ⅱ章　リスクコミュニケーション

石綿関連疾患の補償と救済の現状 ………………………………………… 古谷杉郎　185
石綿関連疾患の予防と対策
- 石綿と震災 ………………………………………………………………… 外山尚紀　201

索引 ………………………………………………………………………………………………… 220

目 次

第Ⅰ章

石綿関連疾患の病理

第 I 章 石綿関連疾患の病理

石綿の曝露はヒト体内で何を起こすのか
ヒトにおける疾患

井内　康輝

1　石綿（アスベスト）とは何か

　石綿（アスベスト）とは，一つの鉱物の名称ではなく，いくつかの繊維状鉱物の総称である．WHO（世界保健機関）は，1973年石綿を以下のように定義した．「石綿（アスベスト）は多様な物理化学的性質をもつ天然の繊維状珪酸塩鉱物の総称で，クリソタイル，アクチノライト，アモサイト，アンソフィライト，クロシドライト，トレモライトに分類される」とし，6種類の鉱物を石綿とした．一方，ILO（国際労働機関）も同様に「石綿（アスベスト）とは，蛇紋石族造岩鉱物に属する繊維状珪酸塩鉱物であるクリソタイル（白石綿）および角閃石族造岩鉱物に属する繊維状珪酸塩鉱物であるアクチノライト，アモサイト（茶石綿），アンソフィライト，クロシドライト（青石綿），トレモライトあるいはそれらの一つ以上を含む混合物をいう」と定義した[1]（表1，図1a, b）．

　しかし，この6種類の鉱物すべてが石綿ではない．蛇紋石族のクリソタイルは繊維状であるが，角閃石族には，肉眼的にも顕微鏡的にも繊維状を示さない鉱物があり，そのうち繊維状鉱物のみが石綿である．繊維状という形態は，アスペクト比（aspect ratio）で定義される．NIOSH（米国労働衛生研究所）などによって，「顕微鏡レベルでアスペクト比が3：1か，それ以上の粒子として確認された場合」を繊維状とするとされている．この場合の顕微鏡とは，光学顕微鏡と電子顕微鏡のいずれも指している[1]．

2　石綿による健康被害の歴史

　石綿は以下のような優れた物性をもつ．
　1）しなやかで糸や布に織れる（紡織性）．

　2）引張りに強い（抗張力）．
　3）摩擦・摩耗に強い（耐摩擦性）．
　4）燃えない，高熱に耐える（耐熱性）．
　5）熱や音を遮断する（断熱・防音性）．
　6）薬品に強い（耐薬品性）．
　7）電気を通しにくい（絶縁性）．

　これらの特性は古くから知られており，有用な物質として使用されてきた．すなわち，古代エジプトでは，王の遺体を石綿織布で包んでおり，日本でも竹取物語には火鼠の皮衣として登場する．石綿が商業ベースで利用されたのはイタリアにおいて1800年代に入ってからであり，1800年代後半に，カナダ，ロシア，南アフリカなどでクリソタイルやクロシドライトの鉱山が開発され，その生産と消費は拡大された[2]．

　ヒトにおける石綿による健康被害としては，塵肺の一型と考えられる石綿肺が最初に指摘された疾病であり，1900年代のはじめに，肺病変での死亡が報告されている．悪性腫瘍については，石綿肺に肺がんを合併することが，Lynch らによって示されていたが，1955年，Doll[3]によって，イギリスの紡織工場の労働者における肺がん発生が，コーホート調査をへて疫学的に証明された．中皮腫については，当初まれな病理所見を示す悪性腫瘍として報告されたが，その名称が統一されたのは，1931年，Klempere & Rabin による[4]．疫学的に石綿への曝露と中皮腫発生が注目をあびたのは，1960年，Wagner ら[5]によって，南アフリカのクロシドライト鉱山での鉱山労働者とその家族および鉱山付近の居住者などにおける32例の胸膜中皮腫の集団的発生である．その他の胸膜疾患についても，1950年代から1960年代に石綿への曝露との因果関係が疫

表1　石綿（アスベスト）の種類とその化学組成式

	鉱物名	石綿名	化学組成式
蛇紋石族 Serpentines	クリソタイル （chrysotile）	クリソタイル （温石綿 chrysotile）	$Mg_3Si_2O_5(OH)_4$ 12001-29-5*
角閃石族 Amphiboles	グリュネ閃石 （grunerite）	アモサイト （褐石綿 amosite）	$(Mg, Fe)_7Si_8O_{22}(OH)_2$ 12172-73-5*
	リーベック閃石 （曹閃石 riebeckite）	クロシドライト （青石綿 crocidolite）	$Na_2Fe_3^{2+}Fe_2^{3+}Si_8O_{22}(OH)_2$ 12001-28-4*
	アンソフィライト （直閃石 anthophyllite）	アンソフィライト石綿 （fibrous anthophyllite）	$Mg_7Si_8O_{22}(OH)_2$ 77536-67-5*
	トレモライト （透閃石 tremolite）	トレモライト石綿 （fibrous tremolite）	$Ca_2Mg_5Si_8O_{22}(OH)_2$ 77536-68-6*
	アクチノライト （陽起石 actinolite）	アクチノライト石綿 （fibrous actinolite）	$Ca_2(Mg, Fe)_5Si_8O_{22}(OH)_2$ 77536-66-4*

＊：CAS No.（Chemical Abstracts Number）
（神山宣彦，星野圭司，石綿ばく露と石綿関連疾患―基礎知識と補償・救済，2008，による）

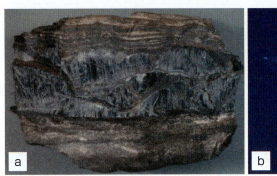
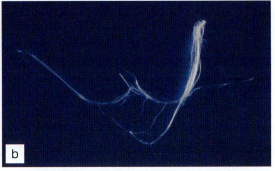

図1　クロシドライト鉱石（a）とほぐされたクリソタイル繊維（b）

学的に証明されるに至った．

3　石綿への曝露によるヒトの病変あるいは疾病

現在までに石綿への職業性あるいは環境下での曝露によって引き起されると考えられる病変や疾病は**表2**のようにまとめられる．

本稿では，これらのそれぞれについて概説する．その病態と鑑別診断の詳細については，本書の各稿を参照していただきたい．

1）胸膜プラーク

主として壁側胸膜に生じる周囲との境界明瞭な限局性の板状肥厚で，色調はやや黄色味を帯びた灰白色である．厚みは1mmから10mmを超える病変もあるが，5mm程度のものが多い．ときに臓側胸膜や葉間胸膜にもみられる．10〜15％には石灰化を伴うが，時間経過とともに石灰化を伴う割合は大きくなるとされる．胸部X線検査あるいは胸部CT

表2　石綿への曝露によるヒトの病変あるいは疾病

部位	非腫瘍性病変	腫瘍性病変
胸膜	胸膜プラーク 良性石綿胸水（胸膜炎） びまん性胸膜肥厚 円形無気肺	中皮腫
肺	石綿肺	肺がん
その他		喉頭がん* 卵巣がん*

＊ IARC（2012）による

検査にて見い出されるが，石綿への曝露から10年程度で出現し，曝露の程度が少なくても生じることから，石綿曝露のよい指標となる．これ自体は良性の病変であり，中皮腫などの発生母地となることはない．

病理学的な肉眼像（**図2a**）と組織像（**図2b**）は特徴的である．組織像は，硝子化を伴う膠原線維の束状増殖からなり，細胞密度は極めて低い．炎症細胞浸潤をみることはなく，石綿小体（アスベスト小体）が含まれることもごく少ない．

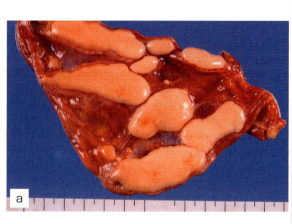
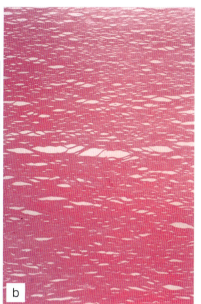

図2　胸膜プラークの病理像
　a：肉眼像．壁側胸膜に生じる周囲との境界明瞭な黄灰白色の板状肥厚である．
　b：組織像．膠原線維の束状増殖で，細胞成分に乏しい（HE 染色，弱拡大）．

　その発生機序については不明な点が多い．経気道的に吸引された石綿繊維が肺胞壁から臓側胸膜を貫いて胸壁に達する，あるいは肺実質からリンパ流を介して壁側胸膜に達する，ことなどが想定されるが，吸引された石綿繊維の体内での動態は解明されているとはいえない．到達した石綿繊維と壁側胸膜における膠原線維の増殖との関連についても，刺激による，マクロファージからのTGF βなどのサイトカインによる，などがその機序として考えられているが，ヒトにおける直接的な立証はない．

2）良性石綿胸水（石綿胸膜炎）

　石綿曝露によって生じる胸水貯留状態であり，従前よりEplerら[6]による以下の診断規準（4項目）がよく用いられる．
　（1）石綿への曝露歴がある．
　（2）胸部X線検査あるいは胸腔穿刺で胸水の存在が確認される．
　（3）石綿への曝露以外に胸水貯留の原因がない．
　（4）胸水確認後3年以内に悪性腫瘍を認めない．
　胸水の性状は滲出液であり，約50％は肉眼的に血性である．細胞成分としてはリンパ球が優位であることが多い．胸水中のADA（adenosine deaminase）の低値によって結核性胸膜炎を否定する必要がある．早期の胸膜中皮腫との鑑別では，細胞診に

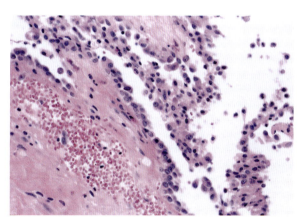

図3　反応性の中皮細胞増生の組織像（HE 染色，中拡大）
　細胞異型性もみられ，一部は乳頭状に増生する．

よって悪性細胞を見い出すことや，胸水中のヒアルロン酸値が10万 ng/ml 以上の場合は中皮腫の可能性が高いことが指摘されている[7]．
　発症年齢は30歳代から70歳代と幅広いが，高濃度曝露者では短い潜伏期間をへて若年で発症するとされる．
　中皮腫の発生を否定するために行われる胸膜の生検では炎症所見をみるにすぎないが，反応性の中皮細胞の過形成（図3）や異型的な紡錘形細胞の増生（図4）をみる場合，これを中皮腫と誤診しないことが重要である．前者については，増殖する中皮細胞の良悪性を鑑別するために，いくつかの抗体を組み合わせた免疫組織化学的染色の結果で判断することが求められる．後者については，"zonation"と呼

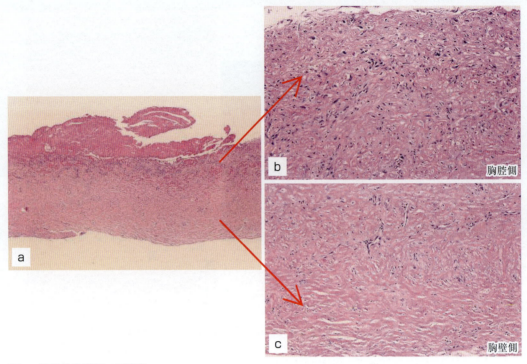

図4　線維性胸膜炎の組織像
　胸腔側で細胞密度が高く，いわゆる zonation を示す（**a**：HE 染色，弱拡大，**b**：HE 染色，中拡大，**c**：HE 染色，中拡大）．

ばれる病理組織像を把握すること，増生する細胞の細胞異型性はあてにならないので，採取された組織中で脂肪組織や横紋筋組織への浸潤の有無をみることが大切である[8]．胸膜炎においても，サイトケラチン（抗体としては CAM5.2 あるいは AE1/AE3）の陽性細胞や中皮細胞マーカー（calretinin など）の陽性細胞は出現することを心得ておかなければならない．

　胸膜炎の発生機序についても不明な点が多い．石綿繊維の到達経路については，胸膜プラークについて述べたと同様な疑問が残る．10年以上の経過をへて胸水を伴う炎症が起こる点についても，発症には何らかのトリガーとなる事象が必要と思われるが，それについても明らかにされた事実は少ない．

3）びまん性胸膜肥厚

　石綿曝露によって生じる臓側胸膜の線維性肥厚であり，慢性炎症の所見も伴うことがある．病変はしばしば壁側と臓側の胸膜の癒着を示す．両側性に生じることもあり，一側性のみのこともある．

　診断基準としては，日本では以下のように定められている[9]．

　（1）明らかな石綿曝露歴があること（石綿曝露作

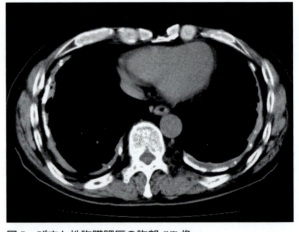

図5　びまん性胸膜肥厚の胸部 CT 像
　臓側胸膜の肥厚が両側性にみられる．

業への従事期間が概ね3年以上）．

　（2）胸部 X 線検査にて，頭尾方向（水平方向ではない）に，片側にのみ肥厚のある場合は側胸壁の1/2以上，両側に肥厚のある場合は側胸壁の1/4以上の胸膜の肥厚を確認できること．胸膜プラークとの鑑別には胸部 CT 検査を併用すること（**図5**）．

　（3）他疾患との鑑別ができること．

　これらに加えて，労災保険あるいは救済法による補償・救済を受けるためには，著しい呼吸機能障害があること，すなわち，拘束性障害があることを以

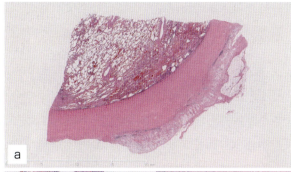
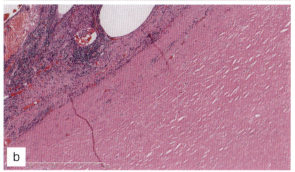

図6 びまん性胸膜肥厚の組織像
a：臓側胸膜に細胞密度の低い膠原線維の増生による均一な肥厚をみる（HE染色，弱拡大）．
b：肺実質との境界は明瞭で，肺実質に石綿肺の所見はない（HE染色，中拡大）．

下の検査結果から示すことが求められている．

（1）パーセント肺活量（％VC）が60％未満であること．

（2）％VCが60％以上80％未満であって，1秒率が70％未満であり，かつ％1秒量が50％未満であること．

（3）％VCが60％以上80％未満であって，動脈血酸素分圧（PaO_2）が60Torr以下であること，または肺胞気動脈血酸素分圧較差（$AaDO_2$）の著しい開大がみられること．

病理学的には図6a，bに示すように，肺実質には石綿肺などの大きな変化がないにもかかわらず，臓側胸膜に線維性肥厚を認める．ときに細胞密度が高く炎症細胞浸潤も伴い，炎症所見を伴うことが胸膜プラークとは異なる．

発生機序としては，良性石綿胸水を呈した患者の約半数が，びまん性胸膜肥厚に移行すると考えられている．すなわち，滲出液を産生するような活動性炎症から慢性期，非活動期に移行した状態と考えられる．

4）円形無気肺

肺の末梢に生じる瘢痕性無気肺であり，胸部X線検査あるいは胸部CT検査にて，2.5cmから5cm大の円形あるいは類円形の病変として把えられる．臓側胸膜の病変によって発生すると考えられる．良性石綿胸水に続発することが多いと思われるが，結核性などのその他の原因による胸膜炎も同様な病態を起こしうる．呼吸機能障害を認めることはない[10]．

画像診断上，胸水または肥厚した胸膜に接する末梢肺野の腫瘤様病変であり，肺がんとの鑑別が必要な場合がある．病変内にair bronchogramを認めることが多い．

病理学的診断をつける機会は少ないが，組織学的には線維性肥厚を示す胸膜とその直下の末梢肺の無気肺と非特異的炎症を認めるものの，石綿曝露によるとする特徴的な所見はない．

5）石綿肺

石綿肺は異物の沈着による肺線維症，すなわち塵肺症 pneumoconiosis の一つであり，通常，高濃度の石綿への曝露によって発生する．

その診断基準としては以下のものがあげられる．

（1）大量の石綿への曝露があること．

（2）胸部X線検査にて，じん肺法に定める第1型以上と同様の肺線維化所見があること．

（3）他疾患との鑑別ができること．

さらに補償・救済を受けるためには，著しい呼吸機能障害があることが必要であるが，その基準は，びまん性胸膜肥厚の項目で述べた基準と同様の拘束性障害を示す必要がある．

画像所見については，胸部X線検査では，下肺野優位の線状影，網状影（総称して不整形陰影という）を示すが，これは特発性肺線維症などでもみられる所見であり，非特異的である．石綿肺の特徴を把握するためには胸部CT検査，とくにHRCT検査が必要である．HRCTによる画像所見としては，胸膜下線状影あるいは粒状影（subpleural curvilinear lines or dots）などが特徴としてあげられている[11]（図7）．

病理学的には，初期像としては，細気管支周囲にみる線維化（図8a，b）が特徴的で，しばしば石綿

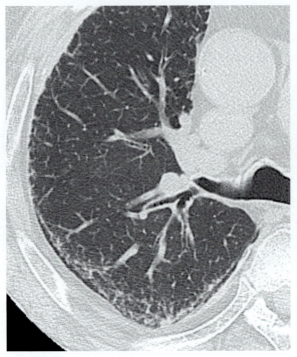

図7 石綿肺の胸部CT像
臓側胸膜下に線状影あるいは粒状影がみられる．

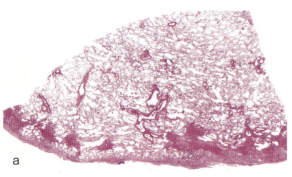

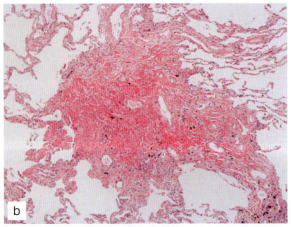

図8 石綿肺の組織像（HE染色）
a：CT像に一致して，臓側胸膜下に小結節がみられる（HE染色，ルーペ像）．
b：結節は細気管支周囲の線維化からなる（HE染色，中拡大）．

（アスベスト）小体を伴う．これがHRCT検査の画像上にみる胸膜直下で小葉中心性に分布する粒状影に一致する．この所見は，小葉辺縁部に所見がつよい特発性肺線維症と異なる[12]．しかし，時間の経過とともに蜂窩肺の所見が加わり，特徴的な胸膜下の所見を見い出し難くなる．こうした場合は，石綿（アスベスト）小体の定量が診断の参考となる．通常，大量の曝露歴が確認できる例では，石綿（アスベスト）小体は，肺乾燥重量1g当り10万本を超える．

6）中皮腫

胸膜，腹膜，心膜，精巣鞘膜という体腔を被う漿膜から発生する悪性腫瘍であり，この漿膜の表面に存在する中皮細胞に由来する．この中皮細胞は，正常では一層の上皮様細胞として認められるが，中皮細胞層下の疎性結合組織中にみる紡錘形細胞も中皮細胞の性格をもつ．したがって，これに由来する中皮腫の多くは，組織学的に上皮型（約60％），肉腫型（約20％），二相型（約20％）に分類されるが，正常の中皮細胞のもつ形態学的特徴から，腫瘍細胞の多方向への分化が理解できる[13]．すなわち，上皮細胞様細胞の増殖からなる上皮型，紡錘形細胞の増殖からなる肉腫型，これらの細胞の混在からなる二相型の腫瘍組織像がありうる．中皮腫の組織分類の詳細やその鑑別診断については，本書の別稿に譲る．また，反応性の中皮細胞過形成や線維性胸膜炎との鑑別については，良性石綿胸水（胸膜炎）の項目で述べたとおりである．

臨床的な症状として，胸膜中皮腫では息切れと胸痛など，腹膜中皮腫では腹痛と腹部膨満感などがあげられるが，非特異的な症状であることが多い．画像所見としては，胸膜中皮腫では胸水貯留が最も多く，胸部CT検査では胸膜のびまん性の肥厚や多結節性の腫瘤性病変を認めるが（図9），原発性肺がんの胸膜への進展や転移がんとの鑑別が必要となる．腹膜中皮腫では，腹部CT検査における腹膜のびまん性の肥厚（omental cake）などが特徴であるが，卵巣がんや消化器がんの播種性転移などとの鑑別が必要となる．血液検査では，特異的な腫瘍マーカーとしてSMRPなどが開発されつつあるが，感度や特異度などに問題がある．胸水中のヒアルロン酸値が高いこと（10万ng/m*l*以上）は有用であるが，中皮腫の診断率は50〜60％程度である．いずれにしても，臨床所見，画像所見，血液検査などのいず

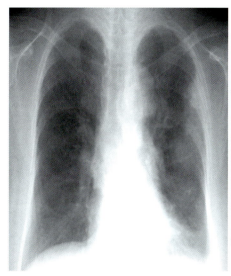 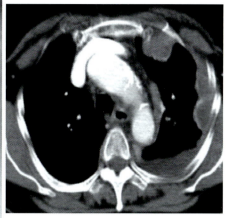

図9 胸膜中皮腫の胸部CT像
縦隔側も含む胸膜に拡がる肥厚がみられ，一部は結節状を呈する．

れもが単独では診断に決め手を欠くことから，病理組織診断とくに免疫組織化学的検査を加えた形態診断が最終診断として必須である[14]．

中皮腫の治療としては，外科治療，化学療法および放射線治療からなる集学的治療が行われる．胸膜中皮腫が早期段階で診断されれば，胸膜肺全摘術（extrapleural pleuropneumonectomy；EPP）や胸膜剝離術（decortication）の適応となる．化学療法としては，ペメトレキセド（アリムタ®）を中心として，シスプラチンやゲムシタビンの併用などが有効とされる．しかしながら，化学療法のみでは多くの患者の予後の改善は数カ月にとどまり，世界的にみても中皮腫の患者の予後は不良で，平均生存期間は診断後10数カ月にとどまる．

中皮腫の発生要因としては，約80％の患者には石綿曝露歴がある．職業性曝露（直接曝露と間接曝露がある）のみならず，家庭内での曝露（家族内に石綿を扱う職業をもつ人がいる，など），環境下での曝露（石綿を扱う工場が近隣にある，石綿を使用した建物内で働くあるいは居住する，など）も中皮腫の発生と関連するとされる[15]．しかし，中皮腫の発生と石綿曝露量との間には量反応関係はなく，低濃度の曝露でも中皮腫は発生しうるため，石綿曝露歴の聴取は慎重に行われるべきである．また，曝露から中皮腫発生までの潜伏期間は30～40年と長いのが通常である．

一方，石綿曝露歴のない中皮腫患者も存在する．

以前は，SV40ウィルスの感染が発生要因の一つとされたが，現在は否定的である．乳がん術後の放射線照射野での発生も報告されたが，患者数は限定される．特定の遺伝子異常（*BAP-1*）が家系内にみられ，胚細胞遺伝を考えうる例もある．中皮腫における遺伝子異常については，別稿で詳細が述べられている．

7）肺がん

肺がんの発生要因の第一は喫煙であり，およそ70％の肺がんは喫煙によると推測されている．したがって，発生した肺がんを石綿曝露によると決めることは困難なことが多い．そこで，石綿曝露によって生じた肺がんとして補償・救済を受けるための要件としては，以下の判断基準のいずれかを満たすことが設けられている[16]．

（1）胸部X線検査あるいは胸部CT検査にて胸膜プラークの所見があること，かつ胸部X線検査にて肺線維化所見（じん肺法に定める第1型以上と同様の肺線維化所見）があること．

（2）広範囲*に胸膜プラークの所見があること．

（*胸部X線検査により胸膜プラーク所見が認められ，かつ胸部CT検査にて確認されること，胸部CT検査にて胸膜プラークの広がりが左右いずれか一側の胸壁内側の1/4以上あること）（図10）．

（3）肺内に石綿小体または石綿繊維が以下の量，認められること．

第Ⅰ章 石綿関連疾患の病理

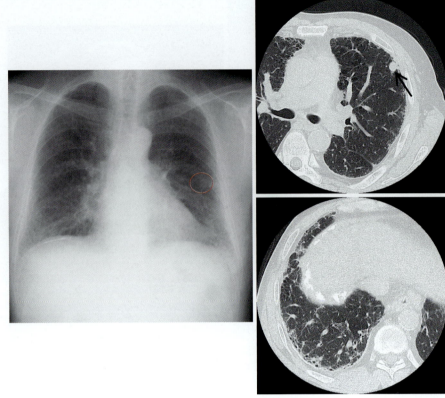

図10 石綿肺がんの胸部X線像および胸部CT像
広範囲に肺線維化がみられ，肺がんとみなされる結節を伴うが，CT像で所見はより明瞭となる．（矢印：肺がん）

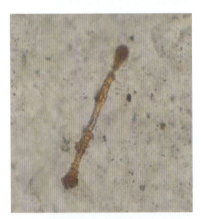

図11 肺実質内から得られた定型的アスベスト小体

・乾燥肺重量1g当たり5,000本以上の石綿小体（図11）．
・乾燥肺重量1g当たり200万本以上の石綿繊維（5μmを超えるもの）．
・乾燥肺重量1g当たり500万本以上の石綿繊維（1μmを超えるもの）．
・気管支肺胞洗浄液1m*l*中5本以上の石綿小体．
・肺組織切片中の石綿小体（複数の組織切片でそのいずれにもみられること）．

石綿曝露と肺がんの発生との関連については，従来の考え方は"Asbestosis-cancer hypothesis"と呼ばれ，石綿肺（asbestosis）が先行し，肺の線維化にもとづく肺の構造のリモデリング（肺組織の再構築）によって上皮の異常増殖が生じることを想定してきた．しかしこの説に従えば，肺がんの発生は肺線維化がつよい下葉に多く，組織型としては末梢型の腺癌が多いことになるが，実際に大量の石綿繊維の沈着があり石綿肺がんとされている症例のデータを集積すると，部位の特徴はなく，組織型もすべての組織型が含まれ特徴はないとされている．そこで近年では，肺の線維化は，肺がんの発生に必ずしも必要な条件ではなく，石綿による直接的な発がん効果を想定して，"Asbestos-cancer hypothesis"が唱えられるようになった[17]．

石綿繊維の種類と肺がん発生との関連については，手術で摘出された肺がん例，中皮腫での剖検例および非肺がんの剖検例を用いて，肺に沈着した石綿繊維の種類と量を比較検討した報告[18]によると，中皮腫ではクロシドライトが最も多いのに対して，肺がんではアモサイトが最も多く，量についてみる

と，中皮腫が最も多く，肺がんがそれに次ぎ，非肺がん例は最も少ない．この結果から推測して，中皮腫ではクロシドライト繊維の発がん性の強さ（鉄が多く含まれる）が重要であるのに対して，肺がんではアモサイト繊維の長さが，その高い吸着性によって，タバコなどに含まれる発がん物質の担体として働き，発がんに関与すると考えることが可能である．

疫学的には，喫煙と石綿への曝露は，肺がん発生に関して相乗作用があることが知られている．すなわち，石綿への曝露はなく，喫煙歴もない人の肺がん発生リスクを1とすると，石綿への曝露者は5倍，喫煙者は10倍，石綿曝露歴と喫煙歴をあわせてもつ者は50倍に達するとされている．

こうした石綿曝露による肺がんの発生を検証し，患者の補償・救済につながる判定基準を明確にするために，今後のさらなる研究が必要と思われる．その一つは，生じた肺がんにみられる様々な遺伝子異常の中で，石綿曝露による肺がんに特異的な所見を見い出すことであり，これについては本著の別稿（ヘルシンキクライテリアの説明）に近年の研究成果が詳しく説明されているので，参照されたい．

8）その他のがん

一般に，ある"がん"を"ある物質"と関連があるとするには，相対危険率（relative risk；RR）が2以上であることが求められる．

喉頭がんについては2012年，IARCによって石綿曝露が原因とする十分なエビデンスがあるとされたが[19]，肺がんのRRを2とした条件下の計算では，喉頭がんのRRは1.6にすぎない．個々の喉頭がんの原因を特定することは難しいが，喫煙を含む経気道的な発がん物質への曝露が原因としては考えやすい．すなわち，肺がんと同様な議論が必要と思われるが，喉頭およびその周囲組織から石綿小体ないし石綿繊維を見い出すことはこれまで経験がなく，それを定量することも難しい．したがって，疫学的事実を裏付けるエビデンスは出てこない可能性が高い．

卵巣がんについては，肺がんのRRを2とした場合，1.7とされており，IARC（2012）は，卵巣がんが石綿曝露と原因とする十分なエビデンスがあるとしている．しかしながら腹膜中皮腫については，女性の卵巣がんとの鑑別がこれまで充分に行われてこなかった可能性があり，今後のさらなる研究が必要とされている[19]．

大腸がんについては，そのRRは肺がんのRRよりかなり低い．胃がんについても同様であり，IARCは，大腸がんと胃がんについては，IARCは限定的なエビデンスしかないとしている[19]．

4 石綿関連疾患の被害者数とその発生の将来予測

1）中皮腫

図12に，ICDOのコード化によって部位が明確となった1995年から2012年までの中皮腫の死亡者数の年次推移を，人口動態調査にもとづいて部位別，性別に示す．中皮腫は予後の悪い疾患であることから，死亡数と発生数はほぼ同数と考えて扱うことができる．

この中皮腫の発生数は近年，急速な増加を示しているが，中皮腫の増加を部位別にみると，胸膜例の増加によることが明らかであり，腹膜例や心膜例は増加していない．また性別にみると女性例の増加は少なく，男性例が飛躍的にふえていることが分る．すなわち，近年の中皮腫の増加は，男性の胸膜中皮腫の増加によるといえる．この要因としては，1960年代から1990年代の石綿の輸入量（日本では生産量はごくわずかであるので，輸入量＝消費量と考えられている）の増加があげられている．したがって，石綿曝露から中皮腫発生までに30年から40年の潜伏期が必要だと仮定すると，石綿が日本に大量に輸入された時期である1960年から1990年と並行するように，1990年代から中皮腫の増加が始まり，2030年頃までは，毎年，現在の数とほぼ同程度の発生がみられると予想される．

しかしながら，石綿繊維の種類からの検討も必要であろう．中皮腫発生の危険度の高いクロシドライトの使用量と，比較的危険度の低いと考えられているクリソタイルの使用量の割合についてみると，後者が経年的に多くなっている可能性があり，中皮腫が今後およそ20年にわたって同程度に発生するか否かについては，現時点では明確ではない．

世界的にみると，図13に示すように欧米での石綿の使用は1980年代から2000年までに禁止されて

第Ⅰ章 石綿関連疾患の病理

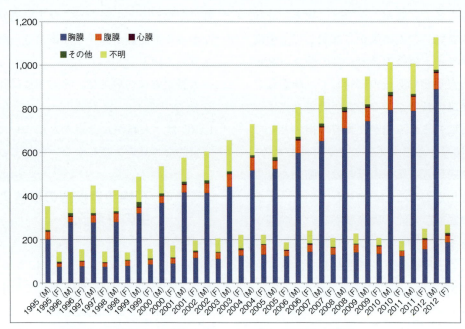

図12 中皮腫の死亡者数の年次推移（1995～2012年，部位別・性別）

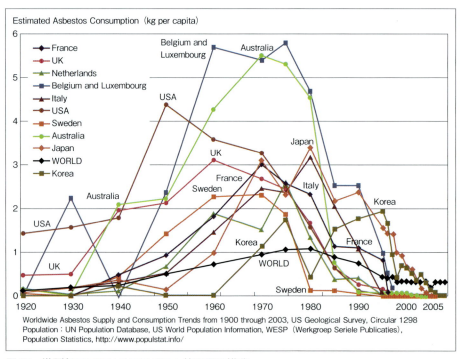

図13 世界各国におけるアスベスト使用量の推移
（資料提供：古谷杉郎氏）

いるので，現在では中皮腫の発生数は減少しつつある．日本や韓国では2000年頃から使用量は減少しているが，中皮腫の発生は少なくなっていない．その他のアジア各国では，石綿の使用禁止の動きは鈍く，いまだにかなりの量（ただし，クリソタイルが多いと推測される）が使用されている．この事実からはアジア各国においては今後，中皮腫の発生が増加することが予想され，その診断レベルの向上をめざさなければならない．

2) 石綿肺がん

日本では年間60,000～80,000人が肺がんと診断されているが，その中で石綿曝露による肺がんがどの程度占めるのかについてのデータはない．世界的

表3 石綿肺がんによる死亡者数（推計）と補償・救済を受けた人数

年度	死亡者数（推計）	補償・救済を受けた人数
～1994	7,370	120
1995～2004	14,026	234
2005	1,822	213
2006	2,100	1,293
2007	2,136	719
2008	2,340	749
2009	2,312	684
2010	2,418	584
2011	2,516	540
2012	2,800	546

（安全センター情報, 2014-1, 2による）

表4a 石綿肺での死亡者数

年代	石綿肺での死亡者数		
	男	女	計
1971～1975	18	10	28
1976～1980	24	8	32
1981～1985	34	11	45
1986～1990	59	17	76
1991～1995	66	22	88
1996～2000	117	24	141
2001～2005	109	16	125

（厚生労働省人口動態統計による）

表4b 石綿肺として補償・救済を受けた人数

年度	石綿肺として補償・救済を受けた人数
2010	34
2011	82
2012	88

（安全センター情報, 2014-1, 2による）

表5 良性石綿胸水およびびまん性胸膜肥厚で補償・救済を受けた人数

年度	補償・救済を受けた人数	
	良性石綿胸水	びまん性胸膜肥厚
2010	52	38
2011	70	42
2012	56	46

（安全センター情報, 2014-1, 2による）

には石綿曝露に関連する悪性腫瘍の数としては、中皮腫と比較して肺がんはおよそその2倍の発生数を示すとされている．これに従えば、現状の日本では、中皮腫が年間1,200～1,300例が発生しているので、肺がんは2,500例程度あると推測されるが、表3に示すように、労災補償を受けた例は、年間約500例、救済法によって救済措置を受けた例は年間約100例程度にすぎず、あわせても600例程度にとどまる．

この数の少なさについては、日本における石綿肺がんとする判定の規準が厳しすぎるとする意見もあるが、実際に補償や救済が請求される肺がん例をみると、胸膜プラークや肺の線維化などの石綿に曝露したとみなされる所見がみられないことや、石綿小体や石綿繊維の一定以上の沈着が肺実質に見い出されない例が数多くみられ、現時点では石綿肺がんと認定されないことはやむを得ないと云わざるをえない．前述したように、将来的に石綿曝露による肺がんとするための新たな指標、たとえば特定の遺伝子異常がマーカーとなる、が見い出されることを期待したい．

3）石綿肺

厚生労働省人口動態統計からみた1971年から2005年までの石綿肺による死亡者数を表4aに示す．他の石綿曝露による疾患に比べて、女性の割合が高いのは、以前は石綿紡織に従事していた女性労働者が多かったことによる．一方、2010年から2012年の間に補償・救済を受けた人数を表4bに示す．石綿肺の発症には大量の石綿への曝露が必要と思われることから、以前のような職業性曝露による発症は現在の日本では考えにくい．すなわち、石綿に大量に曝露する可能性のある労働環境は日本には存在しないと考えられることから、今後、日本において石綿肺が数多く発生する可能性は低いといわざるをえない．しかしながら、中国などのアジア諸国では発生の危険性は依然として高いといえ、適確な精査が必要である．

4）その他の石綿関連胸膜疾患

補償・救済の対象となった良性石綿胸水とびまん性胸膜肥厚の患者数を表5に示す．これらの疾患が補償・救済の対象に加えられたのが最近であるので、近年の数しか示されていない．石綿曝露に関する検診等の普及によって、認知される症例数の増加が予

想されるが，現時点で将来の患者数を推測することは難しい．

文献

1) 神山宣彦：石綿の種類と物性．石綿ばく露と石綿関連疾患—基礎知識と補償・救済（森永謙二 編），三信図書，東京，17-24，2008
2) 神山宣彦：アスベストとはなにか—なぜ有害性がわかっても使ってきたのか．アスベスト汚染と健康被害（第2版）（森永謙二 編著），日本評論社，東京，13-25，2006
3) Doll R：Mortality from lung cancer in asbestos workers. *Br J Ind Med* **12**：81-86, 1955
4) 井内康輝：肺癌取扱い規約のコンセプト：胸膜腫瘍 腫瘍病理鑑別診断アトラス，縦隔腫瘍・胸膜腫瘍（深山正久・他 編），文光堂，東京，178-183，2014
5) Wagner JC, Sleggs CA, Marchand P：Diffuse pleural mesothelioma and asbestos exposure in the north western Cape province. *Br J Ind Med* **17**：260-271, 1960
6) Epler GR, McLoud TC, Gaensler EA：Prevalence and incidence of benign asbestos pleural effusions in a working population. *J Am Med Assoc* **247**：617-622, 1982
7) 藤本伸一，岸本卓巳：胸膜中皮腫例の胸水ヒアルロン酸に関する調査解析結果，平成23年度石綿関連疾患に係る医学的所見の解析調査，労働者健康福祉機構，2012
8) 井内康輝：線維・線維素性胸膜炎，別冊日本臨床，新領域別症候群シリーズ No.10，337-341，2009
9) 岸本卓巳，加藤勝也，井内康輝・他：びまん性胸膜肥厚症例に係る調査解析結果，平成25年度石綿関連疾患に係る医学的所見の解析調査業務報告書，労働者健康福祉機構，2014
10) 岸本卓巳：円形無気肺，石綿ばく露と石綿関連疾患—基礎知識と補償・救済（森永謙二 編），三信図書，東京，203-208，2008
11) Akira M, Yamamoto S, Inoue Y：High-resolution CT of asbestosis and idiopathic pulmonary fibrosis. *Am J Radiol* **181**：163-169, 2003
12) 岡本賢三，井内康輝，大林千穂・他：岡山労災病院および奈良医大の石綿肺症例の病理組織学的検討，平成25年度厚生労働科学研究—労働安全衛生総合研究事業，石綿関連疾患の診断基準及び手法に関する調査研究報告書，17-27，2014
13) 井内康輝，武島幸男，櫛谷 桂：中皮腫の病理．病理と臨床 **22**：681-686，2004
14) 井内康輝：中皮腫—病理所見の見方，画像と病理像から学ぶ中皮腫アトラス（井内康輝監修），篠原出版新社，東京，236-245，2009
15) 森永謙二：アスベスト曝露と中皮腫発症．アスベストと中皮腫（亀井敏昭・他 編著），篠原出版新社，東京，9-16，2007
16) 石綿と健康被害—石綿による健康被害と救済給付の概要（第7版），環境再生保全機構，2013
17) Hillerdal G, Henderson DW：Asbestos, asbestosis, pleural plaques and lung cancer. *Scand J Work Environ Health* **23**：93-103, 1997
18) 岸槌健太郎：ヒト肺内に沈着するアスベスト繊維の分析—殊に肺癌 悪性中皮腫発生との相関．広大医誌 **43**：279-296，1995
19) A review of human carcinogens. Arsenic, metals, fibres and dust. IARC monographs on the evaluation of the carcinogenic risks to humans, 100 part C, Lyon, IARC, 2012

第 I 章　石綿関連疾患の病理

石綿の曝露はヒト体内で何を起こすのか

ヒトにおける遺伝子変異

関戸　好孝

はじめに

アスベストは変異原性（mutagenicity），発がん性（carcinogenicity）を有している．アスベストによって引き起こされる染色体・ゲノム異常の詳細はヒト由来細胞株などを用いた in vitro 実験，実験動物にアスベスト曝露を行った in vivo 実験，さらにはアスベストと関連のある悪性腫瘍の解析などによって検討されてきた．しかし，アスベストが細胞に対して他の変異原と同じようにDNA・ゲノム障害を引き起こすのなら，何故，悪性中皮腫（あるいは肺がん）が特徴的に発症するのみで，他のがん種の発がんを誘導しないのか，いまだによくわかっていない．組織あるいは臓器におけるアスベストの曝露量・曝露時間の問題なのか，あるいは曝露される細胞側の特性・感受性の問題なのか，もし特性であればその本態は一体何かなどについても多くの謎が残っている．さらに，悪性中皮腫の臨床検体を用いて明らかにされた遺伝子・ゲノム異常はアスベストによって直接的・間接的に生じた異常なのか，あるいは，早期病変から増殖・進展する際にアスベストとは無関係に中皮細胞が獲得した変化を反映しているだけなのか，これらの点についてもいまだ明確な答えはない．これらの疑問に直接答えることはできないが，本稿ではアスベストが引き起こす様々な生体反応が，いかに遺伝子変異を誘導し細胞のがん化を引き起こすかについて，現在までに集積された知見の一端を紹介する．

1　アスベストによる細胞障害と炎症反応

意外なことに，培養細胞にアスベストを投与すると，多くのタイプの細胞で細胞障害性（cytotoxic）に働き，細胞はアポトーシス（apoptosis）あるいはネクローシス（necrosis）に陥ることが知られている[1]．引き起こされる細胞障害性のレベルは細胞やアスベストの種類によっても違うが，原則的には用量依存性の反応を示す．さらに意外なことに，正常中皮細胞は感受性の比較的高いタイプの細胞であり，低濃度のアスベスト投与によっても細胞死が誘導されるため，アスベストによって正常中皮細胞ががん化するのは一見，パラドキシカルな現象といえる．一方，樹立された悪性中皮腫細胞株は，アスベスト投与に対して比較的耐性化している．アスベスト曝露に対してどのように耐性を獲得したのかについては興味深い点ではあるが，詳細な機構についてはわかっていない．抗アポトーシスに関わる分子，たとえば，BCL2 や Inhibitor of Apoptosis（IAP）ファミリー分子の高発現や，後述する細胞生存に関するシグナル伝達系の亢進などが関わっているようである．

アスベストによる活性酸素種（reactive oxygen species；ROS）の産生が，細胞障害・DNA 損傷の中心的な役割を果たしていると考えられている[2]．第一に，角閃石族の鉄イオンを含むアスベスト（クロシドライトやアモサイト）では，鉄イオンを介したフェントン反応により過酸化水素（H_2O_2）からヒドロキシルラジカル（・OH）を産生する機構が知られている．第二に，アスベストは炎症性細胞を介して2次的に ROS を産生することが知られている．最も重要と考えられているのは，アスベストを貪食したマクロファージからの産生で，いわゆる不完全な貪食作用 "frustrated phagocytosis" から放出される機構である．肺に吸い込まれたアスベストが

沈着する部位に最初に集積する細胞がマクロファージであるため，アスベスト関連肺疾患の炎症の役割についてはマクロファージの研究が盛んに行われてきたが，正常中皮細胞も旺盛なアスベストの貪食作用が観察され，やはりROSの産生に関わっていると考えられている．その他，アスベストはROS産生に関わる細胞内酵素の発現亢進・活性化誘導や，ミトコンドリアの活性化も引き起こすことが報告されている．また，アスベストによる活性窒素種（reactive nitrogen species；RNS）の産生も重要であると考えられている．

産生されたROSがDNA損傷を引き起こすが，最もよく検討されたDNA損傷はDNAを構成する4塩基の一つであるグアニン（G）の酸化修飾である．8-ヒドロキシデオキシグアノシン（8-OHdG：8-oxo-dGとも呼ばれるが，この2つは互変異性体の関係にあり同じものと考えてよい）はDNAを構成するデオキシグアノシン（dG）の8位がヒドロキシル化された構造を持つDNA酸化損傷マーカーである．染色体DNAに発生した8-OHdGはDNA複製時にG⇒T変異（トランスバージョン）を引き起こすことから，染色体における8-OHdGの増加は発がんリスクを上昇させると考えられている．アスベスト曝露およびそれに引き続くROS，8-OHdGの産生は多くの実験によって確かめられてきた[3]．また，8-OHdGは後述のDNA修復酵素の作用により染色体DNAより除去されるため，DNA修復酵素8-Oxyguanine DNA Glycosylase（OGG1）などの活性レベルが低いと発がんリスクが高まるのではないかとも考えられている．

最近の報告では，アスベスト曝露によってネクローシスに陥った正常中皮細胞はHigh-Mobility Group Box 1（HMGB1）と呼ばれる分子を放出し，これが周囲のマクロファージからのTumor Necrosis Factor（TNF）-αの分泌を誘導し，局所の炎症を増強させるのではないかと考えられている[4]．実際，アポトーシスは通常，局所の炎症を誘導しないため，ネクローシスが炎症反応の誘導には重要と考えられている．同時に，分泌されたTNF-αが周囲に存在する正常中皮細胞をアスベストによる細胞死誘導から保護し，増殖能や運動能などの亢進，いわゆる悪性形質の賦与に関与していることも示唆されている．中皮細胞や周囲の炎症細胞・間質細胞から，他の様々な炎症性サイトカインや成長因子などの分泌も増加し，ROS刺激とともにこれらの細胞内のシグナル伝達系が活性化される．TNF-αによるNF-kBカスケードの活性化，また，アスベスト自身による上皮成長因子受容体（Epidermal Growth Factor Receptor；EGFR）の活性化とそれに伴う下流のPhosphatidylinositol 3-kinase（PI3K）-AKTカスケードやMitogen-Activated Protein Kinase（MAPK）カスケードの活性化などが重要と考えられている（図）．

最近，アスベストがマクロファージや中皮細胞の細胞内におけるNod-like receptor-family protein 3（NLRP3あるいはNALP3とも呼ばれる）インフラマソームを活性化する機構が注目されている[5]．NLRP3インフラマソームは細胞質における蛋白複合体で，細胞が傷害を受けた時に放出される"異物"（Danger Associated Molecular Patterns；DAMPs）であるdsDNAやATP，あるいはアスベストやシリカにより形成（assembly）・活性化される．インフラマソームはカスパーゼ1を活性化することによりIL-1βやIL-18の前駆体を切断して成熟化（活性化）させ炎症反応を誘導する．中皮細胞にアスベストを添加したところ，IL-1β，IL-6，IL-8，血管内皮細胞増殖因子（Vascular Endothelial Growth Factor；VEGF）や上述のHMGB1などの分泌を促進するとともに，中皮細胞のオートクライン成長刺激ループ（autocrine growth）を形成することが報告されている[6]．

2 アスベストによる染色体異常・細胞分裂障害

アスベストによる遺伝子・ゲノム異常は，直接的な影響と間接的な影響に分けて考えることができる．しかし，タバコに含まれている代表的な発がん物質，ベンゾピレンなどで知られているように直接，DNAと共有結合やDNAを修飾することによってDNA損傷を引き起こすのとは違い，アスベストは別の機序でDNA・染色体に対して損傷を引き起こすと考えられている．上記のROSやRNSはDNA損傷のメディエーターとなっているが，他にいくつかの機構が想定されている．たとえば，中皮細胞は

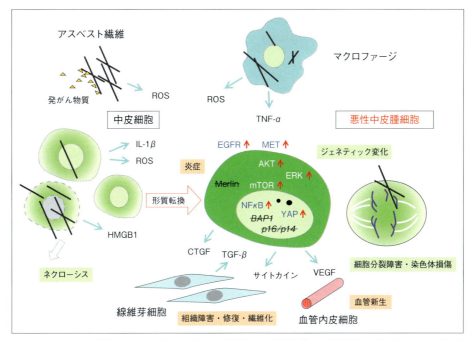

図　アスベストが引き起こす炎症反応，中皮細胞の形質転換，間質細胞の造成による悪性中皮腫発症機構の模式図
図内には示していないが，他にも様々なサイトカイン・ケモカイン（IL-6，IL-8，IL-13など）や成長因子（bFGF，HGFなど）の発現が亢進し，細胞シグナル伝達系（Wnt伝達系など）や転写因子（AP1など）の亢進・抑制も引き起こされる．
AP-1；Activator Protein 1, bFGF；basic Fibroblast Growth Factor, CTGF；Connective Tissue Growth Factor, EGFR；Epidermal Growth Factor Receptor, HGF；Hepatocyte Growth Factor, HMGB1；High-Mobility Group Box 1, mTOR；mammalian Target of Rapamycin, ROS；reactive oxygen species, TGF-β；Transforming Growth Factor-β, TNF-α；Tumor Necrosis Factor-α, VEGF；Vascular Endothelial Growth Factor

アスベスト繊維を貪食することが知られているが，貪食されたアスベスト繊維が，細胞分裂期における染色体の分離に重要な分子（mitotic machinery）に吸着し，物理的に干渉することが重要な機構と考えられている（図）．さらに，アスベスト表面への吸着物（リン脂質や蛋白）などが毒性を修飾することも考えられる．もともと，アスベストは生体内において代謝されにくく，アスベストの代謝産物といったものがDNA損傷を引き起こしていることも考えにくいが，組成によっては溶解したり物理的に破砕されたりするため，こういった変化がDNA損傷を引き起こしている可能性もある．実際，培養細胞にアスベストを曝露するとDNAの2重鎖切断（double-strand break；DSB）や染色体内欠失などを引き起こすことが報告されている．

アスベストによって引き起こされる，光学顕微鏡レベルで観察される染色体の異常は構造異常（chromosomal aberration）と数の異常，すなわち異数性（aneuploidy）や倍数性（polyploidy）に分けられる．染色体の構造異常は細胞分裂期の中期（metaphase）や後期（anaphase）で観察され，それらはlagging chromosome，bridge，fragmentなどが含まれる．また，micronucleusという小核の形成や姉妹染色分体交換（sister chromatid exchange；SCE）も報告されている．アスベストを扱う労働者の末梢血リンパ球の解析においてDSBやSCEなどの染色体異常が有意にみられたとの報告がある．

3　DNA修復酵素遺伝子と一塩基多型

細胞には，4種類の主要なDNA修復システムがある．それらは，塩基除去修復（base excision repair，BER），ヌクレオチド除去修復（nucleotide excision repair；NER），ミスマッチ修復（mismatch repair；MMR）および組換え修復（recombinational system repair）である．組換え修復はDNAの2重鎖切断に働くものであり，相同組換え（homologous recombination；HR）と非相同末端再

接合（nonhomologous end-joining；NHEJ）がある．

これらのDNA修復システム活性の個人差が中皮腫発症リスクと関連しているのではないかと考えられ，個々の遺伝子における一塩基多型（single nucleotide polymorphism；SNP）や遺伝子発現について，個別に検討が行われてきた（候補遺伝子アプローチ）[7]．たとえば，塩基除去修復に関与する*XRCC1*遺伝子のSNPが中皮腫の発生リスクに有意な関連がみられたとの報告もあるが，それらの結果についてはさらなる検証が必要と考えられる．一方，中皮腫組織標本における遺伝子・蛋白発現解析では，これら各種のDNA修復に関連した遺伝子群の発現亢進が示唆されている．DNA修復酵素の高発現は，中皮腫の化学療法剤や放射線に対する抵抗性にもつながっているのではないかと考えられている[8]．

最近，中皮腫に対する易罹患性についてはゲノムワイド関連解析（genome-wide association study；GWAS）を用いて検討され始めている．オーストラリアのコホート（428人の中皮腫患者，1,269人のコントロール，778人のアスベスト曝露コントロール）を60万個の一塩基多型について検討（さらにHapMap referenceのハプロタイプ情報から推測するimputation法で250万個のSNPを解析）し，次にイタリアのコホート（392人の中皮腫患者，367人のアスベスト曝露コントロール）でvalidationを行ったところ，一致した結果は導きだされなかったものの，*SDK1*，*CTRAM*および*RASGRF2*遺伝子と染色体2p12領域に高リスクのSNPが存在することが示唆された[9]．このGWAS研究では*XRCC1*，*XRCC3*，*Superoxide Dismutase 2*（*SOD2*），*Glutathione S-Transferase Mu 1*（*GSTM1*）などの過去に関連が報告されていた遺伝子のSNPも含まれていたが，これらのSNPについては有意な関連は認められなかった．同様に，後述する*CDKN2A*，*NF2*，*BAP1*遺伝子領域のSNPとも有意な関連は認められなかった．同じ研究グループによる共同研究で，逆にイタリアのコホートをGWASで解析し，オーストラリアのコホートでvalidationを行った結果も報告されている[10]．

4 アスベスト関連肺がん・肺疾患における染色体・ゲノム異常と炎症反応

アスベストに関与する悪性腫瘍としてよく知られたものに，悪性中皮腫と肺がんがある．全肺がんの5〜7%がアスベスト曝露に起因していると推定されている．最近では喉頭がんや卵巣がんもアスベスト曝露によるものが存在することが報告されている．また，肺がん発生に対して，アスベストとタバコは相加的（additive）というよりむしろ相乗的（synergistic）に働いていると考えられる．

アスベスト関連肺がんのゲノム・遺伝子異常では，染色体1，3p，5，8，9，19番の欠失がタバコ関連の肺がんに比べて多かったとする報告がある[11]．染色体のコピー数の変化は染色体の脆弱部位（fragile site；FRA）と相関しており，アスベストによる染色体損傷はこのような部位に対してより高頻度に引き起こされることが推定されている．一方，*p53*，*EGFR*，*KRAS*などの代表的ながん関連遺伝子の変異頻度はアスベスト曝露・非曝露の非小細胞肺がん症例間では特に大きな差はみられていない．ただ，*p53*の遺伝子の変異パターンを詳細にみると，G：C＞T：Aのトランスバージョンが有意に多く検出されている[12]．

さらに，アスベスト関連の肺疾患（線維症）の研究において，アスベストによって肺胞上皮細胞（alveolar epithelial cell），炎症細胞，線維芽細胞などに様々な変化が引き起こされることも明らかになってきている．たとえば，I型肺胞上皮細胞におけるDNA切断やアポトーシス誘導，マクロファージの集積と活性化，そして炎症反応の惹起や線維芽細胞の増殖，コラーゲンの蓄積などが明らかにされている．これらの細胞内では様々なシグナル伝達経路が活性化され，マクロファージからは増殖因子やサイトカインの放出，たとえば，Transforming Growth Factor（TGF）-β，Platelet-Derived Growth Factor（PDGF），TNF-α，IL-1βの分泌が引き起こされる[13]．これらの刺激やストレスは遺伝子変異の誘導やゲノム・DNA修復機構の調節異常を助長するのではないかと考えられる．肺胞上皮細胞株にアスベストを投与すると，多数の遺伝子の発現変化が観察され，*p53*の活性化が重要な役割

5 悪性中皮腫のゲノム・遺伝子変異

アスベスト曝露と最も関連が強い悪性腫瘍は悪性中皮腫である[14]. 他の頻度の高い腫瘍と同様に, 多段階にゲノム異常・エピゲノム異常が蓄積して発生・進行することが想像されているが, 中皮腫の前がん病変・早期病変についていまだ明らかではなく, 多段階発がん機構の詳細についてはほとんど分かっていない. 中皮細胞は形態的にも機能的にも上皮細胞と線維芽細胞の両方の性質をもつユニークな細胞であるため,「果たして中皮細胞は気管支上皮細胞や腸管上皮細胞ががん化する際と同様の多段階発がんステップをたどるのか?」といった疑問は, きわめて興味深い問いである. たとえば, 中皮細胞は運動性があり, 胸腔内に遊離して他の部位に移動することが可能と考えられている. こういった場合, 上皮細胞では通常, 足場を失うとアポトーシスが誘導(アノイキス, anoikis)されてしまう. さらに通常の上皮細胞に比較し, 中皮細胞は様々なサイトカイン・ケモカインなどを分泌することが知られている. これらの特性により, 中皮細胞は独自の発がんステップを経て, 悪性中皮腫に進展していることも考えられるかもしれない. また, アスベストによる肺内病変では非常に重要な役割を示すと考えられているマクロファージが, 胸膜病変においても, アスベスト繊維の胸腔内への移動や胸膜の炎症の惹起, 病変の形成について必須かどうかについてもよくわかっていない[15]. ただ, 胸腔内に侵入したアスベストの直接の標的はやはり中皮細胞ではないかと考えられている.

悪性中皮腫における染色体異常は, 古典的な核型解析, loss of heterozygosity (LOH) 解析, および comparative genomic hybridization (CGH) 解析によって検討されてきた. 最も頻度が高い染色体増幅 (gain) 領域は 5p, 7p, 7q, 8q, 17q であり, 欠失 (loss) 領域は 1p, 3p, 6q, 9p, 13q, 14q, 15q, 22q である[16].

現在, 次世代シークエンサーを用いた悪性中皮腫ゲノムの全エクソーム・全ゲノム解析が始まっており, 従来から指摘されていた CDKN2A, NF2 および BAP1 の異常が確認されるとともに, 遺伝子異常の本態が明らかにされつつある[17,18]. たとえば, p53 遺伝子異常は中皮腫においてはまれだと思われていたが, 15〜20%程度の変異頻度が検出されそうである. また, Retinoblastoma 1 (RB1) (網膜芽細胞腫の原因遺伝子) の変異も報告されている.

悪性中皮腫における活性型の遺伝子変異の頻度は低い. EGFR ファミリーや MET などの受容体チロシンキナーゼの活性化 (高リン酸化), また下流の PI3K-AKT カスケード (生存シグナル経路) や MAPK カスケード (増殖シグナル経路) の活性化が高頻度に認められているが, これらの構成因子の遺伝子変異の頻度は他の固形腫瘍に比べるときわめて低い. PI3K-AKT カスケードの下流に mammalian Target of Rapamycin (mTOR) 経路があり, 同様に中皮腫において高頻度の活性化が認められる. また, 遺伝子変異はみられないが, AXL 受容体チロシンキナーゼや SRC ファミリーキナーゼの活性化も注目されている. 一方, 染色体転座型のがん遺伝子の活性化はまだほとんど報告されていない. もし, 悪性中皮腫において特徴的な染色体転座が同定されれば, 悪性中皮腫に対する新たな診断法や治療法の開発にとって, きわめて有用な知見になりうるものと考えられる.

英国 Sanger センターのデータベースである COSMIC (Catalog of somatic mutations in cancer) において登録された中皮腫の遺伝子変異としては他に, テロメラーゼの構成要素である逆転写酵素 Telomere Reverse Transcriptase (TERT) が報告されている. 最近の報告では TERT のプロモーター領域の変異が TERT mRNA の高発現につながり, 中皮腫の不死化を引き起こしていることが示された[19].

以下, 悪性中皮腫において最も高頻度に不活性化変異が認められる3つの腫瘍抑制遺伝子について概説する.

1) CDKN2A

サイクリン依存性キナーゼ阻害因子-2A (Cyclin-Dependent Kinase Inhibitor 2A; CDKN2A) 遺伝子は $p16^{INK4a}$ と $p14^{ARF}$ をコードする. 同一遺伝子であるがエクソン1が異なるため読み取り枠が異なり, 全く別のアミノ酸配列の蛋白が翻訳されるが,

両分子ともに腫瘍抑制機能を有する．$p16^{INK4a}$ は細胞周期に関与する CyclinD1/CDK4-RB 経路を制御し，$p16^{INK4a}$ の活性化は細胞周期を G1 期で停止させる．一方，$p14^{ARF}$ は，がん遺伝子産物であり p53 の分解を促進する MDM2 を抑制することにより p53 を活性化し，腫瘍抑制性に働く．このように，*CDKN2A* の遺伝子座の不活性化は，結果として代表的な腫瘍抑制遺伝子産物 Rb，p53 の不活性化につながる．一般に，酸化ストレスなどの発がんストレスによって $p16^{INK4a}$ や ARF が高発現すると細胞老化（cellular senescence）を引き起こし体内での腫瘍発生を防ぐと考えられているが，両者の不活性化は細胞のがん化を促進する．

CDKN2A は染色体 9p21.3 領域に存在するが，ホモザイガス欠失は隣接する遺伝子の共欠失（codeletion）を引き起こすことが知られている．*CDKN2B*（$p15^{INK4b}$），*MTAP*，*miR-31* などが標的遺伝子であり，これらの遺伝子の欠失も中皮腫における悪性形質の獲得に関与していることが報告されている．

2）*NF2*

Neurofibromatosis type 2（*NF2*）遺伝子は染色体 22q12 領域に局在する腫瘍抑制遺伝子で，もともと神経線維腫症 2 型の原因遺伝子として同定された[20]．悪性中皮腫症例の 40～50％において不活性化変異が認められる．肺がんにおいては，アスベスト曝露・非曝露の症例を問わず *NF2* 遺伝子の変異頻度はきわめて低いため，中皮細胞ががん化する際の特徴的な変異であると考えられている．*NF2* 遺伝子変異は散発性（sporadic）に発症する髄膜腫や神経鞘腫においても高頻度に認められる．

NF2 遺伝子はマーリン（Merlin）と呼ばれる蛋白をコードし，細胞−細胞間接着や細胞−細胞外マトリックス接着状況を受けて機能する[21]．マーリンの下流シグナル伝達系として重要なカスケードに mTOR 系と Hippo シグナル伝達系がある．mTOR 系の活性化は細胞の増殖，Hippo シグナル伝達系の活性化は増殖の停止に機能する．Hippo シグナル伝達系の不活性化は転写コアクチベーター YAP の恒常的活性化につながり，*CyclinD1* などの細胞周期を促進する遺伝子や結合組織成長因子（*Connective Tissue Growth Factor；CTGF*）遺伝子の転写を亢進し，細胞の悪性化を引き起こす．

3）*BAP1*

BRCA1-Associated Protein 1（*BAP1*）遺伝子は染色体 3p21.1 領域に局在する腫瘍抑制遺伝子で，約 25％の中皮腫症例に不活性化変異が認められる[22]．*BAP1* は腎がんや眼ブドウ膜黒色腫（uveal melanoma）でも変異が認められ，後者では特に高転移性ものに高頻度の変異が報告されている．

BAP1 は 729 アミノ酸からなる分子で通常，細胞核内に存在する．複数の分子（HCF-1 や ASXL1/2 など）と結合し複合体を形成する．最初，*BAP1* は乳がんの腫瘍抑制遺伝子産物の BRCA1 蛋白と結合することでクローニングされたが，今のところ，BRCA1 との直接的な関係は明らかではない．*BAP1* は脱ユビキチン酵素活性を持ち，ヒストン 2A の脱ユビキチン化を促進して，遺伝子の転写制御に関与している．*BAP1* は通常，細胞の核内で腫瘍抑制遺伝子として機能する．従って，酵素活性領域や核内局在シグナル領域の不活性化変異は，*BAP1* の腫瘍抑制遺伝子としての機能を阻害する．さらに，*BAP1* は DNA の 2 重鎖切断（DSB）の修復を促進していることが最近報告された[23]．

きわめて注目すべきことに，*BAP1* の生殖系列細胞における変異（germline mutation）を有する家系が発見され，中皮腫，腎がん，ブドウ膜黒色腫を含む各種のがんが高頻度に家系内に発症していることが明らかとなった[24]．このことは，従来，外的要因がきわめて主要な原因であると思われていた悪性中皮腫が，遺伝性腫瘍の表現型として存在することを意味し，悪性中皮腫の原因遺伝子に関する研究の歴史の中でまさに驚くべき発見であったといえる．

6 悪性中皮腫のエピジェネティクス異常

悪性腫瘍の発生・進展にとって，ジェネティックな異常とともに，エピジェネティックな異常がきわめて重要である．エピジェネティクス異常は DNA のメチル化（高メチル化により遺伝子発現が抑制）の異常，ヒストン修飾（アセチル化，メチル化，ユ

ビキチン化など）の異常および microRNA の発現異常に大きく分けられる[25]．アスベストがこれらのエピジェネティクス異常にどう関わっているかはほとんど明らかになってはいないが，悪性中皮腫や肺がんにおけるエピジェネティクス異常の理解は近年，急速に深まっている．

遺伝子プロモーター領域のDNA高メチル化は多くの腫瘍抑制遺伝子の発現を抑制し不活化を引き起こす．悪性中皮腫においても *RASSF1A*，*E-cadherin*，*FHIT* などの代表的な腫瘍抑制遺伝子のプロモーター領域における高頻度のDNA高メチル化が報告されている．網羅的な解析では，悪性中皮腫のDNAメチル化プロファイルは正常中皮や肺腺がんと異なったパターンを示すことが報告されている．

ヒストン修飾は遺伝子発現やDNAの複製・修復に大きな役割を果たす．悪性中皮腫におけるヒストン修飾の異常の本態は明らかではないが，ヒストン脱アセチル化酵素阻害剤（HDAC阻害剤）などの臨床試験が行われている．一方，BAP1は上記で述べたようにヒストン修飾に大きく関与しているため，ヒストン修飾異常は中皮腫の発生・進展に大きな役割を占めているものと考えられる．

非翻訳RNA（non-coding RNA；ncRNA）は蛋白質をコードしないRNAであるが，最近，様々な生物学的な役割とその重要性が明らかにされつつある．ncRNAの一つのクラスであるmicroRNAは約22塩基のRNAであり，発生や分化，がん化に対して大きな役割をになっている．microRNAの重要な機能は，他のメッセンジャーRNA（mRNA）の3'非翻訳領域に相補的に結合し，翻訳の抑制やmRNAの分解の促進により蛋白生成を阻害することにある．従って，microRNAの本質的な機能は遺伝子産物の発現制御，すなわち蛋白質の発現抑制にある．ヒトでは約2,000種のmicroRNAが存在すると想定されている．がんに関与するmicroRNAの中にはtumor suppressiveのものとoncogenicのものがあり，中皮腫においてそれらのmicroRNAの発現異常が報告されている[26]．発現低下したmicroRNAとしてmiR-15/16，miR-29c*，miR-31，miR-34b/c，miR-145などが明らかにされており，それぞれ個別のmicroRNAを導入したところ，中皮腫細胞に対して腫瘍抑制性に機能したことが示されている．

さらに，ncRNAの別のクラスである非翻訳長鎖RNA（long non-coding RNA；lncRNA）の中皮腫における発現異常に関する検討も始まっている．LncRNAは200塩基以上の長さを持ち，遺伝子の発現制御に関与していると考えられている．悪性中皮腫のlncRNAの発現プロファイルが正常中皮と異なり，いくつかのlncRNAがリンパ節転移や長期生存に関連していたことが示唆されている[27]．

おわりに

アスベストが与える生体反応，遺伝子異常，そして発がん誘導の機構について概説した．アスベストがヒトに対して中皮腫や肺がんを含む重大な健康障害を与えるのは間違いないが，アスベスト関連疾患に対する新たな予防・診断・治療法を開発するためには未解決の課題も非常に多い．ゲノム，エピゲノム研究の解析手法が飛躍的な進歩を遂げる今，本研究領域の方向性として，以下の3点が重要と考えられる．第1に，アスベスト曝露によって健康障害を受けやすいヒト，すなわち，易罹患性を検出するバイオマーカーを明らかにすること，第2に，これらの健康障害が発症した際に，早期に診断できるバイオマーカーを見い出すこと，第3に，これらの疾患に対する有効な分子標的治療薬，抗体薬，あるいは遺伝子治療法の開発に応用可能なエビデンスを見い出すこと，である．今後のたゆまぬ研究によって，アスベストによって引き起こされる健康障害の本体が解明されることが期待される．

文　献

1) Heintz NH, Janssen-Heininger YM, Mossman BT：Asbestos, lung cancers, and mesotheliomas：from molecular approaches to targeting tumor survival pathways. *Am J Respir Cell Mol Biol* **42**：133-139, 2010

2) Toyokuni S：Mechanisms of asbestos-induced carcinogenesis. *Nagoya J Med Sci* **71**：1-10, 2009

3) Huang SX, Jaurand MC, Kamp DW, et al：Role of mutagenicity in asbestos fiber-induced carcinogenicity and other diseases. *J Toxicol Environ Health B Crit Rev* **14**：179-245, 2011

4) Yang H, Rivera Z, Jube S, et al：Programmed necrosis

induced by asbestos in human mesothelial cells causes high-mobility group box 1 protein release and resultant inflammation. *Proc Natl Acad Sci USA* **107**: 12611-12616, 2010

5) Dostert C, Petrilli V, Van Bruggen R, et al: Innate immune activation through Nalp3 inflammasome sensing of asbestos and silica. *Science* **320**: 674-677, 2008

6) Hillegass JM, Miller JM, MacPherson MB, et al: Asbestos and erionite prime and activate the NLRP3 inflammasome that stimulates autocrine cytokine release in human mesothelial cells. *Part Fibre Toxicol* **10**: 39, 2013

7) Toumpanakis D, Theocharis SE: DNA repair systems in malignant mesotheliom. *Cancer Lett* **312**: 143-149, 2011

8) Roe OD, Anderssen E, Sandeck H, et al: Malignant pleural mesothelioma: genome-wide expression patterns reflecting general resistance mechanisms and a proposal of novel targets. *Lung Cancer* **67**: 57-68, 2010

9) Cadby G, Mukherjee S, Musk AW, et al: A genome-wide association study for malignant mesothelioma risk. *Lung Cancer* **82**: 1-8, 2013

10) Matullo G, Guarrera S, Betti M, et al: Genetic variants associated with increased risk of malignant pleural mesothelioma: a genome-wide association study. *PLoS One* **8**: e61253, 2013

11) Nymark P, Wikman H, Hienonen-Kempas T, et al: Molecular and genetic changes in asbestos-related lung cancer. *Cancer Lett* **265**: 1-15, 2008

12) Andujar P, Pairon J, Renier , et al: Differential mutation profiles and similar intronic TP53 polymorphisms in asbestos-related lung cancer and pleural mesothelioma. *Mutagenesis* **28**: 323-331, 2013

13) Liu G, Cheresh P, Kamp DW: Molecular basis of asbestos-induced lung disease. *Annu Rev Pathol* **8**: 161-187, 2013

14) Carbone M, Ly BH, Dodson RF, et al: Malignant mesothelioma: facts, myths, and hypotheses. *J Cell Physiol* **227**: 44-58, 2012

15) Broaddus VC, Everitt JI, Black B, et al: Non-neoplastic and neoplastic pleural endpoints following fiber exposure. *J Toxicol Environ Health B Crit Rev* **14**: 153-178, 2011

16) Musti M, Kettunen E, Dragonieri S, et al: Cytogenetic and molecular genetic changes in malignant mesothelioma. *Cancer Genet Cytogenet* **170**: 9-15, 2006

17) Mossman BT, Shukla A, Heintz NH, et al: New insights into understanding the mechanisms, pathogenesis, and management of malignant mesotheliomas. *Am J Pathol* **182**: 1065-1077, 2013

18) Sekido Y: Molecular pathogenesis of malignant mesothelioma. *Carcinogenesis* **34**: 1413-1419, 2013

19) Tallet A, Nault JC, Renier A, et al: Overexpression and promoter mutation of the TERT gene in malignant pleural mesothelioma. *Oncogene* **33**: 3748-3752, 2013

20) Sekido Y: Inactivation of Merlin in malignant mesothelioma cells and the Hippo signaling cascade dysregulation. *Pathol Int* **61**: 331-344, 2011

21) Cooper J, Giancotti FG: Molecular insights into NF2/Merlin tumor suppressor function. *FEBS Lett* **588**: 2743-2752, 2014

22) Bott M, Brevet M, Taylor BS, et al: The nuclear deubiquitinase BAP1 is commonly inactivated by somatic mutations and 3p21.1 losses in malignant pleural mesothelioma. *Nat Genet* **43**: 668-672, 2011

23) Yu H, Pak H, Hammond-Martel I, et al: Tumor suppressor and deubiquitinase BAP1 promotes DNA double-strand break repair. *Proc Natl Acad Sci USA* **111**: 285-290, 2014

24) Testa JR, Cheung M, Pei J, et al: Germline BAP1 mutations predispose to malignant mesothelioma. *Nat Genet* **43**: 1022-1025, 2011

25) Vandermeers F, Neelature Sriramareddy S, Costa C, et al: The role of epigenetics in malignant pleural mesothelioma. *Lung Cancer* **81**: 311-318, 2013

26) Truini A, Coco S, Alama A, et al: Role of microRNAs in malignant mesothelioma. *Cell Mol Life Sci* **71**: 2865-2878, 2014

27) Wright CM, Kirschner MB, Cheng YY, et al: Long non coding RNAs (lncRNAs) are dysregulated in Malignant Pleural Mesothelioma (MPM). *PLoS One* **8**: e70940, 2013

第 I 章 石綿関連疾患の病理

石綿の曝露はヒト体内で何を起こすのか
動物実験を用いた研究

豊國　伸哉

 はじめに

　石綿（アスベスト）は，46億年前に誕生した地球において，長い年月をかけて完成された繊維結晶性の鉱物（石）である．その主成分は，地殻の成分として26％を占める珪素と50％を占める酸素よりなる．まさかこのような鉱物にヒトに対する発がん性があろうとは近代に至るまで誰も気づくことはなかった．それまでは，ほとんどのヒトは感染症で50歳までに命を落としていたのであるから無理もない．アスベスト曝露と悪性腫瘍，特に悪性中皮腫や肺がんとの密接な関連は古くは60年代に初めて指摘されるようになった[1]．その発がん機構はこれまで全く不明であったが，最近，動物モデルを使用することにより大きな進展が見られるようになっている．こうしたなか，80年代には医療関係者にとってもたいへんまれな疾患であった悪性中皮腫は，日本において増え続け，今世紀になり年間の新たな発症が1,000人を超え，現在1,500人となりつつある．これは新たな発生が年間あたり6万人を凌駕する肺がんに比べるとわずかな数かも知れないが，原因がはっきりしているだけに社会的には大きな意味のあるがんといえるだろう．2005年にはいわゆる「クボタショック」が発生し，アスベスト問題は再燃した．日本の過去のアスベスト輸入量から予測される悪性中皮腫発生のピークは2025年であり，今後40年間に10万人以上の同疾患による死亡が予測されている[2]．このような状況においては，すでにアスベスト曝露を受けてしまった人において，どのような予防手段をとることができるかがきわめて重要であろう．予防を実施するためには，石綿が中皮腫や他の悪性腫瘍を発生させるメカニズムを解明し，予防の根拠を得ることが重要である．

 1　中皮腫の疾患概念

　中皮細胞は外界には一切接しておらず，からだの3つの体腔の表面ならびにその中に入っているほとんどの実質臓器の表面を覆っている一層の扁平な細胞である．この細胞は，最近美容目的としてもよく使用されているヒアルロン酸をつくり分泌している．中皮細胞の存在意義は何なのであろうか？　勿論，臓器の表層に区画がなければ，細胞がばらばらになってしまうというような現実的側面もあるが，わたしたちの体内臓器のほとんどのものは常時動いていることを忘れてはなるまい．その最たるものは心臓と肺である．そして，中皮細胞の最も重要な役割は動きに関わる摩擦をほとんどゼロにすることである．心臓がはやくうったときに胸の温度が上がってきては困るであろう．そして，この中皮細胞ががん化したものが中皮腫である．

　ヒトにおいては，基本的に中皮細胞由来の腫瘍に良性のものはきわめてまれと考えられているため，中皮腫という用語も悪性中皮腫という用語もほぼ同義に使用されている．しかしながら，ラットではFischer-344など系統により，精巣の周囲の中皮細胞である鞘膜（tunica vaginalis）に中皮腫を自然発症（4.3％）するものもある[3]．この腫瘍の悪性度は低いとされる．

　ヒトの中皮腫の発生は，胸腔内原発がおよそ80％程度，腹腔内原発が10～15％程度とされている．残りは心嚢内や精巣鞘膜に発生する[4]．中皮腫の臨床ステージ分類にも反映されているように，臨床的観察によるとほとんどの中皮腫は壁側胸膜から発生するとされる．これまで，ヒト胸膜中皮腫の発

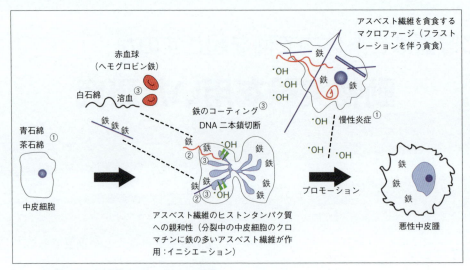

図1 石綿による発がんメカニズムの諸説
①酸化ストレス説．鉄を含む青石綿や茶石綿の表面が触媒としてフリーラジカルを発生する．異物を貪食したマクロファージが消化できないため frustration に陥り，継続的にフリーラジカルを発生する．②染色体分配障害説．中皮細胞は石綿を取り込む性質があり，その繊維は③の機構により染色体や核に親和性が高い．そのため，細胞分裂時に大規模な変異を起こす．③分子吸着説．石綿は吸着性が高く，そのため種々の分子を集める作用がある．ヒストン，アクチン，ヘモグロビン（鉄含有タンパク質）が特に重要である．①，②，③は文中の1），2），3）に対応する．˙OH，ヒドロキシラジカル（フェントン反応の産物で生物系では最も反応性の高い化学種）．

がん過程にかかわる大きな疑問は以下の3つである．1）なぜ発がんの潜伏期間が，石綿曝露から30年から40年ときわめて長いのか？ 2）肺がんは気道から発生するので関連の想像がつくが，なぜ外界と隔絶された中皮細胞が発がんの標的になっているのか？ 3）疫学調査により，青石綿（クロシドライト）と茶石綿（アモサイト）の発がん性が白石綿（クリソタイル）よりそれぞれ500倍，100倍高いとされてきたが，近年異論も示されてきている[5]．これは事実か，それなら，なぜか？ これらの疑問に対する現時点における解答を主に動物実験をもとに示しながら，石綿の発がん機構を概説する．

2 中皮腫発生の分子機構に関する仮説

中皮腫発生に関わる分子機構は，以下の4つのカテゴリーに大別できる[6〜8]．そのうち主要な3つを図1にまとめる．これらの3つは独立事象ではなく，以下に説明するように協同的に作用していると考えられる．

1) 酸化ストレス仮説（oxidative stress hypothesis）

これには2面性がある．青石綿と茶石綿は，鉱物の成分として鉄を30％程度含んでいる．この場合は，石綿に含まれる鉄成分がその表面において触媒として直截的に作用する．また，石綿は体内に入ると生体異物となる．マクロファージはいつもパトロールにより異物を探索し，貪食して消化しその情報を他の免疫細胞に渡している．ところが，石綿は鉱物なので，マクロファージがいくら頑張っても消化できない．このために，マクロファージはフラストレーションに陥り，周りに活性酸素をたくさんまき散らすのである．このように発生した酸化ストレスはゲノムDNAや脂質・蛋白質などを傷害する．この過程が発がんに重要とする説である．古くはマクロファージの石綿運搬能と角閃石族（青石綿・茶石綿）の長さ・太さを関連させたスタントンの仮説がよく知られる[9]．これは直径が250nm以下で長さが8μm以上の石綿は発がん性が高いとするものである．もともと，マクロファージは異物から情報を得ながら，これらをリンパ節に運んで片付けようとしている．その際，石綿の繊維が長すぎたり，細すぎたりすると，マクロファージは最終的に形質膜が破裂して死んでしまう．この現象はアスベスト小体の形成に深く関係していると考えられている．このようなアイデアは，現在，マクロファージのNalp3インフラマソームというタンパク質複合体に

よる異物監視機構により危険シグナルとして認識され，サイトカインを介して炎症の誘導や進展に重要な役割を果たすことが明らかになってきている[10]．

2）染色体分配障害仮説（chromosome tangling hypothesis）

中皮細胞は体腔の実質体積を減らすように，気体・液体・固体に関係なく何でも取り込む性質がある．したがって，石綿が体腔に到達したときにはそれらの繊維を取り込むのである．取り込まれた石綿は，以下に示すようにヒストンと親和性が高いので，細胞分裂の際に染色体に絡まり，染色体分配に異常をきたし，ゲノムに染色体レベルの変異を起こす可能性がある．

3）特定分子・変異原性分子の吸着仮説（molecule adsorption hypothesis）

石綿はその表面の電化や物理学的性質により，分子の吸着力がきわめて高い．生体内の特定分子を吸着したり，体外からの変異原性分子（喫煙からなど）を吸着したりし，これが発がんに寄与するとする仮説である．日本の研究者が提唱している放射性ラジウムを特異的に吸着するという説もある[11]．

4）ウイルス仮説（viral hypothesis）

1960年代にヨーロッパでポリオワクチンにSV40ウイルスの汚染があったという事実があり，この不死化を引き起こすウイルス感染が中皮腫発がんの一因と考えるもの．本説はこれまでの研究により日本においては否定的である[12]．私たちの研究室で実施したラットを使用した動物実験においては，石綿の投与のみで2年以内にほぼ全例に悪性中皮腫が発生することがわかっており，ウイルスの積極的な関与の可能性はきわめて低い．

実際には，1）〜3）が互いに協調しながら石綿による中皮細胞の発がんに寄与していると考えられる．

3　石綿のフリーラジカル産生触媒能力

3種類の主要な石綿（クリソタイルA・B，クロシドライト，アモサイト）は，Union for International Cancer Control（UICC）という世界規模の民間組織により，研究目的に標準化されている．クロシドライトとアモサイトには鉱物成分として鉄が多量に含まれ（それぞれ28.5%と27.3%），アモサイトでは2価鉄の割合が高いこと，クロシドライトでは3価鉄の割合が高いことがわかっている．電子スピン共鳴装置を使用して各石綿のフリーラジカル産生能を測定すると，過酸化水素の存在下で，石綿を触媒としてヒドロキシラジカルの発生が観察される．ヒドロキシラジカルは生物系において最も反応性の高い化学種であり，この反応はフェントン反応 $[Fe(II) + H_2O_2 \rightarrow Fe(III) + \cdot OH + OH^-]$ とよばれる．アモサイトのフリーラジカル発生触媒能が最も高い．鉄は私たちのからだにおいて最も多い重金属であり，大人1人あたり約4gが様々な形態で含まれている．イオン状の鉄はフェントン反応を起し，危険なので中性では沈殿するようになっている．しかし，種々のキレート剤の存在下では鉄は中性で可溶性となる．合成の鉄キレート剤4種（desferal, diethylenetriaminepentaacetate = DTPA, ethylenediaminetetraacetate = EDTA, nitrilotriacetate = NTA）ならびに細胞内に存在する天然の鉄キレート分子8種（クエン酸，ATP，ADP，AMP，GTP，GDP，GMP，cGMP）を反応液に付加して変化を検討したところ，NTAがこの触媒作用を最も促進することがわかった．しかも，生体内に模したクエン酸やリン酸化合物の存在下でも石綿には十分な触媒作用があることが明らかになった[13]．合成の鉄キレート剤から得られた結果は，6本ある鉄の配位子のうち，何本が自由になっているのかに密接に関係している[14]．鉄はキレート状態でないと中性条件では沈殿する．これらの in vitro の実験においては，白石綿であるクリソタイルには触媒能がほとんど認められなかった[13]．この結果をもとに，ラットを使用した発がん実験において，半数の個体に石綿投与後にNTAの追加投与を行う群を設定したのである．

4　石綿による突然変異特性の解析

Supercoiled plasmid DNAに過酸化水素存在下に石綿を加え反応させ，2本鎖切断の特徴を解析した．クロシドライトとアモサイトでしかもNTA，ATP，ADPといったキレート剤の存在下で2本鎖

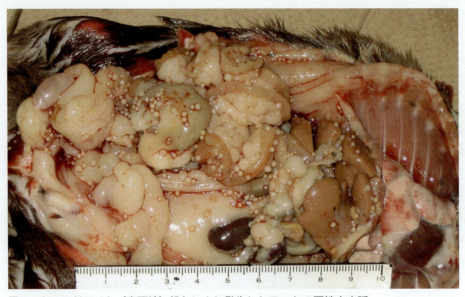

図2 クロシドライト（青石綿）投与により発生したラットの悪性中皮腫
腹腔内に無数の白色結節を認める．向かって右が頭側である．

切断が効率よく発生した．その切断端はグアニン・シトシン間で切れる確率が高く，また多くの場合に切断端両側に繰り返し配列を認めた．ラット腹腔内に各石綿10mgを投与後，1週間あるいは4週間で動物を屠殺し，変異原性を有するDNA塩基の酸化的修飾物である8-hydroxy-2'-deoxyguanosine[15]を免疫染色で評価した．4週間後において，脾臓，肝細胞，腎臓尿細管細胞，中皮細胞において，有意に増加しているのが観察された[13]．

5　培養細胞の石綿処理の観察

RAW264.7（マウスマクロファージ細胞株），MeT-5A（ヒト不死化中皮細胞株），FRCC562（ラット腎がん細胞株），HeLa（ヒト子宮頸部腺がん細胞株）のすべての細胞は，16時間に渡りタイムラプス顕微鏡により観察している間に，クロシドライトを細胞内に取り込み，その一部は染色体領域にまで到達した．中皮細胞は石綿を取り込みながらもすぐには死亡せず，細胞分裂をする様子が観察された[13]．

6　アスベスト誘発動物中皮腫モデルの解析

3種類の石綿（クリソタイルA，クロシドライト，アモサイト）をラット腹腔内（10mg）に投与する動物発がん実験を施行した．私たちは胸腔内や肺内に投与する実験も過去に行ったが，腫瘍の発生頻度がきわめて低く，腫瘍も小さかったためも，現在は感度の高い腹腔内投与を使用している．これだと，石綿が呼吸器系を通過していく道筋は無視することにはなるが，中皮細胞に最大限に繊維性物質を曝露できる．私たちは腹腔内で中皮腫の発生率が高いのは，脂肪細胞が多く，それらから石綿の刺激により分泌されるMCP-1などのサイトカインが重要な役割を果たしていると考えている[16]．発がん促進を期待し，半数の動物では12週に渡り週1回上記の鉄キレート剤NTAを追加腹腔内投与した．陽性コントロールとして，鉄サッカレート腹腔内投与により中皮腫を作成する群[17]や鉄ニトリロ三酢酸腹腔内投与で腎臓がんを作成する群[18]の実験も施行した．後者では，フェントン反応が腎臓の近位尿細管内腔で特異的に発生する[19]．そのwild-type動物を使用した発がんにおけるゲノムの変化は，ヒトのがんのゲノム変化にきわめて近い[20]．このことは，ヒトのがんにおいても，その発生として過剰鉄が重要な役割を果たしていることを示唆するものである．

石綿を腹腔内に投与すると最も早いもので，アスベスト投与5か月後より，多量の血清腹水による腹部膨満を主徴とする悪性中皮腫が観察された（図2）．組織型はクリソタイルで肉腫型を最も高頻度に認めた．発がんの早さの順位は，従来からある「鉄を成分として多量に含むクロシドライトやアモサイトが，鉄を夾雑物としてしか含まないクリソタイルより格段に発がん性が高い」という疫学的報告に反して，クリソタイル＞クロシドライト＝アモサイト

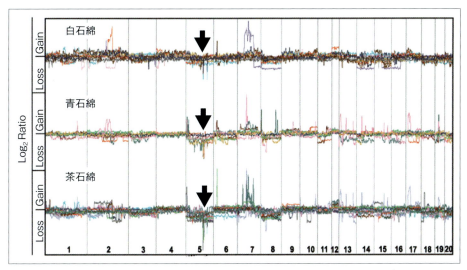

図3 ラット腹腔内に石綿を投与して発生した中皮腫のアレイCGH法によるゲノム解析
ほとんどの症例でCDKN2A/2B（p16/p15）のホモ欠損を認めるなど，多彩な染色体レベルのゲノム改変を認める．X軸の数値はラットの染色体番号．中央が2Nの位置であり，上が遺伝子増幅を下が遺伝子欠損を意味する．矢印は染色体5番，CDKN2A/2Bホモ欠損の位置である．
CGH, comparative genome hybridization. 文献21より一部改変.

であった．また，使用したすべての石綿において，NTAにはアスベストによる中皮腫発がんを有意に促進する作用を認めた．解剖し組織の解析をすると，脾臓をはじめとする腹腔内臓器への鉄の過剰蓄積が明らかになった．特に，クリソタイルで強い傾向を認めたが，これは定量分析により確認されている．また，このとき体内の鉄貯蔵を反映する血清フェリチン値は高く，血清トランスフェリン非結合鉄は低い状態であった．血清トランスフェリン非結合鉄はまだトランスフェリンに結合していないような細胞から排出されたばかりあるいは細胞の死骸から漏れたような鉄であり，このような鉄は血清に微量ではあるが存在している．この鉄は感染症においてはきわめて重要な意味を有する．つまり，細菌感染は鉄の奪い合いなのである．細菌も鉄がなければ増えることはできない．細菌感染（敗血症）類似の生体反応状況になっている．裏返すと，からだが細胞外の鉄を極度に減らそうとするために，細胞内に鉄をため込んでいる状態であると考えられるのである[21]．

ラットに発生した悪性中皮腫のうち，各繊維3つの組織型に関して各3例の合計27例に関して，アレイCGH（comparative genome hybridization）の解析を施行した．全般に，染色体の大きな断片レベルで多数のゲノム増幅や欠損を観察した（図3）．Wild-typeを使用した動物発がんでこのような大規模なゲノムの変化を認めるのはきわめてまれなことである．そのうち90%以上の腫瘍においてヒト中皮腫でも高頻度にみられる$CDKN2A/2B$($p16^{INK4A}/p15^{INK4B}$)のホモ（両方のアレルの）欠損が認められた[21, 22]．$CDKN2A$はサイクリン依存性キナーゼの阻害を行うタンパク質をコードし，そのp16タンパク質は細胞周期のブレーキ役を果たしている．さらに，$CDKN2A$遺伝子はalternative splicingによってARFという全く機能の異なるタンパク質を生み出すことも知られている．ARFはp53がん抑制遺伝子産物に特異的なユビキチンリガーゼの抑制タンパク質であり，ゲノムのこの部分が欠損してしまうことにより，細胞周期のブレーキがきかなくなるだけではなく，ゲノムに広汎に傷害をきたした異常細胞を消滅させるためのp53を介したアポトーシス経路も失ってしまうことになる[23]．このp16とp53，ならびにもうひとつ中皮腫発生に重要とされる$NF2$遺伝子に関して，作成したラット悪性中皮腫で発現を検討した．調べたほとんどの腫瘍で，これら3遺伝子の発現は消失していることが判明した[21]．このように，遺伝子改変をしていないラットに石綿を投与する中皮腫モデルはヒトの病態に酷似しており，メカニズムの解明や臨床介入手段の検索に有用である．

鉄ニトリロ三酢酸投与腎発がんは，鉄を介した酸

化ストレス発がんと位置づけられているが，比較対照としてそのアレイCGH解析も施行した．$p16^{INK4A}$ のホモ欠損を約3分の1の腫瘍で認めた[20]．もうひとつのラット中皮腫モデルとして，私たちは1989年に鉄サッカレート（フェジン）を腹腔内に投与するモデルを確立していた[17]．このモデルで作製した中皮腫に関しても解析を行った．この系で発生する中皮腫は，精巣周囲のtunica vaginalisから発生する比較的悪性度の低い上皮型と，上腹部に発生する悪性度の高い肉腫型に分かれる．この肉腫型5例のうち4例である80%において，上記と同様の $CDKN2A/2B$ のホモ欠損を認めた[24]．

 7 アスベスト結合蛋白の解析

アスベスト誘発中皮腫発がん機構の手がかりをつかむため，それぞれの石綿に特異的に吸着するタンパク質の同定を質量分析器で行った．その結果，種々の臓器・培養細胞から特異的に吸着する100種類以上のタンパク質を同定することができた．このうち特に，ヘモグロビン，ヒストン，アクチンはアスベスト誘発中皮腫発がんにおいて重要な意義を有すると考えられた．特に，クリソタイルは溶血能が高く，しかもDNA吸着能も高いため，鉱物成分として鉄をほとんど含んでいないのに，結果として局所に体内鉄を集めているものと考えられた．私たちは，石綿の表面が酸化反応のnicheとしてはたらくことを提唱している[25, 26]．

 8 アスベスト曝露者の中皮腫発生予防手段に関して

これらの結果より，アスベストによる発がん過程においては，局所における高濃度触媒鉄の存在が発がん過程で重要であることがわかる．鉄は生命体にとってたいへん重要な金属であるため，ヒトでは鉄の排泄経路はほとんどなく，表皮や粘膜細胞の剥離や出血のみによることがわかっている．すでに，アスベストに曝露された方々への中皮腫発がん予防戦略として，瀉血あるいは鉄キレート剤投与による過剰鉄の除去が考えられる．特異的に中皮細胞から鉄を除去できればさらによい．最近，5年間瀉血を施行すると種々の発がんリスクが有意に低下するという疫学的な報告もあるため[27]，この方面の研究は今後大いに期待されるところである[28]．

最近，私たちはラットを使用して石綿発がん予防のpreclinical studyを行った．10mgのクロシドライトを腹腔内投与して，瀉血あるいは経口の鉄キレート剤であるdeferasiroxの投与により2つの異なる方法で除鉄を図った．ラットで定期的な瀉血を行うのは容易ではなく，瀉血量が多すぎた事故にもより瀉血による予防はいいデータを取ることはできなかった．しかしながら，deferasiroxによる除鉄では，中皮腫の組織型に関して，より悪性度の低い上皮型の割合が有意に増加するという結果が得られた[29]．最終的には是非ヒトでの臨床試験を行いたいと考えている．

文　献

1) Wagner JC, Sleggs CA, Marchand P：Diffuse pleural mesothelioma and asbestos exposure in North Western Cape Province. *Br J Ind Med* **17**：260-271, 1960
2) Robinson B, Lake R：Advances in malignant mesothelioma. *N Engl J Med* **353**：1591-1603, 2005
3) Tanigawa H, Onodera H, Maekawa A：Spontaneous mesotheliomas in Fischer rats--a histological and electron microscopic study. *Toxicol Pathol* **15**：157-163, 1987
4) Tumors of the serosal membranes：ARP Press, Silver Spring, Maryland, 2006
5) IARC：WHO. Asbestos（chrysotile, amosite, crocidolite, tremolite, actinolite, and anthophyllite）. IARC Monographs on the Evaluation of Carcinogenic Risks to Humans A Review of Human Carcinogens；Part C：Arsenic, Metals, Fibres, and Dusts. Volume 100C. Lyon, France, 219-309, 2012
6) Toyokuni S：Mechanisms of asbestos-induced carcinogenesis. *Nagoya J Med Sci* **71**：1-10, 2009
7) Nagai H, Toyokuni S：Biopersistent fiber-induced inflammation and carcinogenesis：lessons learned from asbestos toward safety of fibrous nanomaterials. *Arch Biochem Biophys* **502**：1-7, 2010
8) Toyokuni S：Genotoxicity and carcinogenicity risk of carbon nanotubes. *Adv Drug Deliv Rev* **65**：2098-2110, 2013
9) Stanton MF, Layard M, Tegeris A, et al：Relation of particle dimension to carcinogenicity in amphibole asbestoses and other fibrous minerals. *J Natl Cancer Inst* **67**：965-975, 1981
10) Dostert C, Petrilli V, Van Bruggen R, et al：Innate immune activation through Nalp3 inflammasome

sensing of asbestos and silica. *Science* **320**：674-677, 2008
11) Nakamura E, Makishima A, Hagino K, et al：Accumulation of radium in ferruginous protein bodies formed in lung tissue：association of resulting radiation hotspots with malignant mesothelioma and other malignancies. *Proc Jpn Acad Ser B Phys Biol Sci* **85**：229-239, 2009
12) Aoe K, Hiraki A, Murakami T, et al：Infrequent existence of simian virus 40 large T antigen DNA in malignant mesothelioma in Japan. *Cancer Sci* **97**：292-295, 2006
13) Jiang L, Nagai H, Ohara H, et al：Characteristics and modifying factors of asbestos-induced oxidative DNA damage. *Cancer Sci* **99**：2142-2151, 2008
14) Toyokuni S, Sagripanti JL：Iron-mediated DNA damage：sensitive detection of DNA strand breakage catalyzed by iron. *J Inorg Biochem* **47**：241-248, 1992
15) Toyokuni S, Tanaka T, Hattori Y, et al：Quantitative immunohistochemical determination of 8-hydroxy-2'-deoxyguanosine by a monoclonal antibody N45.1：its application to ferric nitrilotriacetate-induced renal carcinogenesis model. *Lab Invest* **76**：365-374, 1997
16) Chew SH, Okazaki Y, Nagai H, et al：Cancer-promoting role of adipocytes in asbestos-induced mesothelial carcinogenesis through dysregulated adipocytokine production. *Carcinogenesis* **35**：164-172, 2014
17) Okada S, Hamazaki S, Toyokuni S, et al：Induction of mesothelioma by intraperitoneal injections of ferric saccharate in male Wistar rats. *Br J Cancer* **60**：708-711, 1989
18) Nishiyama Y, Suwa H, Okamoto K, et al：Low incidence of point mutations in H-, K- and N-ras oncogenes and p53 tumor suppressor gene in renal cell carcinoma and peritoneal mesothelioma of Wistar rats induced by ferric nitrilotriacetate. *Jpn J Cancer Res* **86**：1150-1158, 1995
19) Okada S, Minamiyama Y, Hamazaki S, et al：Glutathione cycle dependency of ferric nitrilotriacetate-induced lipid peroxidation in mouse proximal renal tubules. *Arch Biochem Biophys* **301**：138-142, 1993
20) Akatsuka S, Yamashita Y, Ohara H, et al：Fenton reaction induced cancer in wild type rats recapitulates genomic alterations observed in human cancer. *PLoS ONE* **7**：e43403, 2012
21) Jiang L, Akatsuka S, Nagai H, et al：Iron overload signature in chrysotile-induced malignant mesothelioma. *J Pathol* **228**：366-377, 2012
22) Cheng J, Jhanwar S, Klein W, et al：p16 alterations and deletion mapping of 9p21-p22 in malignant mesothelioma. *Cancer Res* **54**：5547-5551, 1994
23) Toyokuni S：Mysterious link between iron overload and CDKN2A/2B. *J Clin Biochem Nutr* **48**：46-49, 2011
24) Hu Q, Akatsuka S, Yamashita Y, et al：Homozygous deletion of CDKN2A/2B is a hallmark of iron-induced high-grade rat mesothelioma. *Lab Invest* **90**：360-373, 2010
25) Nagai H, Ishihara T, Lee WH, et al：Asbestos surface provides a niche for oxidative modification. *Cancer Sci* **102**：2118-2125, 2011
26) Kubo Y, Takenaka H, Nagai H, et al：Distinct affinity of nuclear proteins to the surface of chrysotile and crocidolite. *J Clin Biochem Nutr* **51**：221-226, 2012
27) Zacharski L, Chow B, Howes P, et al：Decreased cancer risk after iron reduction in patients with peripheral arterial disease：Results from a randomized trial. *J Natl Cancer Inst* **100**：996-1002, 2008
28) Toyokuni S：Iron as a target of chemoprevention for longevity in humans. *Free Radic Res* **45**：906-917, 2011
29) Nagai H, Okazaki Y, Chew SH, et al：Deferasirox induces mesenchymal-epithelial transition in crocidolite-induced mesothelial carcinogenesis in rats. *Cancer Prev Res*（Phila）**6**：1222-1230, 2013

第 I 章 石綿関連疾患の病理

石綿の曝露はヒト体内で何を起こすのか
培養細胞を用いたモデル実験

山田 健人

1 石綿のヒトへの影響－培養細胞を用いた研究の現状

　石綿が，肺に石綿肺を，胸膜に胸膜プラークや中皮腫を引き起こす．そこで肺や胸膜から取り出した細胞が石綿に対してどのような反応をするかを調べることは，このような病気の発症メカニズムや予防，治療を考える上で重要である．これまでに試験管内で培養される様々な細胞に石綿を加えて起こる現象や細胞内での生化学的，分子生物学的知見が集まってきている．しかし，試験管の中で石綿が培養細胞をただちにがん化することはないため，試験管内で観察される一つ一つの現象・知見を組み合わせることで，体内ではおそらくこのようなことが積み重なって長い年月を経て細胞のがん化が起こるのだろう，と推測することになる．

　石綿に暴露している作業者は，肺胞腔内に好中球（白血球の一つ）の浸潤が多いことが知られている[1]．そこでヒトⅡ型肺胞上皮細胞株 A549 およびヒト気管支上皮細胞を石綿で刺激したところ，培養液中にインターロイキン 8（IL-8）という好中球を呼びよせて刺激するサイトカインの分泌を亢進させた[2]．しかし石綿以外の酸化チタンなどの物質では，IL-8 の誘導はみられなかった．また同様に石綿でラット肺上皮細胞および中皮細胞を 20 分間刺激したところ，4～8 時間後に炎症や線維化に関連する転写因子 NFκB の一部 p65 が誘導され，核内への移行が進み DNA への結合能が高まった[3]．さらに石綿をラットに経気道的に吸引（6 時間／日，5 日／週，5 または 20 日）させたところ，肺における p65 の誘導は，5 日目から認められ，20 日間持続した．このことは石綿による肺や中皮細胞の刺激で惹起される炎症やその後の線維化の進行に必要な期間，炎症を引き起こしうることを示した[3]．またマウス腹腔マクロファージ（白血球のひとつ）を石綿で刺激すると，マクロファージは石綿を貪食するとともに，活性酸素の産生が上昇し，マクロファージは細胞死に陥る[4]．この時に，あらかじめ石綿から鉄イオンを除去しておくと，このマクロファージの細胞死はみられなかった．このことから石綿がマクロファージに貪食されるときに鉄イオンがあると活性酸素の産生が亢進して細胞死を引き起こすと推測される．一方，石綿の刺激は，マウス胸腔中皮細胞の中のグルタチオン（3 つのアミノ酸からなる抗酸化分子で活性酸素から細胞を保護する）を減少させることで，石綿刺激後にがん遺伝子である *c-fos* および *c-jun* を誘導する[5]．この現象は，石綿が細胞内において活性酸素から保護するレドックス（細胞内の酸化・還元状態）を変化させることで，がん化の最初の一歩を踏み出させている可能性を示唆する．正常ヒト中皮細胞を石綿とともに培養すると石綿の濃度依存性に細胞死が誘導される．しかし一定の濃度で石綿処理を行うと正常ヒト中皮細胞は腫瘍壊死因子 TNF-α（サイトカインの一種でがん細胞を殺傷することで発見された）を産生するとともに TNF-α 受容体が誘導される．このように一定量の TNF-α が誘導されると TNF-α 受容体を介して NFκB が活性化して，その結果として正常ヒト中皮細胞は石綿に対して抵抗性を獲得する．この時，石綿と TNF-α の両方の存在下で正常ヒト中皮細胞を培養していると，頻度は低いながら通常の培養では観察できないような異常な細胞分裂像を認めるようになる[6]．これらの結果は，石綿で傷つけられながらも生き残った中皮細胞は，サイトカインの誘導

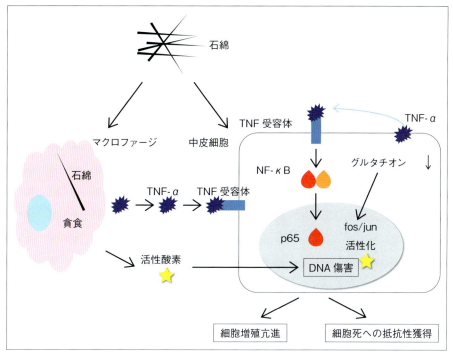

図1 石綿のヒト培養細胞への影響

を介してさらなる細胞傷害や細胞死に抵抗性を獲得して，長い年月を経る間に悪性化していくことを推測させる．この石綿による中皮細胞の細胞死においては，細胞死の実行分子の一つであるpoly（ADP-ribose）polymeraseの活性化とhigh mobility group box 1（HMGB1）タンパク質の核から細胞質への移動と細胞外への分泌が観察された[7]．HMGB1の細胞外への分泌は，マクロファージからのTNF-α産生を亢進させ，上記のように中皮腫細胞での石綿に対する抵抗性獲得を誘導した．実際に，血清中のHMGB1濃度は，石綿暴露作業者において有意に高値を示した（図1）．

このように石綿で培養細胞を刺激する試験管内の実験からは，石綿肺や中皮腫などの石綿関連疾患の発症メカニズムに関する多くの基礎的な知見が得られる．この知見をもとに以下に述べるモデル動物を使った研究や実際に石綿関連疾患患者の病態の解析に進み，これらの知見が本当に石綿関連疾患に関与しているかを判明していくことが重要と思われる．

2　中皮腫の培養細胞株

1）培養がん細胞

培養細胞は，最低限の必須な栄養を含む液体（培養液）にウシ血清を加えて，プラスチック製の培養皿の中で無菌的に育てられる．培養皿は，一定の濃度の二酸化炭素ガスの中で一定温度の培養器の中に置かれ，2〜3日に一度，培養液を取り替えることで細胞を増殖させる．細胞が多くなってきたら，細胞を培養皿から剥がすために，酵素液を使い，剥がした細胞の一部を次の培養皿に移して，再び培養することで細胞を増殖させる（継代培養）．ヒト成人の正常な細胞は，通常は一定期間，培養すると死滅してしまう．がん組織から採取されたがん細胞も，大部分の細胞は死滅するが，一部の細胞は培養液に順応して増殖を始める．増殖してきたがん細胞は，継代培養を繰り返せるようになり，冷凍保存が可能となる．このように安定して増殖するとともに凍結保存ができる細胞は細胞株とよばれる．

がん組織は様々な状態（染色体の質・量あるいは特定の遺伝子変異の有無，生化学的状態など）の細胞が集合しているものであることから，細胞株として均質なものを得るために，がん細胞を一つだけ取り出して，その単一の細胞から増殖させることで，クローン（または亜株）を得ることができる．このクローンは，単一細胞由来なので，染色体や遺伝子の状態や栄養要求などの生化学的状態が一定と推測され，より厳密ながん細胞株となる．このように，がん細胞株は，患者のがん組織に由来し，一定の組成の液体の中で増殖性を有し凍結保存に耐えるものである．さらにクローン化した細胞株では培養条件

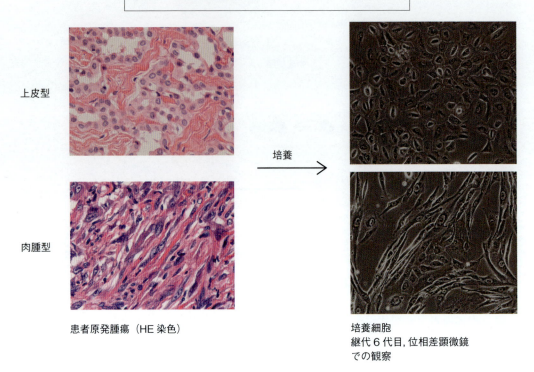

図2　中皮腫からの細胞培養
　上皮型（HE 染色，対物×20）と肉腫型（HE 染色，対物×20）からでは培養細胞の形が異なる．上皮型からは類円形の細胞，肉腫型からは紡錘形の細胞が増殖してくる．

を同じにすれば世界中のどこでも同様の培養が可能であり，大量の細胞が均一に安定して得られることから，さまざまながん研究に使用できる貴重で便利なものである．

2）中皮腫の培養細胞

　中皮腫はきわめて悪性度の高いがんであるが，腫瘍としての進展速度は比較的遅いと考えられている．患者の同意のもとに中皮腫組織を採取して，そこからがん細胞を培養すると，患者の体腔内と同様に培養皿に接着して皿底に広がりながら増殖する．また胸水に浮遊していた中皮腫細胞を培養しても，同様に培養皿に接着して増殖する．患者の中皮腫組織や胸水から，いろいろな培養方法で多くの細胞株がこれまで樹立されてきた[8～11]．中皮腫は，患者の胸腔，腹腔，心嚢腔などの体腔を覆う中皮細胞から発生する腫瘍であり，別項目2で詳細に述べられているように体腔を這うように進展し，もともとあった組織に浸潤していく腫瘍である．

　中皮腫は，その組織を顕微鏡で観察すると上皮型，肉腫型とこれらの両者が混在した二相型に分類される．これまで樹立されてきた中皮腫細胞株もこれらの様々な型の腫瘍から由来していて，培養皿の底で増殖する細胞の形は，由来となる型と相関することが多く，たとえば上皮型中皮腫由来の細胞株は，目玉焼きのような円形であったり，下駄のような長方形であったりして，それぞれが畳を並べたように互いの細胞が肩を寄せ合いながら増殖することが多い（図2）．

　一方，肉腫型は紡錘形の細胞からなることが多く，いろいろな方向を向きながら互いに重なり合いながら秩序に乏しく増殖する（図2）．二相型からも細胞株が樹立されているが，前述したように多くの細胞株はクローン化されているため，上皮型か肉腫型かどちらかに類似しているもののみが得られている（両方の型が混じっている細胞株は樹立が難しい）[8, 9]．たとえば，JMN 細胞は1982年に樹立し報告された細胞株で，腹膜原発の二相型中皮腫の患

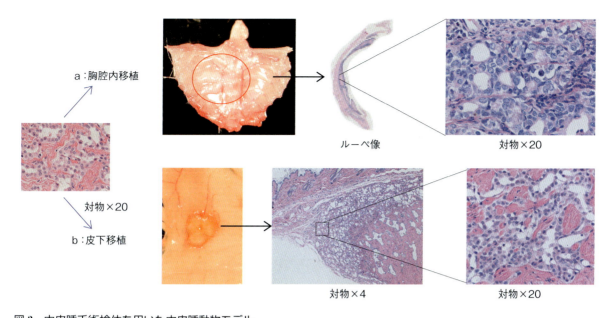

図3 中皮腫手術検体を用いた中皮腫動物モデル
患者（図2）の中皮腫組織（上皮型）をマウスへ同所移植（**a**：胸腔内移植）と異所移植（**b**：皮下移植）し，3カ月後にマウス胸腔（**a**）と皮下組織（**b**）に形成された腫瘍（いずれも上皮型）が観察される．胸腔内では，広がりをもった腫瘍が形成されるが（赤丸），皮下組織では，限局した腫瘤の形成にとどまる．染色はいずれも HE 染色．

者の腹水から得られたものであり，後述するように新しい動物モデルや治療法の開発に役立っている貴重な細胞である[8]．この報告では，細胞株は培養において紡錘形細胞からなり，継代を重ねると紡錘形細胞はさらに細長くなり，重なり合いが強くなった．また，この細胞を免疫不全マウスの皮下に移植して形成された腫瘍では，上皮型や肉腫型の両方ができたと記載されている．ところが，現在，2015年の時点で入手できる JMN 細胞は，紡錘形細胞からなり，免疫不全マウスの皮下や胸腔あるいは腹腔に移植すると肉腫型中皮腫のみが形成され，上皮型は全く認められない．このことは，当初は上皮型の細胞が混在していたものの，継代を続けるうちに，培養状態による選別がかかり，その条件で増殖しやすいものが優勢に増殖していくことで，細胞に様々な変化が加わってきたものと推測される．このように培養細胞株を用いたがん研究においては，最初に樹立されて報告された時とは細胞の性格やふるまい（染色体や遺伝子の構造・状態変化）が異なっている可能性があることを注意し，今，使用している細胞株がどのような状態であるかを確認する必要があることを示している．

3 中皮腫モデル動物の作出

1) 同所移植と異所移植

ヒトがん組織を免疫不全マウスに移植することで，ヒトがん組織・細胞を生体内で観察することが可能である．通常，ヒトがんは，外表から観察しやすいマウス皮下組織に移植し，その後，時間とともに大きくなる腫瘍のサイズを計測する．このモデルを使うと，そのがんの増殖や細胞死に関わる遺伝子や機能分子の解析が可能であり，また新しい抗がん療法の効果を調べることも可能である．しかし，マウス皮下組織にヒトがんがある状態は，患者でいえば皮膚に転移した腫瘍をみていることになるが，がんが発生する場所にヒトがんを移植することで，原発腫瘍と似た状態でヒトがんを観察することが可能となる．たとえば，膵がんであればマウス膵臓に，肝がんであればマウス肝臓に移植する訳である．このような移植を同所移植と呼ぶ．

一方，ヒト膵がんや肝がんをマウス皮下組織に移植することを異所移植と呼ぶ．さて中皮腫の場合は，胃がん，肺がんや乳がんなどの一般的ながんとは，発生部位や組織像が異なるだけでなく，その増殖様式が大きく異なる．中皮腫では腫瘍が体腔表面を這うように進展し，さらに周囲の組織に浸潤することで，胸腔であれば胸壁や肺表面での強い痛みを引き

第Ⅰ章 石綿関連疾患の病理

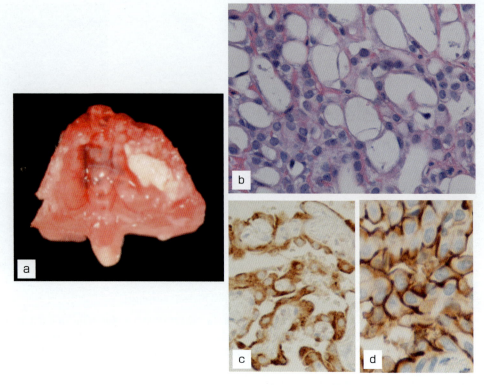

図4 図2の腫瘍から樹立したKMES細胞株の同所移植による中皮腫モデル
 a：マウス胸腔を裏側から観察した．白色から薄いピンク色の腫瘍が胸腔を這うように進展している．
 b：上皮型中皮腫の組織像が再現されている（HE染色．対物×20）．
 c：Calretinin染色陽性像（褐色．対物×20）．
 d：D2-40染色陽性像（褐色．対物×20）．

起こし，さらに進行すると呼吸機能低下を惹起する．このような特徴を持つ中皮腫を研究するには，なるべく患者の状態と近いモデル動物を作ることが重要である[12]．そこで中皮腫患者の同意を得て手術で摘出された腫瘍から小片組織を採取して，免疫不全マウスの胸腔内（同所）と皮下組織（異所）に移植した．移植後3カ月の時点でマウスを解剖して，胸腔内と皮下組織を観察した（図3）．このように胸腔内に同所移植すると腫瘍は一カ所に留まらず，広がって増殖する傾向が認められ，患者の病態に近い像を示す．一方，皮下組織に異所移植した場合には腫瘍は一カ所に腫瘤を形成する．このように同じ腫瘍組織でも移植場所によって進展様式が異なることから，なるべく患者の病態に近いモデルを作って行くことが大事と考える．

2）腫瘍組織の移植と培養細胞株の移植

前述したように患者の中皮腫組織をマウスに移植して疾患モデルを作ることは可能であるが，手術をして組織を採取したときにのみ可能なモデルであり，患者によって，あるいは腫瘍ごとに様々な病態がマウスに再現されると考えられる．また，この場合には図2のような腫瘍を形成するのに3〜6カ月かかるのが通常である．そこで，どこの研究室でも均一な再現性が高いモデルが素早く可能にするのが，中皮腫培養細胞株を用いたモデル動物である．培養細胞株の5万個〜50万個の細胞を免疫不全マウスの胸腔内，腹腔内あるいは皮下組織に移植すると，おおむね3〜6週間で腫瘍が形成される．培養細胞においても細胞株を選別することで，胸腔内への同所移植により再現性高く胸腔に沿って広がる進展方式を伴う中皮腫モデルができる[10, 13, 14]．

二相型中皮腫由来の細胞株であるKMES細胞10万個をマウス右胸腔内に移植して4週後にマウスを解剖した（図4）．胸壁を心臓，肺側からみると胸腔内に中皮腫腫瘍組織が広範囲にわたって進展増殖していることがわかる（図4a）．この進展は移植した右胸腔から胸骨の裏側を進み，移植6週後には左胸腔へ達して両側胸腔内に血性胸水を大量に貯留させる．またこの腫瘍について顕微鏡的観察を行うと

患者の腫瘍組織で観察された上皮型の成分の中皮腫ときわめて類似した組織像を示すことがわかった（図4b）．さらにこの腫瘍組織について，中皮腫のマーカー（別項「中皮腫診断での体腔液細胞診の特徴と考え方」103頁参照）であるcalretininとD2-40について免疫染色を行うと両者ともに陽性であることが明らかとなった（図4c, d）．このように培養細胞株を移植することで中皮腫動物モデルを作出することで，世界中の研究室で均質で安定した再現性高い疾患モデルが利用できることから，多くの培養細胞株がそれぞれの特徴を生かした分子レベルでの中皮腫の研究や新しい治療法の探索に広く利用されている．

4 培養細胞株を用いた中皮腫モデルあるいはモデル動物を用いた診断・治療法の開発

1）培養細胞株を用いた中皮腫の研究と治療法の開発

中皮腫細胞株を用いることで中皮腫の増殖や細胞死の分子機構を解析できることから，多くの研究がなされている．しかし，中皮腫は腫瘍組織も多彩で不均一であり個人差も大きい上，細胞株は樹立する過程でさまざまな要因から選別されることで，もとの腫瘍の一部の細胞（培養に順応できて，増殖能が高いもの）のみが得られると推測される．さらに一つの研究で用いられる細胞株は，数種類に限られてしまうことから，中皮腫全般における基盤となる分子機構を明らかにしていくには困難が多い．

6種類の中皮腫細胞株（上皮型1株，肉腫型1株，二相型4株）を用いて，抗がん剤であるselenite, bortezomib, carboplatin, pemetrexed, doxorubicinとgemcitabineとその様々な組み合わせによる増殖抑制効果を比較した報告がある．その中で，selenite単独では，4種類の細胞株（上皮型1株，二相型3株）では増殖抑制が観察されたが，他の2種類の細胞株（肉腫型1株，二相型1株）では効果がみられなかった．また他の単剤あるいは2種類の併用では，全体的に上皮型の方が，肉腫型よりも抗がん剤への感受性が高い傾向が認められた[15]．このように培養細胞株を用いて中皮腫のがんとしての性質を明らかにし，抗がん剤の開発を行うためには，上皮型，肉腫型，二相型の多種類の細胞株を併用して用いて行うことが望ましく，細胞株で得られた知見は，必ず患者の中皮腫組織において，本当にその知見が正しいかどうかを慎重に確かめて行くことが重要である．

二相型中皮腫由来MSTO-211H細胞株を用いることで，タンパク質の網羅的解析から中皮腫に多く発現しているAHNAK分子が同定された[16]．この分子は，他の中皮腫細胞株7種類すべてにおいて高い発現が確認されたが，正常ヒト中皮細胞では発現がみられなかった．さらに患者の中皮腫組織で調べたところ，上皮型，肉腫型および二相型のいずれの組織型においても発現がみられた．次に試験管の中で細胞が運動するときや細胞外マトリックスに浸潤するときにこのAHNAK分子が積極的に機能していることが，これらの培養細胞株を用いることで明らかとなった．この研究は，中皮腫細胞株に特異的に多く発現している分子をみつけることで，新しいバイオマーカーの発見を行ったものであり，培養細胞を利用することで，その見い出された分子ががん細胞のどのような機能に関係するか，試験管内で探索することを可能にすることを示している．

ここでは多くの例は示せないが，最近，がん研究の中で発見されたマイクロRNA（タンパク質にはならない非コードRNA）が中皮細胞において新しく見い出されたり[17]，中皮腫においてCD26という細胞膜表面分子が高い発現を示し，細胞接着や浸潤に関与していること，さらに抗CD26ヒト化抗体が中皮腫細胞株に対して抗がん効果を示すこと[18]，あるいは細胞内でタンパク質を分解する巨大な酵素複合体であるプロテアゾームの阻害剤が中皮腫細胞株の増殖を阻止すること[19]など，細胞株を利用した中皮腫の研究が蓄積しつつある．

2）モデル動物を用いた中皮腫の研究と診断・治療法の開発

試験管内で培養細胞を使って研究を行うことは，比較的均一な条件の中で生物学的現象を明らかにすることができることから，前述したような機能分子の同定や中皮腫で多く発現している分子の探索にとても有用である．さらに細胞増殖，接着，運動などの細胞の機能を定量的に解析できるのも培養実験の利点である．こうして見い出された分子が，細胞の機能に関わっていることをさらにヒト病態に近い状

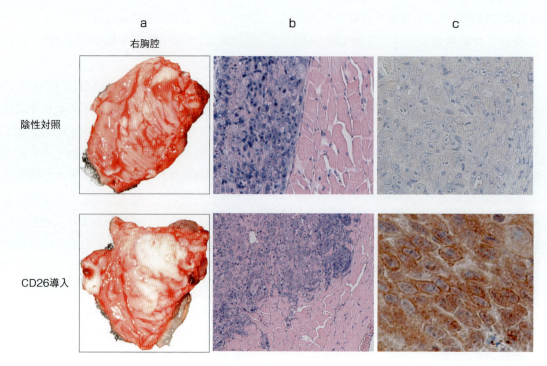

図5　MSTO-211H 細胞による中皮腫モデルを用いた CD-26 の機能解析
　a：CD26 発現がない細胞を移植した場合（陰性対照，上図）と比較して CD26 発現がある場合（下図）では腫瘍の増殖が亢進する．
　b：胸壁の標本では，陰性対照（上図；HE 染色，対物×10）では筋組織との境界が明瞭であるのに対して，CD26 導入群（下図；HE 染色，対物×10）では筋組織への浸潤がみられる．
　c：CD26 発現（褐色）を示す（上図：CD26 免疫染色，対物×20，下図：CD26 免疫染色，対物×20）．

態で観察するために，前述したヒト中皮腫モデル動物が有用となる．中でも培養細胞株を免疫不全マウスへ移植して作出するモデルは，がん細胞とがんの環境を形成する周囲の細胞（血管，間質細胞や免疫担当細胞など）と細胞外マトリックス（細胞と細胞の間に存在して，足場や栄養などを提供する）の相互作用を観察することができる．

　まずは中皮腫の組織型（上皮型，肉腫型）のモデルについて紹介する．上皮型細胞株 STAV-AB と肉腫型細胞株 STAV-FCS を免疫不全マウス皮下組織あるいは腹腔内に移植し，8週後にその腫瘍が解析された．その結果，いずれの細胞株も腫瘍の組織型としては上皮型の像を示したが，肉腫型の方が増殖速度が早かった．しかし，第3番染色体の CGH アレイ解析（comparative genomic hybridization，2色の蛍光色素でラベルした検体を競合的にマイクロアレイ上でハイブリダイズさせてコピー数を比較定量する解析技術）からは，培養細胞では STAV-AB 細胞と STAV-FCS 細胞では，異なるパターンを示したのに対して，マウスに移植した腫瘍では，さらに異なった CGH パターンを示すとともに，2つの細胞株での差異は消失していた[20]．この研究は，培養細胞とモデル動物での細胞を取り巻く環境が異なることが原因で，細胞が増殖とともに腫瘍を形成する過程で，選別される可能性を示唆している．

　次に培養細胞株では観察できない研究として，腫瘍とともに増生する血管についての研究を紹介したい．二相型中皮腫患者さんの血性胸水から EHMES-10 細胞株を樹立された[10]．この細胞を免疫不全マウスの胸腔内に同所移植すると，5週後には血性胸水の貯留とともに胸腔内に腫瘍が広がっていた．腫瘍を顕微鏡で観察すると，腫瘍の中にはいわゆる腫瘍血管（マウス由来）が多く認められた．そこで EHMES-10 細胞における血管内皮細胞の増殖因子である vascular endothelial growth factor（VEGF）とその受容体 VEGFR-2 の発現を調べてみると，VEGF と VEGFR-2 の両方の発現が高いことが判明した．このことは，この中皮腫細胞では，VEGF がオートクライン機構（みずから産生する増殖因子でみずからを増殖させること）で増殖亢進に寄与していることを示す．その後，同じ研究グループは，この VEGF の中和抗体 bevacizumab（VEGF の作用を阻害する抗体）が pemetrexed との併用により中皮腫の抗がん作用を発揮することを報告している[21]．

Imatinibは，受容体型チロシンキナーゼの阻害剤であり，慢性骨髄性白血病の分子標的薬として開発された分子である．阻害できる受容体型チロシンキナーゼとしては，Bcr-Abl，v-abl，c-abl，PDGF受容体およびc-Kitが知られている．このPDGF受容体が中皮腫において発現が多いことから，PDGF受容体陽性のREN細胞株を用いることで，imatinibがgemcitabineとの併用により抗腫瘍効果を示すことが報告された[22]．この研究でREN細胞株には，ルシフェラーゼ（ホタルが発光するための酵素，レポーター遺伝子とよぶ）の発現ベクターを導入しておき，そのルシフェラーゼ陽性REN細胞を免疫不全マウス腹腔に移植後，4週間経過観察する．マウス体内の腫瘍の様子は，あらかじめルシフェリン（ルシフェラーゼの基質でありルシフェリンがATP存在下にアデニレート化されて発光する）を注射してから，それにより発光した腫瘍をマウス体外から検出できる特別な装置を使って観察する．これにより，マウスを生かしたままで，経時的に腫瘍の増大や縮小を観察することができる（生体バイオイメージング）．この実験により，imatinibは単独では抗がん作用は明らかでないが，gemcitabineとの併用によりマウス体内の腫瘍増殖を抑制すること，そのときに中皮腫組織での細胞分裂は抑えられ，細胞死は増加することが判明した．さらにREN細胞株を移植したマウスをそのまま飼育していくと，gemcitabine単独投与と比較してimatinibとgemcitabineの併用投与により，マウスの生存期間は約20日延長した．この研究は，現在，他の疾患で有用な分子標的薬などの抗がん剤においても，中皮腫における同様の分子機構が解明されれば，中皮腫にも応用が可能であることを示唆している．さらにバイオイメージング技術の発達により，ルシフェラーゼなどのレポーター遺伝子を導入可能な培養細胞株をマウスに移植することで，生きたままで腫瘍の動態が観察できるようになり，がんモデル動物研究はさらに発展することが期待される．

5　中皮腫におけるCD26の機能とヒト化抗体を用いた分子標的療法

最後に中皮腫におけるCD26の機能とヒト化抗体を用いた分子標的療法について紹介する．中皮腫症例においては，上皮型の88％にCD26が高発現しているが，肉腫型での発現頻度は低い[23]．このCD26は，Tリンパ球の一部や血管内皮細胞，腎臓近位尿細管上皮などで発現が知られているが，がんにおける機能は不明であった．そこでまず中皮腫におけるCD26の機能を解析したところ，JMN細胞株を用いた検討から，CD26がファイブロネクチンやI型コラーゲンとの接着に関与すること，抗CD26ヒト化モノクローナル抗体により細胞増殖が抑制されることが明らかとなった[18]．このCD26を発現ベクターにより，CD26陰性中皮腫細胞株MSTO-211Hに遺伝子導入して，CD26陽性MSTO-211H細胞を作製し，免疫不全マウス胸腔内に同所移植した．その結果，CD26陽性MSTO-211H移植マウスでは，CD26陰性細胞移植群と比較して胸腔内腫瘍の増大が促進され，移植6週後において腫瘍はより大きく厚くなっていた（図5a，c）．さらに腫瘍を顕微鏡的に観察すると，CD26陰性細胞移植腫瘍では，マウス胸壁筋組織への浸潤は示さず，境界が明瞭であったのに対して，CD26陽性細胞移植腫瘍では，胸壁筋組織に浸潤性の増殖を示した（図5b）．このことは，培養細胞を用いた細胞運動，浸潤の研究では限界があった中皮腫の特徴（胸腔に広がりながら胸壁や肺に浸潤性増殖する）をこのモデルでは再現しうることを示す．CD26陽性MSTO-211H細胞を同所移植するモデルにおいて，抗CD26ヒト化モノクローナル抗体を定期的に腹腔内投与すると，CD26陰性細胞移植群では腫瘍抑制効果はないが，CD26陽性細胞移植群では腫瘍径が1/2以下，腫瘍重量では1/3以下となった[14]．

このようにヒト中皮腫細胞株を用いることで，新たな分子を探索し着目して試験管内で分子・細胞レベルの詳細な研究を行い，さらに細胞株をマウスへ移植することにより疾患に類似した病態を再現するモデル動物を作って，そこであらためて分子の生体内での機能を解析できる．ときにはその分子を標的にした新規の治療法を考案して，その効果や安全性を動物モデルで評価する．このように培養細胞と実験動物を行ったり来たりしながら，中皮腫の研究を進めていくことが新しい診断法や治療法に繋がるものと期待している．最後に，これらの細胞培養株は患者の勇気ある決意と寛容な心に基づいて腫瘍組織

を提供していただいたことで初めて存在するものであり，すでに樹立して40年以上経っているもの，最近，樹立されたものを含めて感謝の念を述べたい．

文献

1) Robinson BW, Rose AH, James A, et al：Alveolitis of pulmonary asbestosis. Bronchoalveolar lavage studies in crocidolite- and chrysotile-exposed individuals. *Chest* **90**：396-402, 1986
2) Rosenthal GJ, Germolec DR, Blazka ME, et al：Asbestos stimulates IL-8 production from human lung epithelial cells. *J Immunol* **153**：3237-3244, 1994
3) Janssen YM, Driscoll KE, Howard B, et al：Asbestos causes translocation of p65 protein and increases NF-κB DNA binding activity in rat lung epithelial and pleural mesothelial cells. *Am J Pathol* **151**：389-401, 1997
4) Goodglick LA, Kane AB：Role of reactive oxygen metabolites in crocidolite asbestos toxicity to mouse macrophages. *Cancer Res* **46**：5558-5566, 1986
5) Janssen YM, Heintz NH, Mossman BT：Induction of c-fos and c-jun proto-oncogene expression by asbestos is ameliorated by N-acetyl-L-cysteine in mesothelial cells. *Cancer Res* **55**：2085-2089, 1995
6) Yang H, Bocchetta M, Kroczynska B, et al：TNF-alpha inhibits asbestos-induced cytotoxicity via a NF-κB-dependent pathway, a possible mechanism for asbestos-induced oncogenesis. *Proc Natl Acad Sci USA* **103**：10397-10402, 2006
7) Yang H, Rivera Z, Jube S, et al：Programmed necrosis induced by asbestos in human mesothelial cells causes high-mobility group box 1 protein release and resultant inflammation. *Proc Natl Acad Sci USA* **107**：12611-12616, 2010
8) Behbehani AM, Hunter WJ, Chapman AL, et al：Studies of a human mesothelioma. *Hum Pathol* **13**：862-866, 1982
9) Bepler G, Koehler A, Kiefer P, et al：Characterization of the state of differentiation of six newly established human non-small-cell lung cancer cell lines. *Differentiation* **37**：158-171, 1988
10) Nakataki E, Yano S, Matsumori Y, et al：Novel orthotopic implantation model of human malignant pleural mesothelioma（EHMES-10 cells）highly expressing vascular endothelial growth factor and its receptor. *Cancer Sci* **97**：183-191, 2006
11) Relan V, Morrison L, Parsonson K, et al：Phenotypes and karyotypes of human malignant mesothelioma cell lines. *PLoS One* **8**：e58132, 2013
12) Colt HG, Astoul P, Wang X, et al：Clinical course of human epithelial-type malignant pleural mesothelioma replicated in an orthotopic-transplant nude mouse model. *Anticancer Res* **16**：633-639, 1996
13) Nayak TK, Bernardo M, Milenic DE, et al：Orthotopic pleural mesothelioma in mice：SPECT/CT and MR imaging with HER1- and HER2-targeted radiolabeled antibodies. *Radiology* **267**：173-182, 2013
14) Yamada K, Hayashi M, Madokoro H, et al：Nuclear localization of CD26 induced by a humanized monoclonal antibody inhibits tumor cell growth by modulating of POLR2A transcription. *PLoS One* **8**：e62304, 2013
15) Szulkin A, Nilsonne G, Mundt F, et al：Variation in drug sensitivity of malignant mesothelioma cell lines with substantial effects of selenite and bortezomib, highlights need for individualized therapy. *PLoS One* **8**：e65903, 2013
16) Sudo H, Tsuji AB, Sugyo A, et al：AHNAK is highly expressed and plays a key role in cell migration and invasion in mesothelioma. *Int J Oncol* **44**：530-538, 2014
17) Wright CM, Kirschner MB, Cheng YY, et al：Long non coding RNAs（lncRNAs）are dysregulated in Malignant Pleural Mesothelioma（MPM）. *PLoS One* **8**：e70940, 2013
18) Inamoto T, Yamada T, Ohnuma K, et al：Humanized anti-CD26 monoclonal antibody as a treatment for malignant mesothelioma tumors. *Clin Cancer Res* **13**：4191-4200, 2007
19) Gordon GJ, Mani M, Maulik G, et al：Preclinical studies of the proteasome inhibitor bortezomib in malignant pleural mesothelioma. *Cancer Chemother Pharmacol* **61**：549-558, 2008
20) Darai-Ramqvist E, Nilsonne G, Flores-Staino C, et al：Microenvironment-Dependent Phenotypic Changes in a SCID Mouse Model for Malignant Mesothelioma. *Front Oncol* **3**：203, 2013
21) Li Q, Yano S, Ogino H, et al：The therapeutic efficacy of anti vascular endothelial growth factor antibody, bevacizumab, and pemetrexed against orthotopically implanted human pleural mesothelioma cells in severe combined immunodeficient mice. *Clin Cancer Res* **13**：5918-5925, 2007
22) Bertino P, Piccardi F, Porta C, et al：Imatinib mesylate enhances therapeutic effects of gemcitabine in human malignant mesothelioma xenografts. *Clin Cancer Res* **14**：541-548, 2008
23) Amatya VJ, Takeshima Y, Kushitani K, et al：Overexpression of CD26/DPPIV in mesothelioma tissue and mesothelioma cell lines. *Oncol Rep* **26**：1369-1375, 2011

第 I 章 石綿関連疾患の病理

中皮腫の病理

通常型中皮腫の病理

武島　幸男　　櫛谷　桂　　Amatya V. Jeet　　井内　康輝

 はじめに

日本では過去の大量のアスベストの輸入・使用によるアスベスト線維への曝露により，中皮腫の経年的な増加傾向が示されている．人口動態統計における中皮腫死亡者は，1995年500名にすぎなかったが，2013年には1,400名（男性1,121名，女性289名）となっている．疫学的にこの増加傾向は少なくとも今後20～30年以上続くことが想定されている．これに従い，一般の臨床医，病理医が，中皮腫の診療・診断に関わる機会も多くなることは容易に想像される．しかしながら，中皮腫の病理診断は，単に形態学的な検討のみならず，適切な抗体を用いた免疫組織化学的染色，遺伝子学的変異の証明などが要求されることがあり，一般の病理検査室での診断が困難な場合がある．また，労災法，救済法で申請される症例の中には「中皮腫」と病理診断されているにもかかわらず，様々な理由から中皮腫であると認定できない例も存在することから，正確な病理診断の根拠が求められる．

本稿では，中皮腫の肉眼像，組織像を中心にその多様性を示すとともに，今後，明確にすべき病理診断上の問題点について述べる．なお，免疫組織化学的染色やFISH法を用いた中皮腫の確定診断については，後の項で詳細が記載されているのでここでは最小限にとどめる．

 1　発生部位

中皮腫は中皮細胞に由来する悪性腫瘍であることから，発生部位は胸膜，腹膜，心膜，精巣鞘膜の4カ所に発生する．縦隔発生や肺実質内発生の報告例が散見されるが，これは胸膜や心膜の中皮腫が縦隔へ波及したものと考えられる．2003～2008年に中皮腫で死亡したと確定された929例の検討では，発生部位別の頻度は胸膜794例（85.5％），腹膜123例（13.2％），心膜7例（0.8％），精巣鞘膜5例（0.5％）と，胸膜発生例が圧倒的で，心膜例や精巣鞘膜例は例外的である[1]．

 2　肉眼的特徴

WHO, 2004による分類では，びまん型diffuse typeと限局型localized typeである[2]．

びまん型は，早期例では胸水貯留などで発見され，胸腔鏡による観察では，壁側胸膜に小腫瘤が散見される場合や（図1），混濁・肥厚した肉眼像として観察される（図2）．腫瘍は次第に増大，癒合し，進行すると肺を囲繞した増殖パターンをとる（図3，4）．なお，図5のように，病変の進展とともに末梢肺に粟粒結核を思わせる進展，転移形式をとるものが稀に存在する．心膜においても同様のパターンを示すことが多い（図6）．腹膜では，腹膜表面に結節状，乳頭状の多発性腫瘤を形成し，進行とともに腸管は腫瘍性に癒着して腸閉塞を来す．著明な腹水貯留を示すこともある．また，腫瘍浸潤により大網は短縮して，画像的ないわゆる"omental cake"の像を呈する（図7）．精巣鞘膜の経験例の経験は少ないが，陰嚢水腫や陰嚢腫瘤として発見され，精巣鞘膜に沿うびまん型の場合（図8）と限局型の場合がある[3]．また，特にアスベストへの職業性曝露の証明される例では，胸膜プラークや良性石綿胸水，石綿肺などが背景病変として確認されることがある．

限局型localized typeは，WHO, 2004では，"A rare tumour that grossly appears as a distinctly

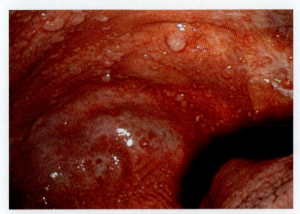

図1 壁側胸膜の早期中皮腫の胸腔鏡による観察像
乳灰白色の小腫瘤の多発をみる．胸水は血性である．

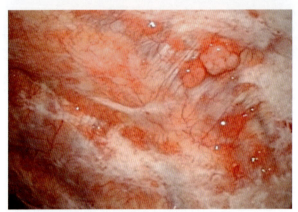

図2 壁側胸膜の早期中皮腫の胸腔鏡による観察像
混濁，肥厚した壁側胸膜と多発性小腫瘤の形成．

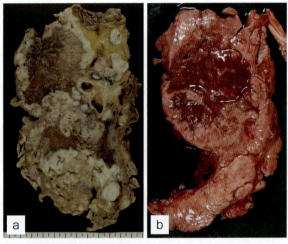

図3 胸膜中皮腫の肉眼像（剖検例）
肺を囲繞した腫瘍の増殖をみる．肺内転移像を伴う．
a：高齢男性例．
b：中年女性例．

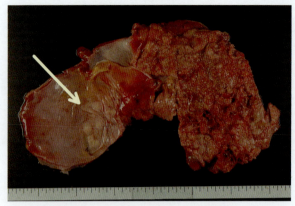

図4 胸膜中皮腫の肉眼像（横隔膜）（剖検例）
右横隔膜にびまん性に浸潤する腫瘍組織をみる．左横隔膜には胸膜プラークをみる（矢印）．

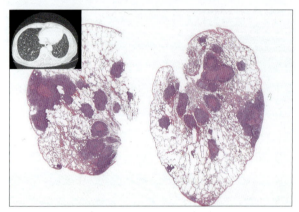

図5 肺内に粟粒結核状に進展した中皮腫例
胸部CT検査では粟粒結核像を呈する（挿入図）．腫瘍のルーペ像では大小の散布性転移像をみる．

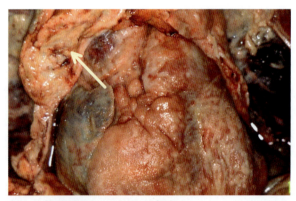

図6 心膜中皮腫の肉眼像（剖検例）
心外膜表面に沿たて腫瘍の進展を認める．矢印には腫瘤形成を示す．

localized nodular lesion without gross or microscopic evidence of diffuse pleural spread, but with the microscopic, histochemical, immunohistochemical and ultrastructural features of diffuse malignant mesothelioma" と定義されている[2]．一般的に，びまん型と比較して予後が良い傾向を示すことが多い．再発する場合は，びまん性の再発パターンでなく，限局した結節として再発することが多い（図9，10）．通常，単発で周囲組織への浸潤傾向が乏しいものを指すが，限局化した結節が2, 3個（複数）存在する場合もびまん型と比

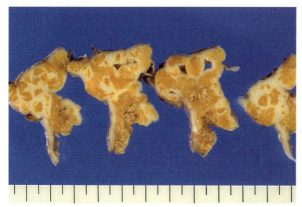

図7　腹膜中皮腫の割面肉眼像（剖検例）
　腫瘍は大網に進展して，大網は短縮，腫瘤状となっている．脂肪隔壁に沿った浸潤も認める．

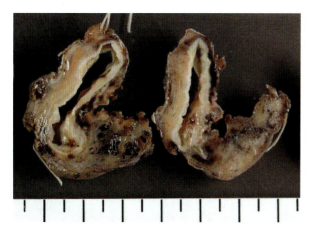

図8　精巣鞘膜中皮腫の肉眼像（手術剤材料）
　精巣鞘膜のびまん性肥厚を認める．腫瘤形成は目立たない．

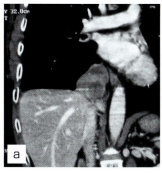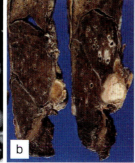

図9　限局型中皮腫の画像所見と肉眼像
　a：右縦隔横隔膜角に腫瘤の存在をみる．
　b：腫瘤は周囲を圧排性に増殖している．

較すると比較的予後は良い傾向がある．また，単発でありながら，胸壁などの軟部組織を破壊しつつ浸潤性に増殖する例もある．これらをどのように扱うかについてはコンセンサスが得られていない[4]．また，"良性中皮腫"benign mesothelioma などの名称でかつて呼称された（solitary）fibrous tumor は中皮腫細胞に由来した腫瘍ではないので，混同しない

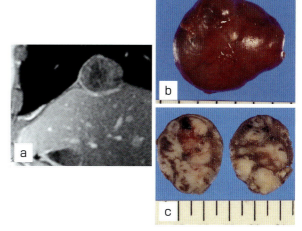

図10　限局型中皮腫の再発例の画像所見と肉眼像（図9例の再発）
　a：右縦隔横上に腫瘤の存在をみる．周囲との境界は明瞭である．
　b：腫瘤は限局性増殖を示し，外科的に核出された．
　c：割面では出血・壊死を伴う．

ほうがよいが，いまだこの term を用いている文献もあるので注意が必要である（図11）．

3　組織学的特徴

　中皮腫はきわめて多彩な組織像を呈するが，従来から，上皮型（epithelioid type），肉腫型（sarcomatoid type），二相型（biphasic type），線維形成型（desmoplastic type）の4つのタイプに分けられる．WHO, 2004[2]，肺癌取扱い規約第7版[5]，iMig 2012 update[6] もいずれも同様の分類を行っている．その頻度は，上皮型，二相型，肉腫型，線維形成型の順に多い．われわれが行った中皮腫死亡例の病理診断の再検討研究における各亜型の頻度（全発生部位を含む）は，上皮型137例，二相型30例，肉腫型43例，線維形成型4例であった[7]．材料が大きく検索標本数の枚数が多くなると，上皮型あるいは肉腫型成分の検出率が高くなり，二相型の比率が高くなる傾向がある．また，組織亜型の比率は，原発部位によって異なっており，腹膜や精巣鞘膜では，上皮型の比率が圧倒的に高い[8]．以下に肺癌取扱い規約における定義を示す[5]（表1）．

1）上皮型中皮腫

　定義：異型的な上皮様の中皮細胞の腺管，腺房，乳頭状構造あるいはシート状構造からなる[5]．
　iMig 2012 update に記載されているように[6]，上

表1　中皮腫の組織分類

WHO2004の分類*	肺癌取扱い規約分類の2010**	iMig2012の分類***
Epithelioid mesothelioma	上皮型中皮腫	Epithelioid mesothelioma
Sarcomatoid mesothelioma	肉腫型中皮腫	Sarcomatoid mesothelioma
Desmoplastic mesothelioma	線維形成性中皮腫	Desmoplastic
Biphasic mesothelioma	二相型中皮腫	Biphasic/mixed
	その他	

*文献1より
**文献5より
***文献6より

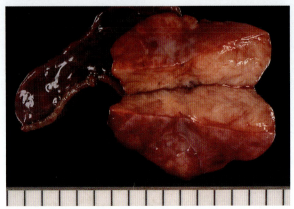

図11　臓側胸膜の孤立性線維性腫瘍の肉眼像
腫瘍は増速胸膜から発生し，胸腔方向へ突出して増殖する．
割面では線維性成分が豊富である．

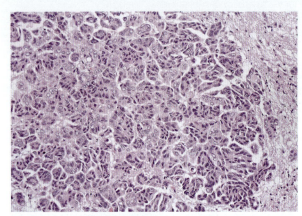

図13　上皮型中皮腫の組織像
微小乳頭状パターン（Micropapillary pattern）（HE染色，対物×10）．

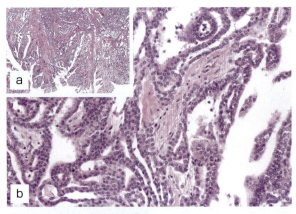

図12　上皮型中皮腫の組織像
乳頭腺管状パターン（papillotubular pattern）．
a：HE染色，弱拡大像．
b：HE染色，中拡大像．

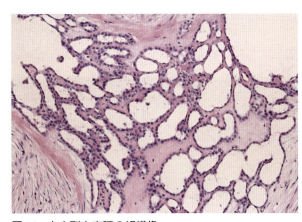

図14　上皮型中皮腫の組織像
腺管状パターン（tubular/acinar pattern）（HE染色，対物×10）．

皮型中皮腫はきわめて多彩な形態像を呈すことが記載されており，tubulopapillary（図12），micropapillary（図13），trabecular，acinar（図14），adenomatoid（図15），solid（図16），clear cell（図17），deciduoid（図18），adenoid cystic，signet ring cell，small cell，rhabdoid，pleomorpihic（図19）等の亜型が，単独で，あるいは種々の割合で混在して増殖する．これらのパターンは組織学的な所見・コメントに記載することが推奨されている．このような組織像の多様さから中皮腫以外の各種の癌腫との鑑別が大きな問題となる．したがって，確定診断のためには，免疫組織化学的染色が必須であるが，詳細は，鑑別診断の項および，大林総説を参考にされたい．腫瘍の背景にコロイド鉄で証明されるヒアルロン酸が大量に存在する場合があるが（図20），ほとんど証明され

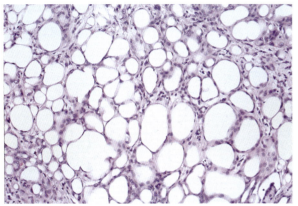

図15 上皮型中皮腫の組織像
微少囊胞状パターン（microcystic pattern）（HE染色，対物×10）．

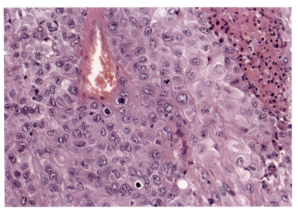

図16 上皮型中皮腫の組織像
充実性パターン（solid pattern）（HE染色，対物×20）．

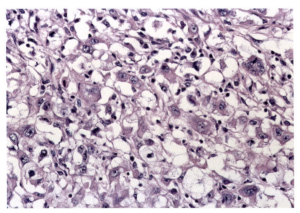

図17 上皮型中皮腫の組織像
明細胞性（clear cell type）．胞体内にグリコーゲンの目立つもの．脂肪滴が多く存在する場合もある（HE染色，対物×20）．

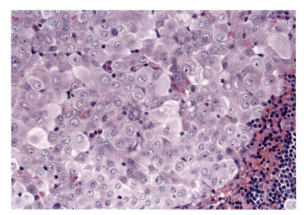

図18 上皮型中皮腫の組織像
脱落膜様（deciduoid pattern）（HE染色，対物×10）．

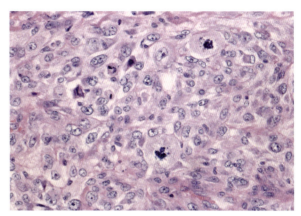

図19 上皮型中皮腫の組織像
多形細胞型（pleomorphic type）（HE染色，対物×20）．

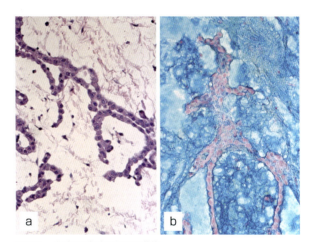

図20 上皮型中皮腫の組織像
a：背景に豊富な粘液を産生するもの（HE染色，対物×20）．
b：コロイド鉄では多くのヒアルロン酸産生が証明される（コロイド染色，対物×20）．

ない例も存在することに注意が必要である．

2）肉腫型中皮腫

定義：線維肉腫あるいは悪性線維性組織球腫に似た紡錘形肉腫の像のみからなる[5]．

いわゆる紡錘細胞形肉腫 spindle cell sarcoma の形態をとる例であり，形態像のみからは診断が困難なことが多い（図21〜23）．しかし，その広がりは通常，壁側胸膜あるいは臓側胸膜に沿って増殖す

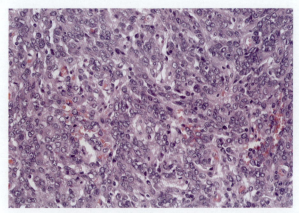

図21　肉腫型中皮腫の組織像
　　　異型紡錘形，多角形細胞の錯綜性増殖（HE染色，対物×20）．

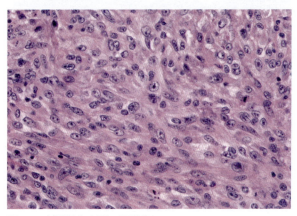

図22　肉腫型中皮腫の組織像
　　　異型紡錘形，多角形細胞の錯綜性増殖．核小体が目立つ（HE染色，対物×20）．

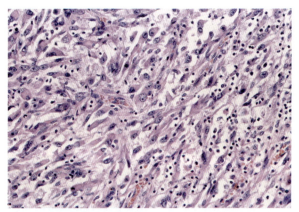

図23　肉腫型中皮腫の組織像
　　　異型紡錘形，多角形細胞の錯綜性増殖．若干，胞体が好酸性を示す．背景には炎症細胞浸潤が目立つ（HE染色，対物×20）．

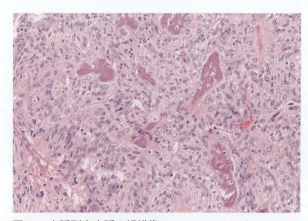

図24　肉腫型中皮腫の組織像
　　　骨形成を伴う（HE染色，対物×20）．

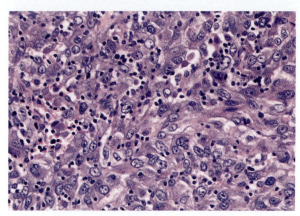

図25　肉腫型中皮腫の組織像
　　　リンパ組織球型 lymphohistiocytoid type（HE染色，対物×20）．
　　　上皮型の亜型とする立場もある．

るパターンか，多結節状の増殖パターンを示す場合が多い．腹膜や精巣鞘膜での発生は少ない．異所性成分として軟骨肉腫や骨肉腫（図24），ときに横紋筋肉腫への分化を示す例が存在する．一般に上皮型中皮腫と比較すると，化学療法に対する反応性は低く，予後の悪い例が多い．リンパ組織球中皮腫 lymphohistiocytoid mesothelioma（図25）は，iMig, 2012 update の分類では肉腫型中皮腫の範疇に入れられているが，生物学的な特性は上皮型のそれに類似するので上皮型の亜型とすべきであるとの報告もある[9]．

3）線維形成型中皮腫

定義：密な線維性間質が優位（50％以上）の肉腫型中皮腫で，軽度な異型を示す核を持つ細胞からなる裂隙様構造を散在性に認める[5]．

　胸壁に沿って浸潤し，胸郭，肺実質の著明な収縮を伴うことが多い．丹念な検索により細胞密度が高いいわゆる肉腫様の形態を示す部分を見い出せば診断は比較的容易であるが，細胞密度の低い部分のみが得られた場合は，診断に難渋する場合がある．通常は，胸壁への expansile growth pattern や核分裂像，壊死等に注目して診断する（図26, 27）．鑑別

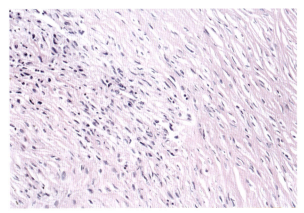

図26　線維形成型中皮腫
豊富な膠原線維の増生を伴う．細胞密度の高い部位も存在する（左側）（HE染色，対物×20）．

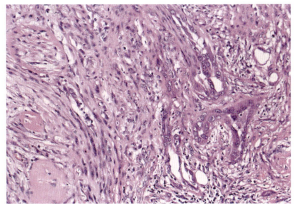

図28　二相型中皮腫の組織像
腺管を形成する上皮型成分と，異型紡錘形細胞の増殖よりなる肉腫型成分の混在よりなる（HE染色，対物×20）．

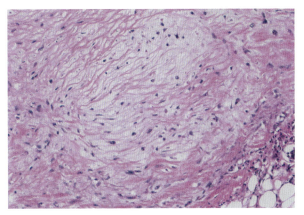

図27　線維形成型中皮腫
腫瘍の深部では軟部組織へのexpansile growth patternを呈する（HE染色，対物×20）．

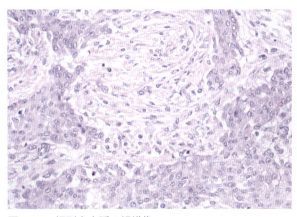

図29　二相型中皮腫の組織像
充実性胞巣を形成する上皮型成分と，異型紡錘形細胞の増殖よりなる肉腫型成分の混在よりなる（HE染色，対物×20）．

として最も問題となるのは線維性胸膜炎であるが，これは鑑別診断の項で述べる．

4) 二相型中皮腫

定義：上皮型中皮腫と肉腫型中皮腫の混在からなり，それぞれが腫瘍の少なくとも10％を占める[5]．

上皮型中皮腫の成分と肉腫型中皮腫の成分が，混在して（図28，29），あるいは，相接して（図30）増殖する場合の2つが存在する．しばしば問題となるのは図31のように上皮型中皮腫の背景にdesmoplasiaを示す非腫瘍性間質成分が増生する場合であるが，この間質成分の核異型は低く，MIB-1でみた増殖能も低いことが多い．

4　鑑別診断

前述のように，中皮腫の組織亜型の多様性や発生部位による組織亜型の頻度の差違，各体腔周辺組織臓器から発生する腫瘍の多様性から，中皮腫と鑑別

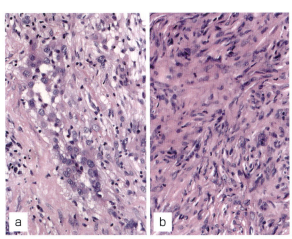

図30　二相型中皮腫の組織像
腺管を形成する上皮型成分（a：HE染色，対物×20）と，異型紡錘形細胞の増殖よりなる肉腫型成分（b：HE染色，対物×20）が別個に存在する例．

すべき疾患は多岐にわたる．したがって，各体腔に近接した臓器に発生する種々の病変を中心に免疫組織化学的な検索を加えて鑑別診断するのが通常であ

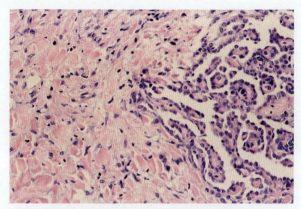

図31 線維形成の顕著な上皮型中皮腫の組織像
右の成分は反応性成分であり，腫瘍成分でない（HE染色，対物×10）．

表2 中皮腫の組織学的亜型と組織学的パターン*

Epithelioid mesothelioma
Tubulopapillary
Micropapillary
Acinar
Adenomatoid
Solid
Clear cell
Deciduoid
Adenoid cystic
Signet ring cell
Small cell
Rhabdoid
Pleomorphic
Sarcomatoid mesothelioma
Conventional, spindle cell
Desmoplastic
Heterologous dfifferentiation
Lymphohistiocytoid
Biphasic/mixed

*文献6より

る．免疫組織化学的染色に関する知見の詳細は後の稿に詳しく述べられているので，比較的誤った判断をしやすい疾患を中心に鑑別のポイントを述べたい．

1）肺腺癌

胸膜に腫瘍が進展し，胸膜に沿った増殖，いわゆる，偽中皮腫様増殖のパターンを示す場合問題になることがある．また，肺実質に進展し，肺胞上皮置換性増殖パターン（lepidic growth pattern）を示す場合，診断に苦慮する場合がある．鑑別には免疫組織化学的染色が有用であり，通常，中皮腫では，カルレチニン，D2-40，WT1に陽性を示す一方（図32），肺腺癌で高率に陽性となる，CEA，TTF-1，Napsin A，SP-Aには陰性である[10, 11]．

2）肺扁平上皮癌

明瞭な角化傾向を示す癌腫の場合余り問題とならないが，角化傾向が乏しく，低分化な扁平上皮癌の場合問題となる場合がある．また，図33に示すように，中皮腫の一部分像として扁平上皮化生が出現する例が稀ながら存在することに留意が必要である．免疫組織化学的には，カルレチニン，D2-40は約半数の例で肺扁平上皮癌に陽性となるとされており，陽性マーカーとしてはWT1の核陽性所見が重要である．一方，肺扁平上皮癌では，p63，p40，MOC-31，BerEP-4の陽性率が高く，これらを組み合わせて判定する．肺扁平上皮癌ではWT1は細胞質に陽性となる例が存在するが，核に陽性となる例はきわめて少ない（図34）．

3）肺肉腫様癌

上皮型中皮腫成分，あるいは，癌腫成分（腺癌，扁平上皮癌など）が証明される場合の診断は比較的容易であるが，紡錘形細胞，多形細胞のみよりなる場合，診断上の問題となる．われわれの検討ではD2-40の染色性が肉腫型中皮腫でより高率であることを報告したが[12]，肺肉腫様癌でも，カルレチニン，WT1などのいわゆる中皮細胞系マーカーが比較的高率に陽性となることから，現状では両者の鑑別は，病変の主座が肺実質か胸膜かで判断せざるを得ない．今後の課題の一つである．

4）卵巣・卵管・腹膜発生漿液性腺癌

卵巣・卵管・腹膜に原発した漿液性腺癌が腹膜に広範に広がった場合，腹膜上皮型中皮腫との鑑別が問題となることがある．形態学的には，表3に示すような差違があるとされるが，実際には鑑別が困難な場合がある．われわれの中皮腫死亡例の検討において，最も多く診断に疑義のあった例は本例である．中皮腫の陽性マーカーとして，カルレチニン，D2-40を，陰性マーカーとしてER，PgR，BerEP-4，MOC31を組み合わせて診断すると鑑別しや

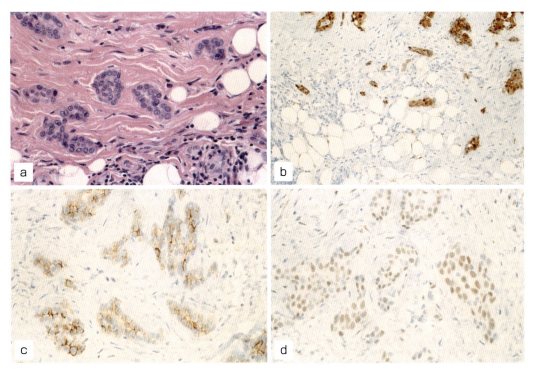

図32　上皮型中皮腫の免疫組織化学的染色組織像
　　　a：小腺管状を呈する（HE染色，対物×20）.
　　　b：Calretinin：核，細胞質に陽性を示す（免疫染色，対物×20）.
　　　c：D2-40：細胞膜に陽性を示す（免疫染色，対物×20）.
　　　d：WT1：核に陽性を示す（免疫染色，対物×20）.

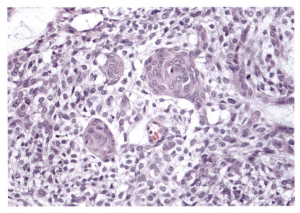

図33　扁平上皮への分化を示す上皮型中皮腫の組織像
　　　まれに扁平上皮への分化がみられるの症例があるので注意が必要である（HE染色，対物×20）.

すい[13]．ただし，WT1は漿液性腺癌にも高率に核に陽性となるので，両者の鑑別には用いることができない[3,13]．また，PAX8は高率に漿液性腺癌に陽性となる[14]（図35）.

5）反応性中皮細胞過形成

　胸膜では種々の原因に伴う胸膜炎，ブラの破綻部位，癌腫の胸膜進展など，腹膜では，腹膜炎や子宮内膜症，腸管のヘルニアなどに伴って，しばしば中皮細胞が増生して中皮腫との鑑別が困難な場合が存在する．通常中皮腫では，EMA，Glut-1，IMP3，CD146が陽性となり，MIB-1の標識率も10％を超える場合が多い．また，デスミンは中皮腫での発現が低下，消失することが多く，鑑別診断に応用可能である[15]．最近，p16遺伝子のHDの有無を検討することによって，両者の鑑別に応用可能であるとする報告が相次いでいる[16]．詳細は著者らの総説[17]や別稿を参照にされたい．

6）線維形成型中皮腫と線維性（器質化）胸膜炎の鑑別

　胸膜病変でしばしば鑑別が問題となり，われわれの施設へ寄せられるコンサルテーション症例の中で最も比率の高い疾患である．両者の鑑別は表4のようにまとめられるが，両者の鑑別は，いわゆる層形成zonationの有無に要約される（図36）．しかし，胸膜の全層が得られていない場合，特に胸膜表層のみの検体で判定を行うと診断を誤る可能性がある．また，線維形成性中皮腫に胸膜炎が重層する場合があることも留意すべきである[6,17]．したがって，正

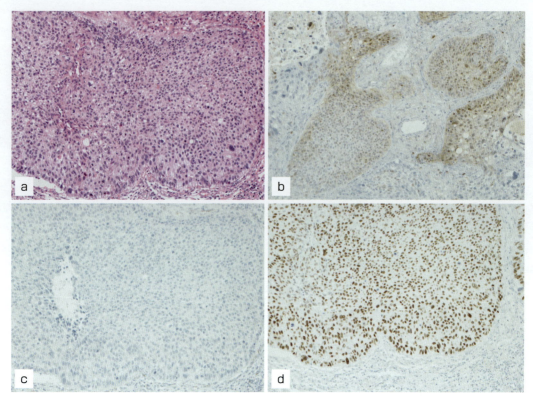

図34 肺扁平上皮癌における各種マーカーの発現パターン
　a：低分化型扁平上皮癌（HE染色，対物×10）．
　b：Calretinin：核に陽性である（免疫染色，対物×10）．
　c：WT1は陰性である（免疫染色，対物×10）．
　d：p40は核に陽性である（免疫染色，対物×10）．

表3　腹膜上皮型中皮腫と卵巣漿液性腺癌の形態学的比較*

	腹膜上皮型中皮腫	卵巣漿液性腺癌
腫瘍細胞からなる乳頭状構造	まれ	しばしば
硝子化した間質性の芯を伴う乳頭状構造	しばしば	まれ
裂隙様構造	まれ	しばしば
石灰化小体	まれ	しばしば
好酸性胞体	典型的	まれ
核異型	軽度から中等度	通常高度
核分裂像	まれ	しばしば

*文献8を改変

確な診断には，臨床医に脂肪織を含めた全層性の生検を依頼することが重要である．なお，線維形成性中皮腫においても*p16 gene*のHDがほとんどの例で証明されるとの報告があり，今後の普及が望まれるところである[18]．

7）滑膜肉腫

単相型あるいは二相型滑膜肉腫が鑑別にあがることがある．胸膜・肺で結節状に増殖することが多い

が，胸膜に沿った増殖を呈する場合がある．免疫組織化学的にはbcl-2，TLE1，EMAが陽性となることが多い（図37）．確定診断には特異的な染色体相互転座t（X：18），融合遺伝子*SS18-SSX*の証明が重要である．

5　今後の病理診断の問題点

1）Mesothelioma *in situ*の取扱い

早期中皮腫診断の項で詳細が述べられているが，

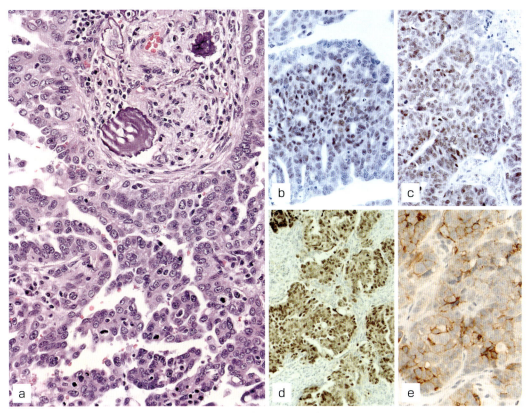

図35 腹膜に浸潤した漿液性腺癌の組織像と各種マーカーの発現
- **a**：Psammoma bodies を伴いつつ乳頭状に増殖する（HE 染色，対物×20）．
- **b**：WT1 は核に陽性を示す（免疫染色，対物×10）．
- **c**：ER は核に陽性を示す（免疫染色，対物×10）．
- **d**：PAX8 は核に陽性を示す（免疫染色，対物×10）．
- **e**：Claudin-4 は細胞膜に陽性を示す（免疫染色，対物×20）．

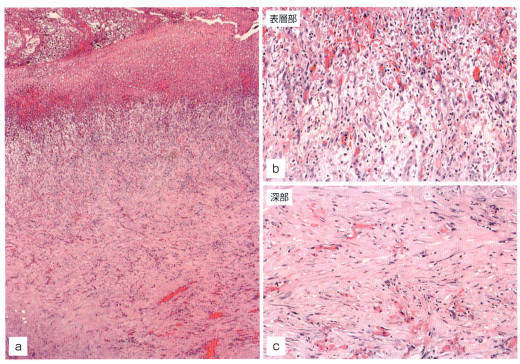

図36 線維性胸膜炎の組織像
- **a**：いわゆる層形成を示す（HE 染色，対物×4）．
- **b**：表層部では構成細胞の異型を伴う．胸腔内に向かって垂直に増生する毛細血管の存在も特徴である（HE 染色，対物×10）．
- **c**：深部では細胞密度が低く，横走する膠原線維増生を伴う（HE 染色，対物×10）．

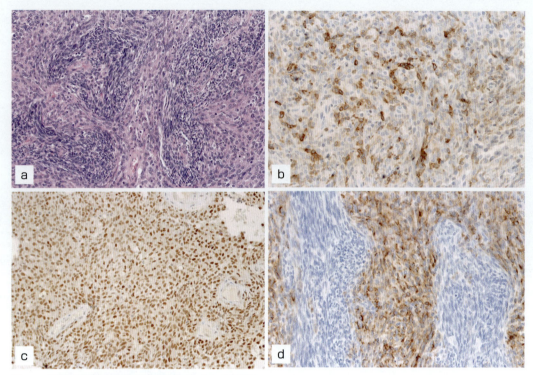

図37 肺滑膜肉腫の組織像と各種マーカーの発現
　a：異型多角形細胞と異型紡錘形細胞の二相性増殖を示す（HE染色，対物×10）．
　b：bcl-2は半数の腫瘍細胞の細胞質に陽性である（免疫染色，対物×10）．
　c：TLE1は腫瘍細胞の核に陽性である（免疫染色，対物×10）．
　d：EMAは上皮様成分により陽性度が高い（免疫染色，対物×10）．

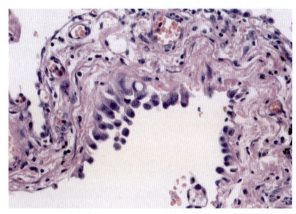

図38 Mesothelioma *in situ* の組織像
異型中皮細胞の非浸潤性増殖部分である．これより別の部位に明瞭な浸潤を示す上皮型中皮腫が存在する（HE染色，対物×20）．

胸膜生検等で，異型中皮細胞が，間質への明瞭な浸潤を示さずに増殖する場合がある．胸膜全体を検索して明らかな浸潤性の上皮型中皮腫が存在し，上記のような形態像を示す場合，mesothelioma in situと呼ぶ．Hwang Hらは，同様の症例の浸潤部と in situ 病変の *p16 gene* のホモ接合性の欠失（homozygous deletion；HD）をFISHを用いて検討し，浸潤部で *p16 gene* のHDが証明される例では in situ 病変でも証明される場合がほとんどであり，臨床的に中皮腫とみなすことのできる例では追加生検を行うことなく，上皮型中皮腫と診断が可能であることを述べた[19]．この事実は，従来，浸潤，特に脂肪組織や肺実質などへの明瞭な浸潤がなければ，いわゆる，"atypical mesothelial proliferation"と診断せざるを得ず，中皮腫として十分な治療に踏み切れなかった考え方を大きく変えるものであり，中皮腫の早期診断のきわめて有用な診断手法として注目される．また，この知見は胸水や腹水などの腔水細胞診検体にも応用が可能である[20]．ただし，HDの証明された例は胸膜5/11，腹膜1/7と，特に腹膜例では低率である点には留意が必要である．すなわち，HDがない場合，中皮腫を否定する根拠にはならないので，臨床的な情報や各種免疫組織化学的染色結果を総合的に加味して最終診断すべきである．図38には高齢女性の気胸により発見されたmesothelioma *in situ* を示す．この例では，ブラの切除術部胸膜表面に異型中皮細胞の被覆がみられ，反応性病変との鑑別が問題となったが，*p16 gene* のHDが証明された例である．通常，中皮腫細胞は，EMA

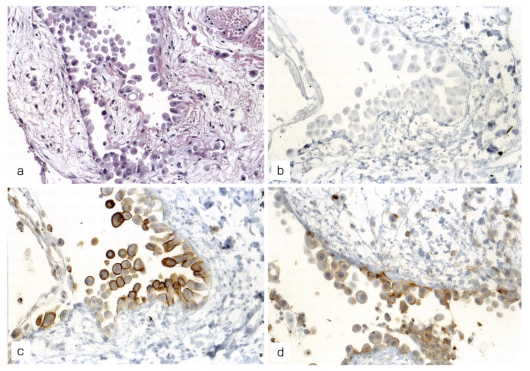

図39 Mesothelioma *in situ* の組織像と免疫組織化学的染色像
　a：異型中皮細胞の非浸潤性増殖を示す（HE 染色，対物×20）．
　b：デスミン陰性である（免疫染色，対物×20）．
　c：EMA は細胞膜に陽性である（免疫染色，対物×20）．
　d：GLUT-1 は細胞膜に陽性である（免疫染色，対物×20）．

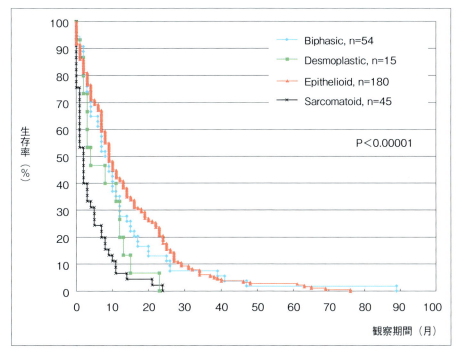

図40 2004～2008年中皮腫死亡例（病理学的確定例）の組織型別生存率曲線
　　　　上皮型の生存期間が最も高い．

細胞膜陽性，デスミン陰性，Glut-1 陽性（図39），CD146 陽性となることが多い．

2）通常型中皮腫の亜型決定のための中央診断の必要性

　中皮腫の組織亜型の分類は，予後推定や治療の観点から非常に重要である[21]（図40，41）．しかし，

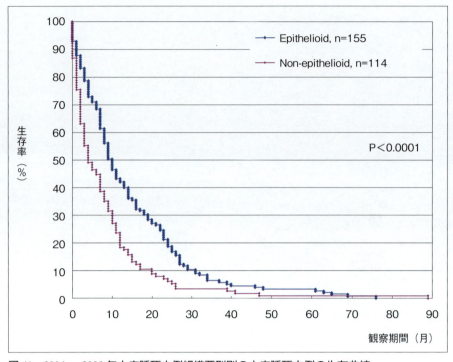

図41　2004〜2008年中皮腫死亡例組織亜型別の中皮腫死亡例の生存曲線
　　　上皮型の生存期間非上皮型より長い．

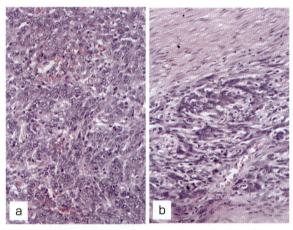

図42　組織亜型不一致例
　　　二相型と上皮型で診断が一致しなかった例．コンセンサス診断は上皮型となった（**a**：HE染色，対物×10，**b**：HE染色，対物×10）．

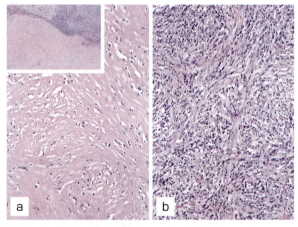

図43　組織亜型不一致例
　　　線維形成型と肉腫型で診断が一致しなかった例．コンセンサス診断は線維形成型となった（**a**：HE染色，対物×4，**b**：HE染色，対物×10，inset：HE染色，弱拡大像）．

中皮腫の組織学的な多様性から，4つの組織亜型（上皮型，二相型，肉腫型，線維形成型）の区別が困難な例が存在する．われわれは平成21年度環境省請負業務による中皮腫の病理診断に関する調査を行った[22]．中皮腫診断の経験豊富な5名の病理医が自施設から計82例の中皮腫例を持ち寄り，別々に検鏡・診断してその一致率をみたところ，一致した例は67例（81.9％）であり，約2割の症例で組織亜型一致しなかった．その例を図42〜45に示すが，分化度の低い上皮型と肉腫型，肉腫型と線維形成型，肉腫型と退形成型で意見の分かれる例の割合が多い傾向があった．コンセンサス診断はディスカッション顕微鏡でともに検鏡し免疫組織化学的染色標本も検鏡して合議で下した最終診断である．このように比較的中皮腫診断の経験の豊富な病理医であっても現状の組織亜型分類の一致性には困難性があることから，今後，中皮腫の病理診断に関してはその亜型分類を含めた中央診断や，インターネット（バーチャルスライドシステムを含む）を用いた中皮腫の病理

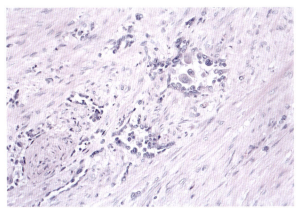

図44　組織亜型不一致例
　二相型と上皮型で診断が一致しなかった例．コンセンサス診断は二相型となった（HE 染色，対物×10）．

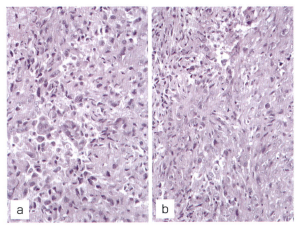

図45　組織亜型不一致例
　二相型，肉腫型，上皮型と診断投票の割れた例．コンセンサス診断は二相型となった（a：HE 染色，対物×10，b：HE 染色，対物×10）．

診断に関するコンサルテーションシステムの構築やチュートリアルコンテンツの作成などが必要と考えられる．われわれは厚生労働省，労働者健康福祉機構の協力を得て，2003年からすでに190例を超える症例について中皮腫の臨床・病理診断に関するコンセンサス会議（中皮腫パネル）を行い，中皮腫診断の精度向上につとめてきたが，一定の効果は得られていると思う．しかし，時々刻々と新しい知見の集積が計られているので，今後も継続する必要がある．

3）上皮型中皮腫における分化度分類の必要性

　上皮型中皮腫では肉腫型中皮腫などの他の亜型と比較すると予後の比較的良い例が存在する．著者らは乳頭腺管状構造 papillotubular structure を上皮型中皮腫の分化の指標として，分化型 differentiated と非分化型 less-differentiated にわけて予後を検討すると，分化型の方がより予後が良好であった（図46）[22,23]．また，分化型では，核異型度は低く，核分裂像は少ない傾向があり，さらに MIB-1 の標識率も低い傾向がある（図47）．今後，上皮型中皮腫の亜型分類には分化度を加味した診断を行うべきと考えるが，国際的なコンセンサスを得る必要がある．

4）高分化型乳頭状中皮腫の取扱い

　高分化型乳頭状中皮腫 well-differentiated papillary mesothelioma（WDPM）は，WHO, 2004 では，"Well differentiated papillary mesothelioma of the pleura represents a distinct tumour with a papillary architecture, bland, cytologic features and a tendency toward superficial spread without invasion" と定義されるものをいう（図48）[2]．当初は女性腹膜に単発あるいは多発する中皮細胞からなる腫瘍性病変として報告されてきたが[6]，男性にも発生し，胸膜，心膜，精巣鞘膜のいずれにも発生する．本病変は，基本的には乳頭状増殖を呈するものの，間質への明瞭な浸潤はなく，あっても軽微なものとされる．他疾患（肺，消化器，婦人科腫瘍など）の開腹・開胸時に偶発的に発見されることが多い．明瞭な浸潤を伴う上皮型中皮腫の一部分像として本病変の組織像をとるものは WDPM とは呼称しない．アスベスト曝露と関係あるとする報告もあるが[24]，われわれが経験した例（5例）はいずれもアスベスト曝露歴は指摘できなかった[3]．生物学的には indolent とされるが，長時間の経過を経て死亡した例も報告されている[24]．病理診断についても，腫瘍細胞の一部が間質へ遊離する場合があり，これを浸潤とするか，偽浸潤とするかの完全なコンセンサスが得られているとはいいがたい．また，治療に関するコンセンサスも得られているとはいえ，現状では，病変の完全切除と厳重な経過観察とされているが，この点についても明確な指標が必要となろう．

おわりに

　通常型中皮腫の肉眼像，組織像，鑑別診断，診断上の問題点について概説した．現状のところ中皮腫の正確な病理診断のためには，臨床情報の十分な把

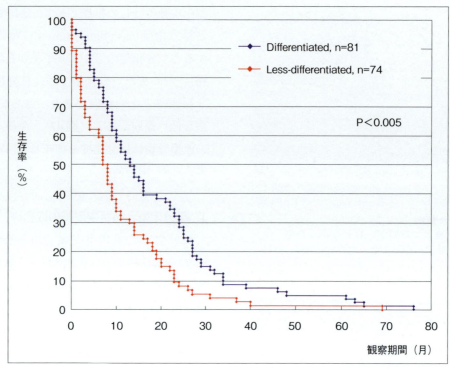

図46 2004〜2008年上皮型中皮腫死亡例（病理学的確定例）の分化度別生存率曲線
分化型の例は非分化型より生存期間がより長い．

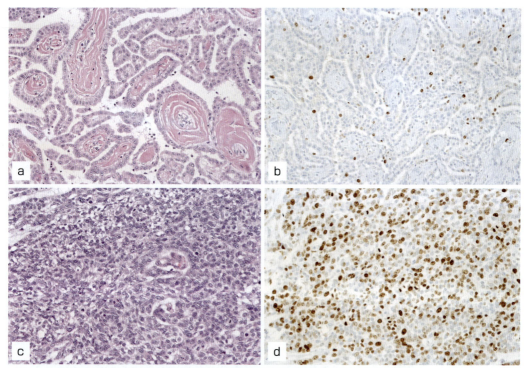

図47 分化型（上段）と非分化型（下段）上皮型中皮腫の組織像とMIB-1の標識率
非分化型（**c**：HE染色，対物×10）では分化型（**a**：HE染色，対物×10）よりMIB-1の標識率はより高い（**b**：免疫染色，対物×10，**d**：免疫染色，対物×10）．

握，形態像の把握，免疫組織化学的染色の施行が重要である．しかし，*p16* geneのHDの証明に代表されるように，今後，様々な遺伝子異常や新規鑑別診断マーカーの発見が期待され，その病理診断への応用，普及が待望されるところである．

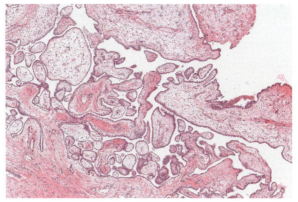

図48 高分化型乳頭状中皮腫 WDPM の組織像
異型性の低い中皮細胞が線維血管性の芯を中心に乳頭状に増殖する．明瞭な浸潤性増殖は認めない（HE 染色，対物×4）．

表4 線維性胸膜炎と線維形成性中皮腫の組織学的鑑別点[*]

	線維形成型中皮腫	線維性胸膜炎
花むしろ状配列	しばしば顕著である	顕著でない
間質への浸潤	ある	ない
壊死	ある	あっても表層部のみ
分布	不均一な厚さ	比較的均一な厚さ
	Expansile nodule	
	不均一な細胞密度	
層形成（Zonation）	ない	ある
細胞密度、核異型[**]	鑑別に役に立たない	鑑別に役に立たない
核分裂像[***]	鑑別に役に立たない	鑑別に役に立たない

[*] iMIG2012 update（文献6より）を改変
[**] 高度なもの以外
[***] 異型核分裂像以外

文 献

1) Gemba K, Fujimoto N, Kato K, et al：National survey of malignant mesothelioma and asbestos exposure in Japan. *Cancer Sci* **103**：483-490, 2012

2) Churg A, Inai K, Samet J：Tumours of the pleura. In：Travis WD BE, Muller, Hermelink HK, Harris CC ed. Pathology & Genetics. Tumors of the Lung, Pleura, Thymus and Heart. Lyon, France：IARCPress, 128-142, 2004

3) 武島幸男, 櫛谷 桂, Amatya V Jeet・他：腹膜悪性中皮腫の病理. 診断病理 **31**：6-14, 2014

4) 井内康輝, 石川雄一, 岡 輝明・他：平成22年度中皮腫の鑑別診断の在り方に関する調査業務報告書. 広島大学, 2011

5) 日本肺癌学会：肺癌取扱い規約, 金原出版, 東京, 2010

6) Husain AN, Colby T, Ordonez N, et al：Guidelines for Pathologic Diagnosis of Malignant Mesothelioma：2012 Update of the Consensus Statement from the International Mesothelioma Interest Group. *Arch Pathol Lab Med* **137**：647-667, 2013

7) Takeshima Y, Inai K, Amatya VJ, et al：Accuracy of pathological diagnosis of mesothelioma cases in Japan：clinicopathological analysis of 382 cases. *Lung Cancer* **66**：191-197, 2009

8) Baker PM, Clement PB, Young RH：Malignant peritoneal mesothelioma in women：a study of 75 cases with emphasis on their morphologic spectrum and differential diagnosis. *Am J Clin Pathol* **123**：724-737, 2005

9) Galateau-Salle F, Attanoos R, Gibbs AR, et al：Lymphohistiocytoid variant of malignant mesothelioma of the pleura：a series of 22 cases. *Am J Surg Pathol* **31**：711-716, 2007

10) Kushitani K, Takeshima Y, Amatya VJ, et al：

Immunohistochemical marker panels for distinguishing between epithelioid mesothelioma and lung adenocarcinoma. *Pathol Int* **57**：190-199, 2007

11) Amatya VJ, Takeshima Y, Kohno H, et al：Caveolin-1 is a novel immunohistochemical marker to differentiate epithelioid mesothelioma from lung adenocarcinoma. *Histopathology* **55**：10-19, 2009

12) Takeshima Y, Amatya VJ, Kushitani K, et al：Value of immunohistochemistry in the differential diagnosis of pleural sarcomatoid mesothelioma from lung sarcomatoid carcinoma. *Histopathology* **54**：667-676, 2009

13) Takeshima Y, Amatya VJ, Kushitani K, et al：A useful antibody panel for differential diagnosis between peritoneal mesothelioma and ovarian serous carcinoma in Japanese cases. *Am J Clin Pathol* **130**：771-779, 2008

14) Laury AR, Hornick JL, Perets R, et al：PAX8 reliably distinguishes ovarian serous tumors from malignant mesothelioma. *Am J Surg Pathol* **34**：627-635, 2010

15) Tsukiji H, Takeshima Y, Amatya VJ, et al：Myogenic antigen expression is useful for differentiation between epithelioid mesothelioma and non-neoplastic mesothelial cells. *Histopathology* **56**：969-974, 2010

16) Monaco SE, Shuai Y, Bansal M, et al：The diagnostic utility of p16 FISH and GLUT-1 immunohistochemical analysis in mesothelial proliferations. *Am J Clin Pathol* **135**：619-627, 2011

17) 武島幸男, 櫛谷 桂, Amatya VJ・他：胸膜悪性中皮腫の組織診断（1）反応性病変との鑑別. 病理と臨 **28**：288-293, 2010

18) Wu D, Hiroshima K, Matsumoto S, et al：Diagnostic usefulness of p16/CDKN2A FISH in distinguishing between sarcomatoid mesothelioma and fibrous pleuritis. *Am J Clin Pathol* **139**：39-46, 2013

19) Hwang H, Tse C, Rodriguez S, et al：p16 FISH Deletion in Surface Epithelial Mesothelial Proliferations Is Predictive of Underlying Invasive Mesothelioma. *Am J Surg Pathol* [Epub ahead of print], 2014

20) Matsumoto S, Nabeshima K, Kamei T, et al：Morphology of 9p21 homozygous deletion-positive pleural mesothelioma cells analyzed using fluorescence in situ hybridization and virtual microscope system in effusion cytology. *Cancer Cytopathol* **121**：415-422, 2013

21) 井内康輝, 武島幸男, 岸本卓巳・他：平成18年〜20年における中皮腫での死亡例診断精度の調査および平成15〜17年の同調査結果との比較. 平成20〜22年度厚生労働科学研究 職業性石綿ばく露による肺・胸膜病変の経過観察と肺がん・中皮腫発生に関する研究報告書. 49-63, 2012

22) 井内康輝, 石川雄一, 岡 輝明・他：平成21年度非認定者等に関する医学的所見に係る調査研究業務報告書 中皮腫の病理診断に関する調査編. 広島大学, 2010

23) Amatya VJ, Takeshima Y, Aoe K, et al：CD9 expression as a favorable prognostic marker for patients with malignant mesothelioma. *Oncol Rep* **29**：21-28, 2013

24) Galateau-Salle F, Vignaud JM, Burke L, et al：Well-differentiated papillary mesothelioma of the pleura：a series of 24 cases. *Am J Surg Pathol* **28**：534-540, 2004

第Ⅰ章 石綿関連疾患の病理

中皮腫の病理

特殊型中皮腫の病理

河合　俊明

1　高分化型乳頭状中皮腫

1）定義・概念

　胸膜の高分化型乳頭状中皮腫（well-differentiated papillary mesothelioma；WDPM）は，乳頭状構造，特徴のない細胞質を有する明確な腫瘍である．本腫瘍は表層進展する傾向があり，浸潤は認められない[1]．WDPMはまれな腫瘍で，当初は若年の女性の腹膜に発生すると報告されていた．最近では男性で，胸膜原発も認められる[2]．石綿曝露例も認められるが，疫学的には証明されていない．英文文献では，35例が報告されている．男女比はほぼ同数である．年齢は22〜82歳で，平均47歳である．単発例が多いが，多発例も報告されている．

2）臨床的事項

　患者は呼吸困難および胸水を訴えているが，無症状の例も認められる．胸膜プラークを認める症例も少数認める．予後は，Butnorらの生存8例では，全生存期間56カ月であった[2]．Galateau-Salleらは，11例の高分化型乳頭状中皮腫で2年間追跡し，平均74カ月生存したが，びまん性悪性中皮腫は9カ月であった[3]．最近では，本例で浸潤巣を有する症例WDPM with invasive fociが報告されている．そのうち16例のフォローアップでは，14例が6カ月から6年（平均3.5年）生存中である．2例は再発している．1例は8年で，腫瘍の播種で死亡しているが，組織学的確証は得られていない[4]．

3）肉眼所見

　孤立性あるいは多発性限局性に増殖している．臓側および壁側胸膜に認められ，もろい黄色調の乳頭状からカリフラワー状を呈する．

4）組織学的所見

　比較的均一で，立方形の中皮細胞が1層になり，線維血管性の乳頭状の間質表面を覆うように増生している．腫瘍細胞の細胞異型は軽微であり，中等度の豊富な好酸性の細胞質を有し，中心部に囊胞状の核を持ち，ときに1個の核小体を認めるが，核分裂像はみられない．基底部に空胞を認めることもある（図1）．表面に沿って進展し通常浸潤像はみられないが，わずかに浸潤する例も報告されている[4,5]．最近では，アデノマトイド成分を含む例や多囊胞性中皮腫との混合型も認められ，共通の組織起源を提唱している報告も認められる[6]．

　免疫組織化学では，サイトケラチン（AE1/AE3, CAM 5.2）に強陽性である．カルレチニンは腫瘍細胞核と細胞質に陽性である．所謂中皮腫マーカーであるWT1, CK5/6, D2-40, thrombomodulin, CD146, GLUT-1も陽性である．p53は25〜50％に陽性である．Desmin, CEA, B72.5, MOC31, TTF-1およびCD15は，陰性である．EMAは陽性例が，50％程度である．過去の報告例を鑑みると，予後の良い例と悪い例の2種類がある．前者はEMA陰性であるが，後者はEMA陽性となるので，どの時点で浸潤性になるのかを注意深く見守る必要がある．p16 deletionをFISH解析しても明らかな欠失は認められない．前述したWDPM with invasive fociの症例でも5例中欠失は認められない[4]．

5）鑑別診断

　中皮細胞過形成との鑑別が必要である．明瞭な乳頭状構造は，WDPMに特徴的である．また，とく

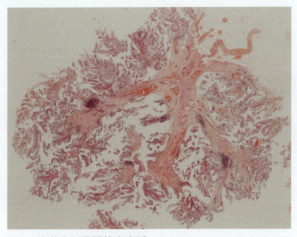

図1 高分化型乳頭状中皮腫
63歳，男性．上行結腸がん術中に腸間膜に乳頭状腫瘍を認めた．異型の目立たない立方型細胞にほぼ一層に被覆され，線維血管性間質を茎とする乳頭状病変を認めた．明らかな浸潤は認められない（HE染色，対物×1.25）．

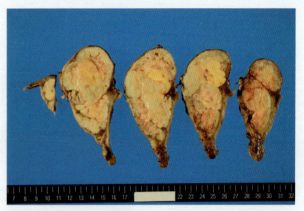

図2 限局型悪性中皮腫
46歳，女性．下部直腸間膜に限局性に発育した中皮腫で，大きさは，81×80×50mmである．割面では，黄色調で一部は囊胞状部分を混じた灰白色充実性腫瘍を認め，壊死を伴う．
（河合俊明：特殊型，その他，「縦隔腫瘍・胸膜腫瘍 腫瘍病理鑑別診断アトラス」深山正久，野口雅之，松野吉宏 編集，腫瘍病理鑑別診断アトラス刊行委員会 監修，213-220，2014年，文光堂，東京．より許可を得て転載）

に腹膜に発生した場合に，腺癌の播種との鑑別が必要である．多層性，細胞の重層化，細胞異型がないことに加えて，細胞分裂像を欠くことが，WDPMの診断に有用である．びまん性悪性中皮腫との鑑別が最も困難であり，実際WDPMからびまん性中皮腫に形質転換した例も報告されている．また限局性悪性中皮腫との鑑別も困難である．中皮腫はしばしばWDPMの像を示すことがあるので，臨床経過，画像に加えて，詳細な組織学的所見が重要である．WDPMは，膀胱がんにおける低悪性度乳頭状尿路上皮腫瘍（papillary urothelial neoplasm of low malignant potential）に対応する腫瘍である可能性がある．したがって注意深いフォローアップが必要である．

2 限局性悪性中皮腫

1）定義・概念

限局性悪性中皮腫（localized malignant mesothelioma）は希有な腫瘍であり，肉眼的に明瞭な限局性結節性病変である．肉眼的あるいは組織学的にびまん性進展を示さない．しかし組織学的，組織化学的，免疫組織化学および電子顕微鏡的にはびまん性中皮腫の像を示す[1]．

2）臨床的事項

多くの場合，偶然にX線写真により発見されるか，胸痛，呼吸困難，倦怠感，発熱および盗汗などの不定愁訴である．胸水を訴えることもある．Allenらの報告では，70％は男性で，30％は女性である[7]．平均年齢は，62歳（37～83歳）である．胸膜原発が90％で，残りが腹膜である．10例の患者で，外科的切除後18カ月～11年間腫瘍のない状態で生存している．石綿曝露後発症した症例も報告されているが，明らかな関連はいまだ不明である．

3）肉眼所見

肉眼的には境界明瞭で，結節性の腫瘍で，臓側あるいは壁側胸膜あるいは腹膜と付着しており，有茎性あるいは無茎性である．平均の大きさは約6cmで，10cm以下である．肉眼的に肺，胸壁あるいは腹膜臓器への浸潤は認められない（図2）．

4）組織学的所見

70％は，上皮型で，26％は，二相型，4％は肉腫型である．びまん性中皮腫と同様に，多角形細胞が，シート状，管状に増殖する．肉腫型は紡錘形細胞より構成される．免疫組織化学でもびまん性中皮腫と同様で，ケラチンなどの，いわゆる中皮腫マーカーが陽性で，腺癌マーカーが陰性である．

5）鑑別診断

本腫瘍はびまん性悪性中皮腫との鑑別が，きわめて重要である．後者で腫瘤形成が優勢像を示す症例

もあり，また再発例に腫瘤を形成する例もあるので，最初の診断時に十分な検索が必要である．そのほか高分化型乳頭状中皮腫（WDPM）があげられるが，低悪性度腫瘍であり，予後は良好である．前述したように肉眼的にポリープ様あるいは個々に結節性であり，組織学的にも，良く分化した乳頭状増殖するWDPMとは，明らかに異なる像である．

胸膜原発孤立性線維性腫瘍（SFT）との鑑別もあるが，通常は，上皮性成分が認められない．SFTは未分化な紡錘形細胞からなる腫瘍であり，免疫組織化学が診断に有用である．

胸膜原発滑膜肉腫は大変まれであり，むしろ転移の方が，通常認められる．臨床的に若年者に好発する．滑膜肉腫の90％は，t（X；18）（p11；q11）転座を示す．RT-PCRあるいは，FISHを用いて解析する方法は鑑別に有用である．

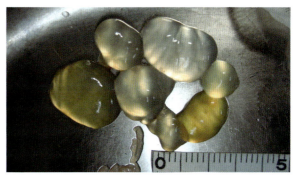

図3　多囊胞性中皮腫
52歳，女性．さまざまの大きさの囊胞からなる．組織学的には内面は平坦から立方状の中皮細胞で覆われており，一部に繊細な線維血管間質を伴う（埼玉医科大学病理学教室 安田政美教授より供与）．

 3　多囊胞性中皮腫

1）定義・概念

多囊胞性中皮腫（multicystic mesothelioma）は良性あるいは発育の緩徐な，indolent腫瘍であるが，過形成性反応性の病変であるとの報告もある[8]．

2）臨床的事項

多くは，若年から中年女性の骨盤腹膜，特にダグラス窩，子宮および直腸に発生するが，胸膜発生例も報告されている．Weissらによると，男女比は1：5である．約半数に手術の既往があり，子宮摘出および帝王切開である．多くは，腹部の腫瘤による腹痛，圧痛，腹部膨満を訴える．

3）肉眼所見

典型例では，多発性，透明な膜様囊胞を形成し，互いに一緒になり腫瘍を作り腹膜表面に点在している．腹腔内を自由に浮遊する囊胞を認めることがある．囊胞は数mm〜数cmの大きさで，内部に透明あるいは血液を混じた液体を入れている（図3）．

4）組織学的所見

本腫瘍は，さまざまの大きさの囊胞からなり，平坦から立方状の中皮細胞で，おおわれており，繊細な線維血管間質を伴う．内面の細胞はときに"杭柵"あるいは"鋲釘"状を示す．内面細胞は，アデノマトイド変化あるいは扁平上皮化生を1/3の例に認める．免疫組織化学では，カルレチニン，CK5/6，D2-40，EMA，CK7に陽性で，CK20，B72.3，CEA，desmin，TTF-1およびp63に陰性である．p53の異常蓄積はみられない．Ki-67 indexは，約5％である．

5）鑑別診断

壁にリンパ球集簇と平滑筋束を有するリンパ管腫が，鑑別診断にあげられる．免疫組織化学では，サイトケラチンおよびカルレチニンが陰性である．上皮型中皮腫との鑑別は，ときに囊胞状構造を示すことがあるが，多囊胞性中皮腫の核は小型で均一である．多形性や細胞分裂像がなく，核小体も不明瞭である．

高分化型乳頭状中皮腫（WDPM）と本腫瘍の合併例が最近報告されており，さらにアデノマトイド腫瘍との合併も認められる．この三者は，形態学的に共通の組織起源を有している可能性もある[6]．

 4　アデノマトイド型中皮腫

1）定義・概念

アデノマトイド型（微小管状）中皮腫（mesothelioma with adenomatoid features）は，上皮型中皮腫の亜型でアデノマトイド腫瘍に類似した組織像を示すとあるが，定義・概念が確立されていない．

2）臨床的事項

Weissferdtらの報告では[9]，まれな腫瘍であり，

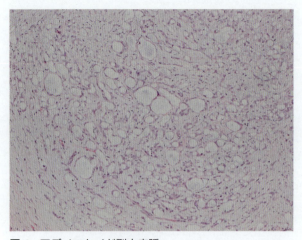

図4 アデノマトイド型中皮腫
57歳, 女性. 胸膜に発生した中皮腫である. 腫瘍細胞は小管状に拡張しており, 印鑑細胞様構造も示す. 間質は, 粘液腫様変化を示す (HE染色, 対物×10).

胸膜中皮腫の約6%である. 10例の平均生存は診断時から10カ月である. われわれの症例でも, 最初の手術から3年5カ月生存しており, 低異型度の腫瘍である可能性がある[10]. 男女比は9対1で, 年齢は56〜82歳で, 平均69歳である[9]. 症状は呼吸困難, 咳嗽, 胸痛, 息切れおよび胸水である. 3例は石綿曝露の既往がある.

3) 肉眼所見

腫瘍は多数の癒合した白〜灰色の結節性からなり, 胸膜表面に沿って増殖している. 肺を包み込んだり, 胸腔を閉塞するように増殖する. 肺, 横隔膜あるいは心嚢に浸潤することもある. 割面では, 白〜灰色の均一な組織で, 硬度を認める[9].

4) 組織学的所見

腫瘍は浸潤性増殖を示し, 壁側胸膜の脂肪組織, 肺実質あるいは横隔膜に浸潤する. 腫瘍細胞は, 平坦あるいは膨隆した上皮様細胞が, 小管状あるいは腺管状構造を示し, 混在しており拡張した像を示す (図4). これは, 良性のアデノマトイド腫瘍に類似している. また小巣状, 索状, 充実性に増殖することもある. 個々の管状構造が互いに癒合して二次性拡張を示すことが, 特徴的である. 管状および腺管状の内腔には, 好塩基性粘液物質を入れている. 細胞診では, 細胞質内空胞や核溝や核内封入体を認めた[10]. 核の多形性は認められない. 核分裂像は, 1-11/10 HPFである.

免疫組織化学では, いわゆる中皮腫マーカー (カルレチニン, ケラチン, CK5/6, CAM5.2, D2-40, WT1) が陽性であり, 腺癌マーカー (CEA, MOC31, BerEP4, B72.3, TTF-1) が, 陰性である.

5) 鑑別診断

良性のアデノマトイド腫瘍との鑑別が重要である. アデノマトイド腫瘍は, 通常婦人科泌尿器科領域に発生する. 胸膜のアデノマトイド腫瘍は, 非常にまれであり, 限局的な病変で, 無症状で, 偶然に発見される. 組織像は両者類似している. 鑑別に重要なことは, アデノマトイド腫瘍は, 浸潤性増殖が認められないことである.

転移性腺癌と上皮様血管内皮腫も鑑別にあげられる. 免疫組織化学が鑑別に有用である.

5 淡明細胞型中皮腫

1) 定義・概念

淡明細胞型中皮腫 (mesothelioma with clear cell features) は, まれな腫瘍である. 腫瘍細胞が, さまざまの原因により部分的あるいは全体的に淡明な細胞質を有する中皮腫である.

2) 臨床的事項

Ordonezによると, 18例は男性で2例は女性で, 年齢は55〜86歳 (平均67歳). 12例は, 石綿曝露者であり, 9例は喫煙者である. 17例は胸膜発生で, 3例は腹膜発生である. 5名は診断後3〜40カ月 (平均16カ月) で, 死亡しており, 4例は, 診断後1〜23カ月 (平均11カ月) 生存している[11].

3) 肉眼所見

胸腔鏡検査によると, 壁側胸膜に20mm以下の多数の広基性の斑状の結節を認める[12].

4) 組織学的所見

腫瘍細胞は上皮細胞から構成されており, すべてあるいはほとんどすべて淡明な細胞質を有している. 症例により泡沫状あるいは空胞状の細胞質を持つこともある (図5). 組織化学では, 脂肪が陽性となることもあり, PAS陽性のグリコーゲンを持

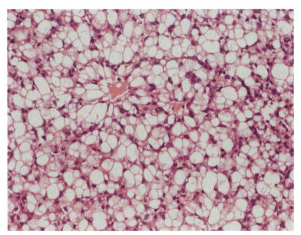

図5 淡明細胞型中皮腫
44歳，女性．心膜発生の中皮腫である．腫瘍細胞は細胞質内空胞を示す（HE染色，対物×20）．

つ症例もある．

　免疫組織化学では，カルレチニン，ケラチンおよびmesothelinが高度にびまん性に陽性となる．その他WT1およびトロンボモジュリンも高率に陽性となる．一方腺癌マーカーであるCEA，MOC31，TTF-1，BerEP-4は陰性である．

　電子顕微鏡所見では，腫瘍細胞はデスモゾームで，接触しており，明瞭な基底膜を認め，表面には多数の長い分枝状の微絨毛を有している．淡明な細胞質は，多くの症例で，多数のグリコーゲンおよび脂肪をもっている．また多数のミトコンドリアを有する症例では，細胞質は腫大し，繊細な空胞状あるいは淡明となる．また多数の細胞外管状の結晶様構造あるいは細胞質内内腔を認めることもある[12]．

5）鑑別診断

　転移性腎細胞癌，淡明型肺腺癌あるいは扁平上皮癌との鑑別が問題となる．いわゆる中皮腫マーカーおよび腺癌マーカーが両者の鑑別に使用されるが，特にCD15およびMOC31が，有用である．RCC Ma抗体も75％の淡明型腎細胞癌に陽性となるが，中皮腫では，わずか3例（8％）しか陽性でなく，しかも少数，巣状である．CD10は，上皮型中皮腫および腎細胞癌の両者に陽性となり，鑑別には使用できない．

　淡明型肺扁平上皮癌との鑑別では，カルレチニンおよびCK5/6は，両者に陽性となるので，使用できない．WT1およびmesothelinは，上皮型中皮腫に陽性となり，扁平上皮癌には陰性となるので，両者の鑑別には有用である．その他，p63も通常扁平上皮癌に陽性で，中皮腫に陰性となるので，両者の鑑別の補助になると思われる[11]．

6　脱落膜様中皮腫

1）定義・概念

　脱落膜様中皮腫（deciduoid mesothelioma）は上皮型中皮腫のまれな亜型であり，脱落膜あるいは脱落膜化した組織に類似した細胞形態像が特徴的である[13]．

2）臨床的事項

　Ordonezは21例（男性15例，女性6例）を報告している[14]．11人は石綿曝露の既往がある．10人は喫煙者である．17例は胸膜原発で，4例は腹膜原発である．胸膜中皮腫の12例は，胸膜肺全摘術（EPP）を受け，多くの患者は，放射線療法単独あるいは，化学療法との合併療法を行っている．本腫瘍の予後に関して平均7カ月の生存群と23カ月のものがある．前者は，細胞異型が高度で，細胞接着が失われ，細胞分裂像が＞5/10 HPFである．後者は，細胞接着が強く，多形性はなく細胞分裂像も少ない[14]．

3）肉眼所見

　臓側および壁側胸膜をびまん性に増殖しており，肺を包み込んでいる．胸膜から肺実質に波及している症例や，心膜のみ，横隔膜のみや，胸壁への浸潤を示す例も認められる．多発性リンパ節転移を示す例も認める[14]．

4）組織学的所見

　脱落膜様の成分は肺全摘例で，15〜100％である．腫瘍は，大型の上皮様細胞で，境界明瞭で，密な好酸性細胞質を有している．症例により単一な大きさのものから大きさおよび形が変化に富むものまで認められる（図6，7）．核も規則的な輪郭およびクロマチンで，1個の核小体を示すものから，核は不規則で，クロマチンは凝集しており，いくつかの核小体を認める．偽封入体を示す例も認める．細胞が結合性を失い，比較的大型の2核のものや多核細胞も認める．細胞分裂像は＞5/10 HPFである．一般的

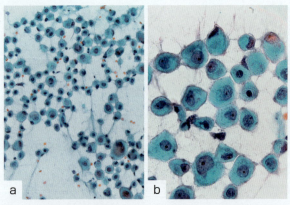

図 6 脱落膜様中皮腫
23 歳, 女性. 腹膜原発の限局型脱落膜様中皮腫で, 術後 8 年半生存. 腫瘍の捺印細胞診で, 腫瘍は卵型および多形性で, ライトグリーンに染色される豊富な細胞質が特徴的である. 腫瘍細胞は嚢胞状の核を有しており, 核小体が明瞭である (**a**：Papanicolaou染色, 対物×40, **b**：Papanicolaou染色, 対物×100).

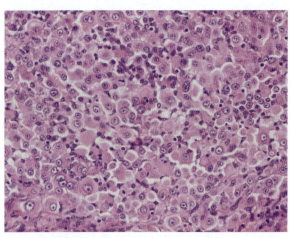

図 7 脱落膜様中皮腫
75 歳, 男性. 大網原発の脱落膜様中皮腫で, 腫瘍切除術後 4 カ月で死亡. 腫瘍は細胞成分に富んでおり, 図 6 と比較すると細胞の多形性に富む (HE 染色, 対物×20).

に腫瘍細胞は充実性胞巣を示すが, 絨毛状構造あるいは不規則な空隙を示すこともある. また腫瘍は空胞状あるいは淡明な細胞質を示すこともあるが, PAS 染色は陰性である. さらに腫瘍は多形性になりラブドイド像を示すこともある. その他, 印環細胞様構造を示したり, myxoid な間質を有することも報告されている[14].

5）鑑別診断

本腫瘍は, 妊娠時あるいは閉経後にみられる偽腫瘍性脱落膜症との鑑別があげられる. 細胞異型および細胞分裂像により鑑別が可能である. さらに脱落膜は, エストロゲンリセプターや α インヒビンが陽性となり鑑別に有用である. 栄養膜腫瘍, trophoblastic neoplasia との鑑別は, HCG が中皮腫に陰性であり, 有用である. 好酸性淡明腎細胞癌との鑑別があげられ, PAX8 が陽性になるので, 有用である. また肺の多形癌との鑑別は, いわゆる中皮腫マーカーである, カルレチニン, mesothelin あるいは WT1 が有用である. さらに gastrointestinal stromal tumors (GIST) および横紋筋肉腫との鑑別は, CD117 (*c-kit*), ミオゲニン, melan A あるいは HMB-45 が陽性になるので, 鑑別に有用である[14].

7 多形型中皮腫

1）定義・概念

多形型中皮腫 (pleomorphic mesothelioma) は腫瘍細胞の細胞異型が高度で多形性に富む部分が, 少なくとも 10％占めており, 肺大細胞癌に類似するが, 何処かに中皮腫の像を示す[15].

2）臨床的事項

Ordonez が報告した多形型中皮腫の 10 例はすべて男性で, 平均年齢は 67 歳である. 7 例は石綿曝露の既往がある. 9 例は胸膜原発で, 1 例は腹膜である[16]. follow-up された 7 例中 6 例は, 腫瘍再発で, 診断後平均 7 カ月で, 死亡している. Kadota らが報告した 34 例の生存期間 (OS) は, 8 カ月で, あらゆる上皮型の亜型と比較して最悪であり, 二相型および肉腫型中皮腫との差は認められない[15]. 多変量解析で多形型は独立した予後因子である.

3）肉眼所見

臓側胸膜と壁側胸膜に腫瘍が認められ, 肺を包み込むように増殖している. 腫瘍が, 心嚢および横隔膜に浸潤する症例も認められる. 多発性にリンパ節転移を示す[16].

4）組織学的所見

多形細胞成分は 20〜100％である. 腫瘍は大型で, 結合性のない上皮様細胞で, 大きさと形はさまざまである. 密に好酸性に染色される豊富な細胞質を有している. 核は不正で, 単核あるいは多核で, クロ

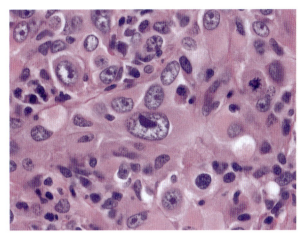

図8 多形型中皮腫
囊胞状の大きな核を有し，核小体の著明な多形型中皮腫．細胞分裂像を伴う（HE染色，対物×60，香川大学医学部附属病院病理部 門田球一博士より供与）．

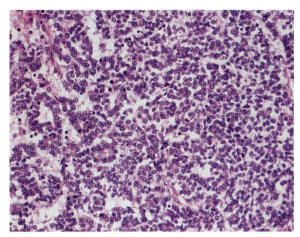

図9 小細胞型中皮腫
63歳，男性．小型異型細胞がびまん性に密に増殖するとともに，管状に増殖する部分も認められる．（HE染色，対物×20，兵庫医科大学病理学分子病理部門 鳥井郁子博士，辻村 亨教授より供与）

マチンは凝集し，不規則に配列している．大型の1個あるいは数個からなる核小体をしばしば認める．細胞質内空胞を認めることもある（図8）．腫瘍中心部に壊死を認めることもある．また脱落膜中皮腫に類似した像を示すこともある．細胞分裂像は高度で，20/10HPF以上である．リンパ管侵襲を示す例もある[16]．

5）鑑別診断

肺原発の多形癌との鑑別が最も問題となる．免疫組織化学が鑑別に有用である．肺の多形癌は，カルレチニン，mesothelinあるいはWT1に陰性である．TTF-1は，中皮腫で陰性で，肺の多形癌では，約半数に陽性である．甲状腺の未分化癌は，しばしば肺に転移し胸膜に進展し，鑑別にあがる．免疫組織化学で，未分化癌は，カルレチニン，mesothelinあるいはWT1に陰性である．TTF-1は，極少数の未分化がんに陽性となるが，大部分は陰性であり，両者の鑑別には有用ではない．

胸膜原発血管肉腫は，しばしば上皮様となり，中皮腫と誤診されることがある．中皮腫は，ケラチン強陽性で，mesothelin陽性であるが，CD31およびCD34が陰性であり，鑑別に有用である．

多形性悪性線維性組織球腫が，胸壁に発生し，胸膜に浸潤することがある．多核の悪性細胞を示すが，同時に線維芽細胞・筋線維芽細胞様の紡錘形細胞成分をもち，storiformを示す．免疫組織化学および電子顕微鏡が鑑別に有用である．組織球腫は中皮腫マーカーが陰性である[16]．

8 小細胞型中皮腫

1）定義・概念

小細胞型中皮腫（small cell mesothelioma）は腫瘍細胞が小型で，肺小細胞がんに類似するが，神経内分泌への分化がないものをいう[17]．

2）臨床的事項

Ordonezによる小細胞型中皮腫8例の報告では7例は男性で，1例が女性である[18]．平均年齢は65歳（52～74歳）である．4例で，石綿曝露の既往がある．すべてが，胸膜原発である．6例の検討では，3～17カ月（平均8カ月）で死亡している．多形型と同様予後は悪い．

3）肉眼所見

肺を包み込むように臓側および壁側胸膜をびまん性に浸潤する．横隔膜や心嚢を侵すこともある．気管支周囲のリンパ節に転移を認めることもある．

4）組織学的所見

Ordonezによると，4例は上皮型で，4例は二相型である．小細胞成分は，生検材料で，8～100％で，肺全摘標本で，15～20％である[18]．小細胞が，充実性に増殖しており，所々に小管状，囊胞状，索状

および乳頭状を示す部分も含まれている（図9）．また細胞質内空胞を認めることもある．小細胞成分は，通常の中皮腫細胞と異なり，NC比が高く，小さな核小体も不明瞭であるが，ときに1個認めることがある．細胞分裂像は一般的に少ない（＜5/10HPF）．細胞質は好酸性および淡明で，PAS染色では，陽性で，グリコーゲンを有している．

　免疫組織化学は，いわゆる中皮腫マーカーが陽性で，腺癌マーカーが陰性である．クロモグラニンA，シナプトフィジンおよびCD99は陰性である．

5）鑑別診断

　肺小細胞癌は肺中心部に発生するが，末梢発生し，胸膜全体にびまん性に浸潤することもある．核は，いわゆるごま塩状のクロマチンで，鋳型状で，核小体は認められない．しかし小細胞型中皮腫は，核は繊細な顆粒状で，嚢胞状である．小型で，境界明瞭な核小体を認め，鋳型状を示さない．また核分裂像が，小細胞癌では，多数認めるが，小細胞型中皮腫では，少数である．免疫組織化学では，カルレチニンは，小細胞癌で，40～50％陽性であるので，注意が必要である．腺癌マーカーおよび神経内分泌マーカーが，鑑別には有用である．

　ユーイング肉腫／原始性神経外胚葉性腫瘍（PNET）が鑑別にあげられる．本腫瘍は胸壁から発生し，胸膜に浸潤し，細胞質内にグリコーゲンをもつので，淡明な胞体を有する．鑑別には免疫組織化学が有用で，CD99が，ほとんどすべてのEwing肉腫に陽性になる．中皮腫マーカーであるWT1，D2-40などは，Ewing肉腫には陰性である．その他desmoplastic small round cell tumorおよび滑膜肉腫が鑑別にあげられる[18]．

9　異種性成分を含む中皮腫

1）定義・概念

　異種性成分を含む中皮腫（Malignant mesothelioma with heterologous elements）の定義はまだ決定されていないが，Klebeらは，異種性中皮腫は，悪性の異種性成分，特に骨肉腫，軟骨肉腫あるは横紋筋芽細胞成分を示す腫瘍で，免疫組織化学および臨床的には中皮腫に特徴的な像を示す腫瘍に対してのみ使用すべきであると述べている[19]．

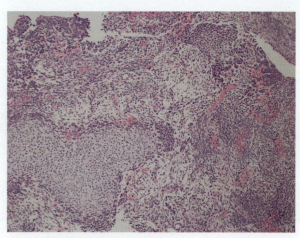

図10　異種性成分を含む中皮腫
78歳，男性．小型の核をもつNC比の高い短紡錘形細胞が，充実性乃至腺管形成して増殖している．所々に軟骨への分化を示す（HE染色，対物×10）．
（河合俊明：特殊型，その他，「縦隔腫瘍・胸膜腫瘍 腫瘍病理鑑別診断アトラス」深山正久，野口雅之，松野吉宏 編集，腫瘍病理鑑別診断アトラス刊行委員会 監修，213-220，2014年，文光堂，東京．より許可を得て転載）

2）臨床的事項

　平均年齢は65歳で，男性優位（60～93％）である．主訴は，息切れ，背部痛，胸痛である．石綿曝露は50～63％に認められた．胸部X線では，びまん性および結節性胸膜肥厚を示す[20]．なお腹膜中皮腫も約10％含まれていた．平均生存は約6カ月であり，予後は悪い．

3）肉眼所見

　臓側胸膜と壁側胸膜がびまん性肥厚を示すとともに結節性病変も認め，石のように硬く石灰化も伴う．

4）組織学的所見

　肉腫型が優位で，60～70％を示し，30～37％が二相型である．上皮型はきわめてまれである．異種性成分としては，骨肉腫，横紋筋肉腫，軟骨肉腫を認め，互いに混在している症例もある（図10）．悪性の紡錘形細胞とosteoidとの移行を示す．

　免疫組織化学では，ケラチンが少なくとも局所性陽性を含めると肉腫型の69％，二相型の70％，上皮型100％に陽性である．カルレチニンは，Klebeによると11例中4例に核内陽性で，そのうち3例は二相型である[19]．

5）鑑別診断

胸膜原発骨肉腫および軟骨肉腫が鑑別にあげられるが，非常にまれである．中皮腫では，上皮性成分を認めることが，診断に有用である．その他滑膜肉腫を含めた原発性肉腫との鑑別もある．滑膜肉腫では，異種性成分への分化は認められない．SYT-SSX融合遺伝子の証明が診断に有用である．その他肺芽腫，悪性線維性組織球性腫および悪性神経鞘性腫瘍が鑑別にあげられる[19]．

10　リンパ組織球様中皮腫

1）定義・概念

リンパ組織球様中皮腫（lymphohistiocytoid mesothelioma；LHM）は非常にまれで，中皮腫の0.5〜3.3％しか認められない．非ホジキンリンパ腫に類似しており，腫瘍細胞は組織球様で，間質に多数のリンパ球および多核巨細胞を認める．何処かに通常の肉腫型中皮腫の部分を認め，免疫組織化学および電顕で中皮への分化を示す．

2）臨床的事項

年齢は31〜82歳まで（平均61歳）で，男女比は2：3である．臨床的には，貧血，咳嗽，嗄声，労作時呼吸困難を訴える．画像では，胸水を認め，胸膜肥厚を示す．石綿曝露の既往は，約53％に認める．Galateau-Salléらは，LHMの平均生存は，肉腫型中皮腫あるいは二相型中皮腫と比較して上皮型中皮腫と類似していることから，本症例は上皮型中皮腫の亜型に分類すべきであると述べている[21]．われわれの検討では，生検で，LHMと診断した症例が，剖検で，肉腫型中皮腫を示したことから，従来の肉腫型の亜型で良いと思われる[22]．今後の症例の蓄積により検討が必要とされる．

3）肉眼所見

通常の中皮腫と同様にびまん性あるいは限局性増殖を示す．前者は，胸膜にびまん性に白色調の腫瘍を認め，胸壁に浸潤性増殖を示す．縦隔側胸膜を侵すのが約30％である．

4）組織学的所見

LHMは，背景に多数のリンパ球浸潤を認め，と

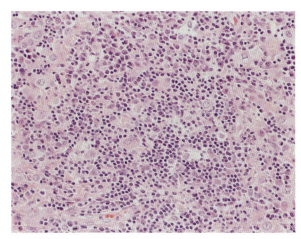

図11　リンパ組織球様中皮腫
63歳，男性．多数のリンパ球，形質細胞および泡沫状組織球を伴い，孤立性あるいは上皮様配列を示す大型細胞が認められる．嚢胞状の核と核小体を認める（HE染色，対物×20）．

きに破骨細胞様の巨細胞を伴い，組織球様の腫瘍細胞を認める．腫瘍細胞は円形から卵円形で，中等度の淡好酸性の細胞質を有し，繊細なクロマチンの核と明瞭な核小体を認める．腫瘍は充実性増殖を示すが，部分的に管状構造を認める（図11）．免疫組織化学では，腫瘍はAE1/AE3，カルレチニン，WT1，EMAに高率に陽性であるが，CK5/6およびD2-40は陽性率がやや下がる．いわゆる腺癌マーカーは，CEA，BerEP-4，MOC31およびTTF-1に陰性である．なおEBER1も陰性である．間質にあるリンパ球は，CD3およびCD8に陽性で，細胞傷害性T細胞である．われわれの症例では，9p21 homozygous deletionは，4例中3例に認められた[22]．

5）鑑別診断

非ホジキン悪性リンパ腫，びまん型が以前から鑑別に挙げられている．形態像とともに免疫組織化学により，腫瘍細胞がサイトケラチン陽性であることから，LHMと診断可能である．肺原発の肉腫様癌が，胸膜に浸潤する症例との鑑別もあげられる．腫瘍の優勢像が肺内であることを確認すれば，よいと思われる．LHMは，しばしば縦隔側胸膜から発生することから，胸腺腫との鑑別も必要である．胸腺腫に出現するリンパ球は主に未熟なT細胞であることから，TdTあるいはCD1aなどの抗体を使用することにより鑑別可能である．LHMの間質に浸潤す

るT細胞は成熟型である．

11　線維形成性中皮腫

1) 定義・概念

線維形成性中皮腫（Desmoplastic mesothelioma；DMM）は，異型細胞が，花むしろ状あるいは"patternless pattern"を示す部分とともに密な膠原繊維が少なくとも50％を占める[1]．

2) 臨床的事項

年齢は60歳代である．男女比は8：1で，男性優位である．患者は，早期には胸痛や胸水を訴えており，晩期には，呼吸困難，咳嗽および体重減少が増強する．症状の発現からの生存は，16例で，2カ月〜36カ月で，平均8.6カ月で中央値は5カ月である[23]．3/4の症例は，石綿曝露を認める．

3) 肉眼所見

他の亜型と比較して大きな差はないが，症例によりあるいは場所により，腫瘍増殖の程度，肥厚は数mm〜数cmまで認め，硬度を増しており，線維性である．剖検例では，約60％の症例に転移（肝，肺，副腎，腎）を認める[23]．

4) 組織学的所見

腫瘍の50％以上は，組織学的に細胞成分の少ないあるいは細胞成分のない膠原線維から構成されている（図12）．細胞成分の部分は，肉腫型，充実性あるいは上皮様悪性中皮腫の構造を認め，bland状（境界明瞭で，淡く好酸性に染色され炎症性ではない）壊死を示す．また非腫瘍性の線維芽細胞の増生も認めるために，診断がしばしば困難となる．腫瘍細胞を認識するポイントは，核クロマチンの増量，核腫大と不規則性が重要である．

免疫組織化学では，ケラチンが陽性で，他のいわゆる中皮腫マーカーも同様に陽性である．Klebeらによると[24]，ケラチンは93％の陽性率であるが，カルレチニンは肉腫型を含めると，31％の陽性である．われわれの検索では，CK5/6の陽性率が低く，ケラチン17（MW：46kD）は，高率であることから，本例の腫瘍細胞は低分子量ケラチンを有していることが，考えられる[25]．

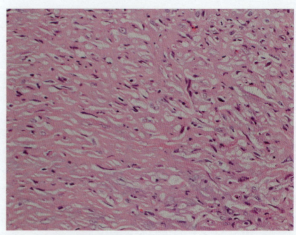

図12　線維形成性中皮腫
79歳，男性．核クロマチン増量した紡錘形の腫瘍細胞が，周囲に密な膠原線維を伴い蜂巣状に増殖している（HE染色，対物×20）．

5) 鑑別診断

本例と線維性胸膜炎との鑑別が常に問題となり，しかも時々困難である．紡錘形腫瘍細胞の周囲組織，特に脂肪組織への浸潤が悪性の指標となる．この場合，腫瘍細胞は高分子および低分子ケラチン陽性である．一方線維性胸膜炎では，膠原線維が脂肪組織に波及することはないが，この際の紡錘形細胞はケラチン陰性である[26]．その他先述したbland necrosisおよび肉腫性病巣が本例に特徴的であるが，線維性胸膜炎ではみられない．しかし例外があり，活動性の肉芽組織では，線維芽細胞が，ケラチン陽性を示すことがあるので，注意が必要である．最後に遠隔転移があれば，DMMと診断できる．

われわれの検索によると，さまざまなケラチンのうち，特にケラチン17が，感度(91％)，特異度(89％)とも優れており，線維性胸膜炎との鑑別に有用であった．さらにGLUT-1の陽性率が73％と高率で，しかも線維性胸膜炎では陰性であり，感度73％，特異度100％であった[25]．

肺の多形癌が，胸膜を侵すとDMMとの鑑別が必要になる．前者は限局性で，末梢の肺内病巣を形成し，胸壁に浸潤する．DMMは，びまん性胸膜肥厚を認め，胸壁への破壊性浸潤は認めないことが，鑑別になる．

さまざまの肉腫のうち滑膜肉腫は，二相性あるいは単層性の像を示すことから，DMMとの鑑別が重要である．滑膜肉腫は基本的には，若年者（4〜50歳）に発生し，限局性結節を形成し，びまん性胸膜

肥厚は示さない．組織学的に細胞成分が豊富であり，間質は密に硝子化あるいはmyxoidを示す．パラフィン包埋切片から，X；18転座がみつけければ，90〜100％で，診断がなされる[27]．

文　献

1) Travis WD, Brambilla E, Müller-Hermelink HK, et al：Pathology and genetics, Tumours of the lung, pleura, thymus and heart. The World Health Organization (WHO) classification of tumours, 132-136, 2004
2) Butnor KJ, Sporn TA, Hammar SP, et al：Well-differentiated papillary mesothelioma. *Am J Surg Pathol* **25**：1304-1309, 2001
3) Galateau-Sallé F, Vignaud JM, Burke L, et al：Well-differentiated papillary mesothelioma of the pleura. *Am J Surg Pathol* **28**：534-540, 2004
4) Churg A, Allen T, Borczuk AC, et al：Well-differentiated papillay mesothelioma with invasive foci. *Am J Surg Pathol* **38**：990-998, 2014
5) Malpica A, Ambrogio SS, Deavers MT, et al：Well-differentiated papillary mesothelioma of the female peritoneum：A clinicopathologic study of 26 cases. *Am J Surg Pathol* **36**：117-127, 2012
6) Chen X, Sheng W, Wang J：Well-differentiated papillary mesothelioma：a clinicopathological and immunohistochemical study of 18 cases with additional observation. *Histopathology* **62**：805-803, 2013
7) Allen TC, Cagle PT, Churg AM, et al：Localized malignant mesothelioma. *Am J Surg Pathol* **29**：866-873, 2005
8) Weiss SW, Tavassoli FA：Multicystic mesothelioma. An analysis of pathologic findings and biologic behavior in 37 cases. *Am J Surg Pathol* **12**：737-746, 1988
9) Weissferdt A, Kalhor N, Suster S：Malignant mesothelioma with prominent adenomatoid features：a clinicopathologic and immunohistochemical study of 10 cases. *Ann Diag Pathol* **15**：25-29, 2011
10) Kawai T, Kawashima K, Serizawa H, et al：Adenomatoid mesothelioma with intranuclear inclusion bodies：a case report with cytological and histological findings. *Diagn Cytopathol* **42**：436-440, 2014
11) Ordonez NG：Mesothelioma with clear cell features：an ultrastructural and immunohistochemical study of 20 cases. *Hum Pathol* **36**：465-473, 2005
12) Ordonez NG, Myhre M, Mackay B：Clear cell mesothelioma. *Ultrastruc Pathol* **20**：331-336, 1996
13) Nascimento AG, Keeney GL, Fletcher CD：Deciduoid peritoneal mesothelioma. *Am J Surg Pathol* **18**：439-445, 1994
14) Ordonez NG：Deciduoid mesothelioma：report of 21 cases with review of the literature. *Mod Pathol* **25**：1481-1495, 2012
15) Kadota K, Suzuki K, Sima CS, et al：Pleomorphic epithelioid diffuse malignant pleural mesothelioma. *J Thorac Oncol* **6**：896-904, 2011
16) Ordonez NG：Pleomorphic mesothelioma：report of 10 cases. *Mod Pathol* **25**：1011-1022, 2012
17) Mayall FG, Gibbs AR：The histology and immunohistochemistry of small cell mesothelioma. *Histopathol* **20**：47-51, 1992
18) Ordonez NG：Mesotheliomas with small cell features：report of eight cases. *Mod Pathol* **25**：689-698, 2012
19) Klebe S, Maha A, Henderson DW, et al：Malignant mesothelioma with heterologous elements：clinicopathological correlation of 27 cases and literature review. *Mod Pathol* **21**：1084-1094, 2008
20) Yousem SA, Hochholzer L：Malignant mesotheliomas with osseous and cartilaginous differentiation. *Arch Pathol Lab Med* **111**：62-66, 1987
21) Galateau-Sallé F, Attanoos R, Gibbs AR, et al：Lymphohistiocytoid variant of malignant mesothelioma of the pleura：a series of 22 cases. *Am J Surg Pathol* **31**：711-716, 2007
22) Kawai T, Hiroi S, Nakanishi K, et al：Lymphohistiocytoid mesothelioma of the pleura. *Pathol Int* **60**：566-574, 2010
23) Cantin R, Al-Jabi M, McCaughey WT：Desmoplastic diffuse mesothelioma. *Am J Surg Pathol* **6**：215-222, 1982
24) Klebe S, rownlee NA, Mahar A, et al：Sarcomatoid mesothelioma：a clinical-pathologic correlation of 326 cases. *Mod Pathol* **23**：470-479, 2010
25) Horiuchi T, Ogata S, Tominaga S, et al：Immunohistochemistry of cytokeratins 7, 8, 17, 18, and 19, and GLUT-1 aids differentiation of desmoplastic malignant mesothelioma from fibrous pleuritis. *Histol Histopathol* **28**：663-670, 2013
26) Churg A, Colby TV, Cagle P, et al：The separation of benign and malignant mesothelial proliferations. *Am J Surg Pathol* **24**：1183-1200, 2000
27) Travis WD：Sarcomatoid neoplasms of the lung and pleura. *Arch Pathol Lab Med* **134**：1645-1658, 2010

第 I 章　石綿関連疾患の病理

中皮腫の病理
早期中皮腫の病理

廣島　健三

はじめに

悪性胸膜中皮腫は胸膜に発生する病変であり，肺全体を厚くおおうように増殖する．腫瘍は葉間胸膜にも進展し，一部で肺実質にも浸潤する．

早期の中皮腫を議論する際には，病変の進展を詳細に記載する必要がある．1995年にInternational Mesothelioma Interest Group（IMIG）は，中皮腫が胸膜だけに限局する場合をT1とし，さらに同側の壁側胸膜だけに病変が存在するT1a，臓側胸膜にも病変が存在するT1bに分類することを提唱した[1]．現在のWHO分類もこの病期分類を採用している[2]．

Floresらは，3施設（Memorial Sloan-Kettering Cancer Center, National Cancer Institute, Karamanos Cancer Institute）で手術を受けた中皮腫症例をまとめて予後の比較を行った[3]．1990年から2006年の間に胸膜肺全摘術（extrapleural pleuro pneumonectomy；EPP）あるいは肺を温存しつつ壁側・臓側胸膜のみを切除する胸膜切除／剥皮術（pleurectomy/decortication；P/D）により腫瘍の切除が行われた663例で，中間生存期間はI期（52例）が38カ月，II期（142例）が19か月，III期（411例）が11カ月，IV期（58例）が7カ月であり，病期により中間生存期間に有意差を認めた．Ruschらは，世界の11の地域から集めたInternational Association for the Study of Lung Cancer Mesothelioma Databaseを用いて病期別の予後を検討した[4]．治療を目的とした手術を行われた症例の病期は，I期（132例）が30カ月，II期（306例）が22か月，III期（859例）が16カ月，IV期（192例）が12カ月であり，病期により中間生存期間に有意差を認めた．

また，化学療法だけでも，上皮型中皮腫で，若年で病期が早い場合は，手術療法よりも予後が良好であるとの報告もある[5]．化学療法を行い，効果があった症例に対して胸膜肺全摘術を行い，組織学的に検討した結果，摘出した標本には中皮腫は認められず，組織学的にcomplete responseを示したとの報告もある[6]．

したがって，中皮腫は早期に診断し，適切な治療を行うことが重要である．早期の中皮腫の病態を理解することは，早期診断，新規治療の開発に重要である．

1　早期中皮腫の定義

胃癌における早期胃癌のように，早期中皮腫に対して一定の定義は存在しない．したがって，各施設で早期中皮腫として扱う疾患にはさまざまな段階の中皮腫が含まれる．

中皮腫の最も早期の病変として，mesothelioma in situが提唱されている．これは，細胞学的に悪性所見を示す中皮細胞が胸膜内で単層性あるいは多層性に増殖し，乳頭状配列，管腔形成を示すが，浸潤所見を認めないものである[7]．しかし，反応性中皮細胞の過形成と中皮腫の異型性にはオーバーラップが存在するため，この二つを細胞学的に鑑別することはできない．したがって，他の生検標本内あるいは経過中の生検標本や解剖標本に，明らかな浸潤性の中皮腫を認める場合にのみ，この病変をmesothelioma in situと診断できる[8]．

われわれは，リンパ節転移や浸潤の程度は問わず，腫瘍の厚さが5mm以下のものを早期の中皮腫と定義し，その他の症例は進行した中皮腫と定義した[9]．

しかし，この定義を用いるためには，胸膜肺全摘術により肺を摘出することが必要で，胸部レントゲン写真や胸部CT写真では診断できない．

Hasegawaらは，早期中皮腫の定義として，レントゲン的T0と胸腔鏡的T0を提唱した[10]．レントゲン的T0とは，胸部レントゲン写真と胸部CT写真で胸水以外に明らかな胸膜腫瘍や胸膜肥厚を認めず，^{18}F-fluorodeoxyglucose positron emission tomography（FDG-PET）で異常な取り込みがないものをいう．胸腔鏡的T0とは，中皮腫の診断のために行われる胸腔鏡や開胸生検で，肉眼的に明らかな腫瘍がみられないものをいう．

2 早期中皮腫の診断

胸水貯留や胸壁に腫瘤を認める場合に，胸膜生検により病理診断が行われる．しかし，局所麻酔による経皮的針生検標本は，採取時のアーチファクトが強く加わり，腫瘍細胞の量が少なく，胸壁の平滑筋や脂肪組織が断片的に含まれ，腫瘍の浸潤所見を評価することが困難である．したがって，針生検による診断はきわめて難しい．早期の胸膜中皮腫の病理診断のためには，胸腔鏡により，壁側胸膜から脂肪組織をふくめて大きな標本を複数個採取することが重要である．また，胸腔鏡で異常にみえる箇所だけではなく，正常にみえる箇所も採取することが薦められる[11]．

3 早期中皮腫の自験例の検討

1995年から2008年の間に千葉胸膜腫瘍研究会に登録された症例のうち，中皮腫として胸膜肺全摘術が行われた症例は32例で，このうち18例の病理組織学的変化を再検討した．1例は他院のコンサルテーションケースである．10例がこの定義による早期の中皮腫であった．組織型は8例が高分化上皮型で，2例が二相型であった．

1）臨床所見

早期の中皮腫症例10例の発見動機は，咳嗽（3例），呼吸困難（2例），全身倦怠感（1例）であった．無症状で健康診断または他疾患の治療中に胸水を指摘されることも多く（3例），1例は健康診断で気胸を指摘され，気胸に対する胸腔鏡下手術にて壁側胸膜に異常を認め，その生検で中皮腫と診断された．胸部レントゲン写真，胸部CT写真でみられる所見は，胸水とわずかな胸膜肥厚であるが，明らかな結節はみられなかった．胸水中のヒアルロン酸濃度は，100,000 ng/mL以上の高値を示すことが多いが（6例），それ以下のこともあった（3例）．1例はヒアルロン酸濃度を測定していなかった．胸水細胞診は，異型性を示す中皮細胞がクラスターを形成して出現することが多く，7例がClass IVあるいはClass Vと診断され，2例はClass IIIと診断された．

早期中皮腫の胸腔鏡所見は，壁側胸膜の斑状変化や，多数の白色の小結節である．後者は癌性胸膜炎でも認められる所見である．きわめて早期の中皮腫は，胸腔鏡検査では所見を認めないこともある．

2）病理所見

早期中皮腫の肉眼像は，壁側胸膜が肥厚し，一部で臓側胸膜と癒着していることが多いが，大半は癒着を認めず，胸腔にスペースが存在する．肺の割面は，肥厚した壁側胸膜を認めるが，臓側胸膜には明らかな異常を認めない（図1）．詳細に検討すると，胸膜の一部に小結節を認める．きわめて早期の場合，壁側胸膜の肥厚もほとんどなく，肉眼的に異常を認めない．

組織学的には，異型性を示す中皮腫細胞が乳頭状増殖や管腔形成を示す．中皮腫細胞が胸膜表面を単層性におおい，単層性に並ぶ正常の中皮細胞が接している所見もしばしば認められる．早期の中皮腫の病変は非連続的で，多発性である．病変は主に壁側胸膜にみられるが，臓側胸膜にも存在する（図2）．壁側の脂肪組織への浸潤は軽度である．肺実質への浸潤はみられないことが多い．臓側胸膜表面に線維素が析出し，その中に中皮腫細胞を孤立性に認めることがある．また，線維素が基質化する過程で，線維芽細胞が増生し，異型性を示す中皮細胞が胸膜表面に一列に配列することもある．中皮腫細胞は葉間胸膜にも認められる．最も大きな病変は壁側胸膜に存在し，肉眼的にみられる結節の数は壁側胸膜の方が臓側胸膜より多いため，最初に腫瘍が発生した場所は，壁側胸膜であると考えられる．

肉腫型中皮腫が早期に胸膜肺全摘術で摘出されることはまれであるが，われわれが検討した早期の中

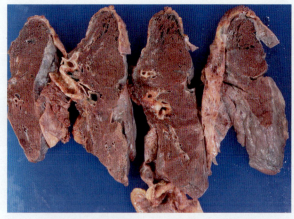

図1 早期の上皮型中皮腫
胸膜肺全摘標本.壁側胸膜は肥厚し,臓側胸膜と癒着をしている.壁側胸膜と臓側胸膜が癒着をしていない部分も存在する.

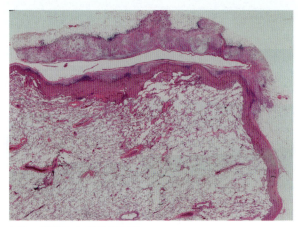

図2 早期の上皮型中皮腫
胸膜肺全摘標本.腫瘍は壁側胸膜と臓側胸膜で増殖をし,壁側胸膜と臓側胸膜は癒着をしている(HE染色).

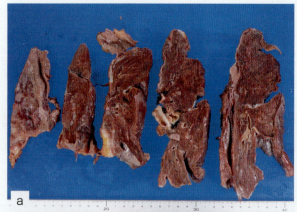

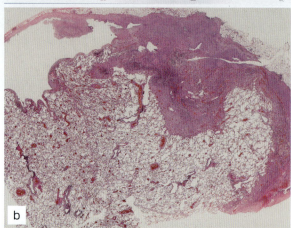

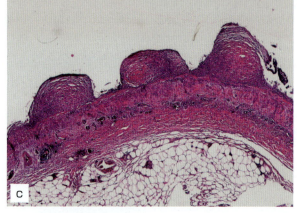

図3 早期の肉腫型中皮腫
a:胸膜肺全摘標本.壁側胸膜は肥厚し,臓側胸膜と癒着をしている.臓側胸膜はわずかに肥厚をしている.壁側胸膜と臓側胸膜が癒着をしていない部分も存在する.
b:胸膜肺全摘標本.腫瘍は壁側胸膜と臓側胸膜で増殖をし,肺に浸潤をしている.壁側胸膜と臓側胸膜は癒着をしている.癒着のない部分で壁側胸膜に隆起性結節を認める(HE染色,対物×0.75).
c:胸膜肺全摘術前の胸腔鏡下胸膜生検標本.壁側胸膜が線維性に肥厚し,表面に隆起性の結節を認める(HE染色).

皮腫症例には,わずかな上皮性成分を含む肉腫型中皮腫が含まれていた(図3a,b).肉腫型成分も早期には壁側胸膜から中皮腫細胞がポリープ状に増殖し,病変が多発していた(図3c).

3) 予後

われわれの早期の中皮腫症例は,IMIG分類によると,Ib期が3例,Ⅱ期が1例,Ⅲ期が5例,Ⅳ期が1例であった.これらの症例の1年生存率,2年生存率,3年生存率は100%,75%,60%であった.進行した中皮腫症例の1年生存率,2年生存率,3年生存率は43%,14%,0%であった.われわれの検討した症例には胸膜肺全摘術に温熱化学療法,全身化学療法,放射線療法を加えた症例が含まれている.早期中皮腫は胸膜肺全摘術により腫瘍を摘出し,術後に化学療法,放射線療法を追加することにより,予後が改善すると考えられる.

胸膜肺全摘術を行った悪性胸膜中皮腫症例のうち

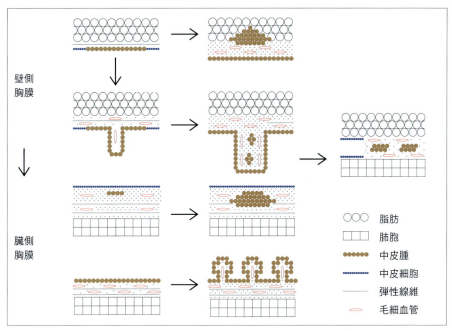

図4 早期中皮腫の進展様式 (*Pathol Int* **59**：537-545, 2009 より改変)

3例は術後5年以上にわたり生存した．1例はⅠb期で，3年後，5年後，7年後，8年後に皮下，腋窩リンパ節，胸腔内に再発したが腫瘍を切除し，放射線療法を追加した．10年8カ月間生存したが，肺炎で死亡した．病理解剖を行ったが，胸腔には腫瘍を認めず，腹膜と肝臓にわずかな転移巣を認めた．1例はⅠb期で，3年後に胸壁に再発したが腫瘍を切除し，5年間生存した．1例は心囊の全層に浸潤を認めⅣ期であった．術後に化学療法，放射線療法を追加し，術後6年後より腹水が貯留し，細胞診でClass Ⅴと診断される腫瘍細胞が検出されたが，腹水を吸引することにより，術後9年間生存している．

術後に長期間生存した症例は，いずれも上皮型で，腺管乳頭状あるいは微小囊胞状構造を示す．Myxoidな間質を有するが，desmoplasticな変化はない．腫瘍は胸腔側にポリープ状に発育し，壁側胸膜への浸潤の程度が軽度で，肺への浸潤はみられない．壁側胸膜と臓側胸膜の癒着も軽度である．他の中皮腫症例のように，胸膜内にびまん性に浸潤しないために，予後が良好であると推測される．

4 早期中皮腫の進展様式

上皮型中皮腫は，はじめに壁側胸膜にmesothelioma *in situ* として発生し，脂肪組織に浸潤する．また，表面で乳頭状増殖がおきる．臓側胸膜では，中皮下層，外弾力膜をこえ，間質層に浸潤する．臓側胸膜に乳頭状増殖がみられることもある．臓側胸膜表面に中皮細胞を認めず，中皮下層，間質層に浸潤することもある．これらの病変は多発性で，非連続的である．早期には，癒着は線維素の吸収により起こり，癒着部に腫瘍細胞を認めないこともある．臓側胸膜表面が線維素に覆われ，その中に中皮腫細胞が並んでいることがあり，他の部位の中皮腫細胞の播種と考えられる．進行すると，壁側胸膜と臓側胸膜の間には中皮腫細胞が増殖し，両者は腫瘍により癒着する．さらに進行すると，腫瘍は増殖して結節状になる[9]（図4）．

肉腫型中皮腫の早期病変は，肉腫型中皮腫細胞よりなるポリープ状の小結節が胸膜表面に多発する．小結節は癒合し，大きな結節になる．臓側胸膜にも，胸膜表面に小さな結節が多発し，中皮下層，外弾力膜をこえ，間質層に浸潤する．のちに，壁側胸膜と臓側胸膜は癒着する．

T1aの胸膜中皮腫を治療したとの報告はあるが，これらはいずれも胸腔鏡で診断をされ，胸膜肺全摘術などの手術により臓側胸膜の腫瘍の有無を確認していない[12〜14]．1995年にIMIGにより病期分類が提唱されて以来，胸膜中皮腫を外科的に摘出し，病理学的に検討した報告で，T1aの報告はない[3, 4, 15, 16]．したがって，T1aの胸膜中皮腫は臨床症状が出る前にT1bに進行し，胸水貯留をきたして病院を受診した時には，ほぼ全例が既に臓側胸膜にも浸潤を起

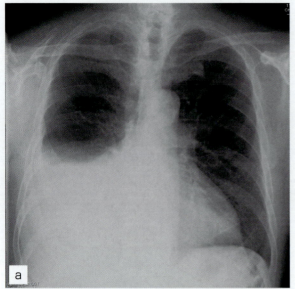
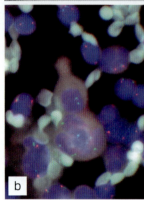
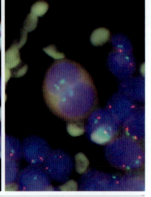
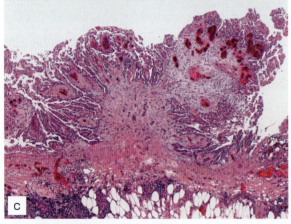

図5　早期の上皮型中皮腫
　a：胸部X線写真．右胸水を認める．
　b：胸水細胞診標本を用いたfluorescence in situ hybridization（FISH）によるp16遺伝子の欠失の検討．赤色のspotはp16遺伝子を，緑色のspotは9番染色体のcentromereを示す．2核細胞（右），相互封入像およびhump様細胞質突起を有する細胞（左）にp16遺伝子のホモ接合性欠失を認める．周囲の炎症性細胞にはホモ接合性欠失を認めない．
　c：胸腔鏡下胸膜生検．腫瘍細胞は壁側胸膜にtubulopapillary patternを示して結節状に増殖をしている（HE染色，対物×5）．

こしている．
　早期の中皮腫症例において病変が多発する理由として，中皮腫細胞が胸水を介して壁側胸膜と臓側胸膜の両方に播種する可能性が考えられる．また，他の機序とし，中皮腫が胸膜直下の組織に浸潤し，胸膜直下に存在するリンパ管に進入し胸膜に広汎に転移を起こすことも考えられる．われわれが検討した症例の中にも，肉眼的に明らかな腫瘤を認めなくとも，リンパ管浸潤や，縦隔脂肪組織に存在するリンパ装置に転移を認める症例が存在した．

5　レントゲン的T0症例の病理

　症例1：70歳，男性．市の検診で右胸水を指摘され，病院を受診した（図5a）．半年前に胸部レントゲン写真を撮った時には異常を指摘されなかった．船員として石綿曝露歴がある．胸水中のヒアルロン酸濃度は24,600ng/mLで，高値ではなかった．胸水細胞診標本には，小型のN/Cの高い細胞がクラスターで出現していた．2核細胞はみられたが，それより多い核を有する多核細胞は少なかった．相互封入像，hump様細胞質突起を有する細胞を少数認めた．
　セルブロックの免疫染色で異型細胞は，calretinin（＋），WT1（＋），D2-40（－），CEA（－），TTF-1（－），MOC31（＋），EMA（＋），Glut-1（＋），IMP3（＋），CD146（－），desmin（＋）であった．中皮腫を示唆する所見であるが，desminが陽性である点が典型的ではない．Fluorescence in situ hybridization（FISH）でp16遺伝子の欠失を検討した．2核細胞，相互封入像，hump様細胞質突起を有する細胞にhomozygous deletionを認めた（図5b）．立体的なクラスターを形成する細胞は多くはhomozygous deletionを認めるが，クラスター内に欠失を認めない非腫瘍性細胞も含まれた．
　胸腔鏡下壁側胸膜生検を行った．壁側胸膜表面に突出する腫瘍が多発し，組織学的には小さな腺腔形成や腺管乳頭状構造を認めた（図5c）．CAM5.2で脂肪組織への浸潤を確認した．組織標本の免疫染色の結果は，calretinin（＋），WT1（＋），D2-40（－），CEA（－），TTF-1（－）であった．EMA，desminはいずれも陽性であった．
　症例2：89歳，男性．昼食後に全身倦怠感が出現

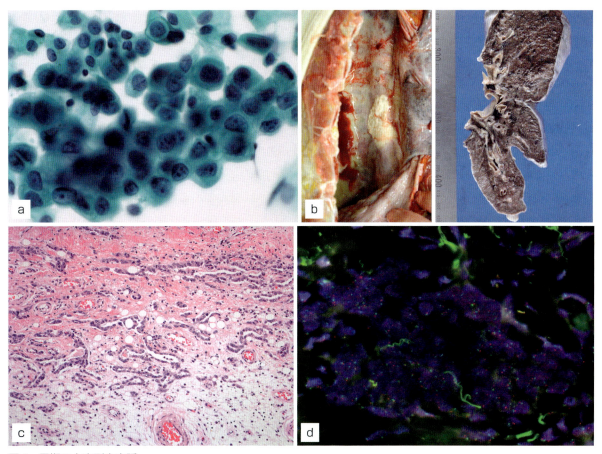

図6 早期の上皮型中皮腫
　a：胸水細胞診所見．やや大型のクロマチンが増量し，核小体が腫大した核を有する細胞が平面的なクラスターを形成している（Papanicolaou染色，対物×40）．
　b：壁側胸膜および横隔膜はわずかに肥厚し，プラークを認めるが，明らかな腫瘤はみられない（左）．臓側胸膜はわずかに肥厚し，白色調を呈している（右）．
　c：壁側胸膜の組織所見．立方形の細胞が腺腔形成を示して増殖し，脂肪組織に浸潤をしている．免疫染色の結果から中皮腫と診断した（HE染色，対物×10）．
　d：壁側胸膜の腫瘍のFISHによる*p16*遺伝子の欠失の検討．腫瘍細胞はホモ接合性欠失を認めない．

し，その後，食事がとれなくなり，病院を受診した．70歳まで，ボイラー業務に47年間従事していた．胸部レントゲン写真で，右側に大量胸水を認めた．胸部CT写真に胸膜肥厚や明らかな胸膜腫瘤を認めなかった．胸水中ヒアルロン酸は176,000ng/mLと高値であった．胸水細胞診所見は，軽度の核肥大を示し，クロマチンが増量し，核小体が腫大した中皮細胞がクラスターを形成していた（図6a）．2核細胞や相互封入像も認めた．中皮腫を疑ったが，高齢のため胸腔鏡下胸膜生検は適応外となり，他院に転院した．

転院後も胸水貯留が続き，ドレナージで胸水を排除しても右肺が虚脱した状態が続いた．転院後に行った胸水のセルブロックによる免疫染色の結果は，calretinin（＋），WT1（＋），D2-40（＋），CEA（－），TTF-1（－），EMA（＋），Glut-1弱陽性，IMP3（＋），CD146（－），desmin（－）であった．徐々に衰弱し，初診から8ヵ月後に死亡した．死亡直前の胸部CT写真でも，胸膜肥厚や明らかな胸膜腫瘤を認めなかった．

病理解剖を行った．壁側胸膜に胸膜プラークを認め，壁側胸膜は厚みが1mm程度に肥厚していたが，明らかな腫瘤は認められなかった（図6b）．右肺は虚脱をし，右胸腔に胸水を認めた．肉眼的に右肺の臓側胸膜は肥厚し，肺実質にもわずかに浸潤をしていた（図6b）．組織学的には，肥厚した壁側胸膜内に異型性を示す中皮腫細胞が腺腔を形成し，脂肪組織にも浸潤を認めた（図6c）．免疫染色の結果は，calretinin（＋），D2-40（＋），WT1（＋），CEA（－），BerEP-4（－），MOC31（－），EMA（＋），Glut-1（－），IPM3（＋），CD146（＋）であった．臓側胸膜にも中皮腫の増殖を認め，肺実質へも浸潤をしていた．

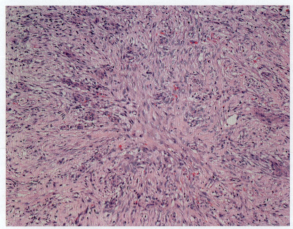

図7　線維性胸膜炎
異型性を示す紡錘形細胞がstoriform patternを示している（HE染色，対物×10）．

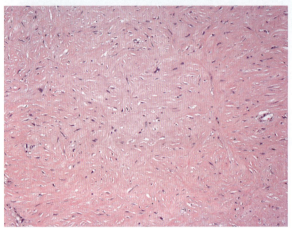

図8　線維形成型中皮腫
紡錘形細胞の細胞密度は低く，異型性は軽度である（HE染色，対物×10）．

臓側胸膜に中皮腫細胞がびまん性に浸潤したために，胸水を排除しても肺が膨らまなかったと考えられる．中皮マーカーが陽性で，癌のマーカーは陰性であり，中皮腫と診断した．FISHで*p16*遺伝子の欠失を検討したが，欠失はみられなかった（図6d）．

まとめ

中皮腫はきわめて予後が悪い腫瘍であるが，早期に胸膜肺全摘術により腫瘍を摘出し，術後に化学療法，放射線療法を追加することにより，5年以上生存することもある．また，症例2のように，胸水貯留が8カ月持続したが，腫瘍の増殖が緩徐で，肉眼的に腫瘤が明らかではない症例もある．

中皮腫の診断には，胸腔鏡による生検標本の病理所見だけではなく，胸水細胞診，胸水中のヒアルロン酸濃度，CT所見などから総合的に判断する必要

がある．胸部CT写真で胸膜肥厚が背側だけではなく，縦隔胸膜や前胸壁の胸膜にも及ぶ所見は，中皮腫を疑う．

胸腔鏡下胸膜生検標本は，早期の中皮腫の場合，中皮腫細胞は胸膜表面にのみ認められ，脂肪組織への浸潤所見を認めないため，反応性中皮細胞と上皮型中皮腫の鑑別が難しい．この鑑別に免疫染色によりEMA，IMP3，Glut-1，desminなどを検討することは意義がある[17〜19]．しかし，これらの免疫染色の結果は中皮腫と反応性中皮細胞の間で統計学的に有意差を認めるが，個々の症例においては，これらの結果だけで中皮腫と診断することはできない[20]．反応性中皮細胞と上皮型中皮腫の鑑別が難しい場合は，FISHによる*p16*遺伝子の欠失の検討が有用である．胸膜表面に単層性にみられる異型性を示す中皮細胞に*p16*遺伝子の欠失が存在すれば，浸潤所見を認めなくても中皮腫と診断できる[20]．また，症例1のように胸水中に出現している中皮由来の細胞に*p16*遺伝子の欠失が存在すれば中皮腫と診断できる．

原因不明の胸水が存在し，臨床的に良性石綿胸水（石綿曝露を受けた後に，他に原因がなく胸水が貯留する状態）あるいは早期の中皮腫が疑われる場合に，胸腔鏡下胸膜生検が行われることがある．良性石綿胸水は，病理学的には線維性胸膜炎の所見であるが，異型性を示す紡錘形細胞が出現するため，線維形成型中皮腫と間違いやすい．線維性胸膜炎でも異型細胞が全層にわたって存在し，storiform patternを示すこともある（図7）．一方，線維形成型中皮腫は細胞密度が低く，異型性が軽度であることがある（図8）．線維性胸膜炎と肉腫型中皮腫の鑑別が難しい場合にはFISHによる*p16*遺伝子の欠失の検討が役立つ[21]．

文　献

1) Rusch VW：A proposed new international TNM staging system for malignant pleural mesothelioma. From the International Mesothelioma Interest Group. *Chest* **108**：1122-1128, 1995
2) Travis W, Brambilla E, Muller-Hermelink H, et al：World Health Organization Classification of Tumours. Pathology and Genetics of Tumours of the Lung,

Pleura, Thymus and Heart, Lyon, IARC Press, 2004
3) Flores RM, Pass HI, Seshan VE, et al : Extrapleural pneumonectomy versus pleurectomy/decortication in the surgical management of malignant pleural mesothelioma : results in 663 patients. *J Thorac Cardiovasc Surg* **135** : 620-626, 626 e621-623, 2008
4) Rusch VW, Giroux D, Kennedy C, et al : Initial analysis of the international association for the study of lung cancer mesothelioma database. *J Thorac Oncol* **7** : 1631-1639, 2012
5) Hillerdal G, Sorensen JB, Sundstrom S, et al : Treatment of malignant pleural mesothelioma with carboplatin, liposomized doxorubicin, and gemcitabine : a phase II study. *J Thorac Oncol* **3** : 1325-1331, 2008
6) Bech C, Sorensen JB : Chemotherapy induced pathologic complete response in malignant pleural mesothelioma : a review and case report. *J Thorac Oncol* **5** : 735-740, 2010
7) Whitaker D, Henderson DW, Shilkin KB : The concept of mesothelioma in situ : implications for diagnosis and histogenesis. *Semin Diagn Pathol* **9** : 151-161, 1992
8) Henderson DW, Shilkin KB, Whitaker D : Reactive mesothelial hyperplasia vs mesothelioma, including mesothelioma in situ : a brief review. *Am J Clin Pathol* **110** : 397-404, 1998
9) Hiroshima K, Yusa T, Kameya T, et al : Malignant pleural mesothelioma : clinicopathology of 16 extrapleural pneumonectomy patients with special reference to early stage features. *Pathol Int* **59** : 537-545, 2009
10) Hasegawa S, Kondo N, Matsumoto S, et al : Practical approaches to diagnose and treat for T0 malignant pleural mesothelioma : a proposal for diagnostic total parietal pleurectomy. *Int J Clin Oncol* **17** : 33-39, 2012
11) Scherpereel A, Astoul P, Baas P, et al : Guidelines of the European Respiratory Society and the European Society of Thoracic Surgeons for the management of malignant pleural mesothelioma. *Eur Respir J* **35** : 479-495, 2010
12) Castagneto B, Zai S, Mutti L, et al : Palliative and therapeutic activity of IL-2 immunotherapy in unresectable malignant pleural mesothelioma with pleural effusion : Results of a phase II study on 31 consecutive patients. *Lung Cancer* **31** : 303-310, 2001
13) Monnet I, Breau JL, Moro D, et al : Intrapleural infusion of activated macrophages and gamma-interferon in malignant pleural mesothelioma : a phase II study. *Chest* **121** : 1921-1927, 2002
14) Maeda R, Isowa N, Onuma H, et al : Stage Ia malignant pleural mesothelioma : clinical course and appropriate diagnostic process. *Gen Thorac Cardiovasc Surg* **57** : 264-268, 2009
15) Rusch VW, Venkatraman ES : Important prognostic factors in patients with malignant pleural mesothelioma, managed surgically. *Ann Thorac Surg* **68** : 1799-1804, 1999
16) Heelan RT, Rusch VW, Begg CB, et al : Staging of malignant pleural mesothelioma : comparison of CT and MR imaging. *AJR Am J Roentgenol* **172** : 1039-1047, 1999
17) Minato H, Kurose N, Fukushima M, et al : Comparative Immunohistochemical Analysis of IMP3, GLUT1, EMA, CD146, and Desmin for Distinguishing Malignant Mesothelioma From Reactive Mesothelial Cells. *Am J Clin Pathol* **141** : 85-93, 2014
18) Kuperman M, Florence RR, Pantanowitz L, et al : Distinguishing benign from malignant mesothelial cells in effusions by Glut-1, EMA, and Desmin expression : An evidence-based approach. *Diagn Cytopathol* **41** : 131-140, 2013
19) Tsukiji H, Takeshima Y, Amatya VJ, et al : Myogenic antigen expression is useful for differentiation between epithelioid mesothelioma and non-neoplastic mesothelial cells. *Histopathology* **56** : 969-974, 2010
20) Hwang H, Tse C, Rodriguez S, et al : p16 FISH Deletion in Surface Epithelial Mesothelial Proliferations Is Predictive of Underlying Invasive Mesothelioma. *Am J Surg Pathol* **38** : 681-688, 2014
21) Wu D, Hiroshima K, Matsumoto S, et al : Diagnostic usefulness of p16/CDKN2A FISH in distinguishing between sarcomatoid mesothelioma and fibrous pleuritis. *Am J Clin Pathol* **139** : 39-46, 2013

第 I 章　石綿関連疾患の病理

中皮腫の病理
中皮腫診断における免疫組織化学的所見の有用性

酒井　康裕

はじめに

悪性中皮腫（以下，中皮腫）の発生部位は，従来中皮の存在する体腔（胸腔，腹腔，心膜腔，精巣鞘膜腔）であり特徴的であるものの，これらは全身臓器に発生した多彩な腫瘍が転移・進展しうる場でもある．ヒトに発生する腫瘍という広い視点からは，むしろ後者の頻度の方が高い．

中皮腫の増殖様式は，時に限局性であるものの，主としてびまん性で体腔内を埋めるように，あるいは播種状に増殖するが，後で述べるように奇妙にも偽中皮腫様進展を示す腫瘍も存在する．

また，前項でも述べられたように，中皮腫には上皮型，肉腫型，線維形成型，二相型，特殊型があり，癌（上皮性悪性腫瘍），肉腫（間葉系悪性腫瘍），悪性リンパ腫のいずれとも鑑別を要する多彩な組織像を示すが，裏返せば悪性中皮腫だけが取り得るような組織像は存在しないということである．

ゆえに，年齢や性別，既往歴，職業歴，血液検査所見，貯留した体腔液の性状，画像所見などの患者情報を十分に考慮しても，中皮腫の病理診断が容易でないことはお分かりいただけると思う．

病理診断の進め方としては，適正な検体の下，最も標準的な HE 染色標本による丹念な形態観察によってある程度鑑別疾患を絞った上で，中皮腫かどうか絞り込むための次の手段を講じるわけだが，歴史的には PAS 染色やアルシアン青染色，コロイド鉄染色などの特殊染色，電子顕微鏡による微細構造観察が行われてきた．それらは今も有用であるが，医療経済的，手技的な問題がある．分子レベルの鑑別手段であり，自動免疫装置の普及と抗体入手の容易さから，現在では免疫組織化学染色（以下，免疫染色）が積極的に行われ，鑑別を行う上で最も重要な役割を果たしている．

本稿ではこの難しい中皮腫に対し，免疫染色を使ってどのように診断しているのか，その有用性と問題点を紹介する．

1　免疫染色とは何か

免疫染色の原理については他書に詳細に書かれているため，興味のある方はそちらをご参照いただきたいが，いくつもある免疫染色の手技は原理的には共通し，要は抗原抗体反応を利用している．たとえば，創部から細菌感染した場合に血清中の免疫グロブリンが細菌に結合して免疫反応を起こし，細菌を死滅させる仕組みと同じものを利用している．

ヒトのある細胞の核，細胞膜，細胞質のいずれか，あるいは重複して存在する，ある物質に注目する．HE 染色標本での形態観察だけでは病理診断が難しい場合，もしこの物質の存在の有無が診断の決め手になるのであれば何とかして調べたいが，これは分子レベルなので電子顕微鏡で観察できる微細構造よりもずっと小さい．そこで免疫染色が役立つ．まず HE 染色標本と同時に作成した未染標本に一定の処理を施す．次いである物質を抗原として認識するように，あらかじめ人工的に作製された免疫グロブリン（抗体）溶液を未染標本に降り掛け，一定の条件下で反応させる．もし，ある物質が存在していれば，抗原抗体反応が起こっているはずである．反応があればそこが褐色に発色するように可視化処理する．褐色が確認されれば，陽性，すなわち，ある物質が存在していることが証明できたわけである（図 1）．こうして病理診断が下される．光学顕微鏡で分子の存在を確認できる免疫染色は画期的で，かつたいへ

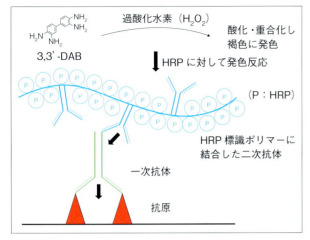

図1 免疫染色法の一つである酵素標識ポリマー間接法の原理模式図
抗原抗体反応後(抗原と一次抗体)に抗原抗体反応(一次抗体とポリマー化二次抗体)をさせる興味深い方法だが、実用的である。西洋わさびペルオキシダーゼ(horseradish peroxidase；HRP)を多数標識したポリマーと結合させた二次抗体を利用することで、3,3'-ジアミノベンジジン(diaminobenzidine；DAB)との発色反応を高め、ある物質(抗原)に対する高い検出感度を得ている。

ん有用な染色手技である。ここでいう免疫染色は、手術、生検、穿刺などで得られた組織、細胞のパラフィンブロックを利用して作成した標本に対して行うものを指しており、特に病理医が常勤する医療機関であれば日常業務の一環である(図2)。さまざまな物質に対する抗体は、各メーカーから市販されており、目的に応じて抗体を購入している。

では、悪性中皮腫細胞にだけ存在し、良性の中皮細胞、他臓器の正常細胞、あるいは他の腫瘍細胞に全く存在しない物質があれば、免疫染色をするだけで難なく病理診断できるわけだが、残念ながらそこまでの物質は現在見つかっていない。しかし後で述べるように、カルレチニン、サイトケラチン5/6(以下、CK5/6)、D2-40(ポドプラニン)、WT1といった中皮腫細胞に感度、特異度の高い抗原が知られているし、一方、鑑別を要する他の腫瘍に対して感度、特異性の高い何らかの抗原が存在するかもしれない。また、中皮細胞の良悪で発現の異なる、EMAやデスミン、GLUT-1、CD146などいくつかの抗原も知られている。よって、鑑別内容に応じて複数の免疫染色を同時に行うこと(免疫染色パネルと呼ぶ)によって、中皮腫・鑑別対象の腫瘍、あるいは良性・悪性のどちらに近いのか、確率を重ねあげることで病理診断しているのが現状である。

2 病理診断に十分かつ適正な免疫染色を行うために

びまん性中皮腫にとって鑑別の対象は、類似の増殖様式をとるさまざまな腫瘍になるが、特に癌の場合、偽中皮腫様癌(pseudomesotheliomatous carcinoma)と呼ばれる。その多くは肺腺癌であり、末梢の小さな肺癌が肺外に進展した状態である。扁平上皮癌や肉腫様癌のこともある。肺以外の臓器からの転移癌(乳癌、卵巣癌、子宮癌、胃癌、膵癌、胆管癌、腎細胞癌、膀胱癌、前立腺癌など)や胸腺腫瘍(浸潤性胸腺腫、胸腺癌)、軟部肉腫(類上皮性血管内皮腫、血管肉腫、滑膜肉腫など)、悪性黒色腫、悪性リンパ腫(原発性滲出性リンパ腫、膿胸関連リンパ腫など)も、びまん性に中皮腫様に進展しうる。一方、限局性中皮腫も存在するが、これもまた腫瘤ないし結節を形成する末梢性肺がんや転移癌、胸膜・胸壁発生の間葉系腫瘍(孤立性線維性腫瘍、滑膜肉腫、骨肉腫、軟骨肉腫など)との鑑別を要する。これだけのものを鑑別しつつ、中皮腫の病理診断を行おうとすれば、形態観察や免疫染色パネルの実施の他、必要に応じて蛍光 in situ ハイブリダイゼーションやGバンド分染法などの染色体・遺伝子検査、電子顕微鏡検査、フローサイトメトリー、血液塗抹検査など多数の付随検査も考慮しなければならない。よって中皮腫の病理診断には、十分量の組織が必要なのは想像に難くないと思う。単に大きければ良いというのではなく、「面積的な広さ」と同時に「深さ」が必要である。なぜなら中皮腫は、反応性変化ではあり得ないような組織への浸潤傾向を病理組織標本の上で確認しなければ、中皮腫細胞の異型性のみでは診断し切れないからである。たとえば、中皮腫の診断のために壁側胸膜を生検するのであれば、胸内筋膜レベルまで採取して欲しい(図3)[1]。

中皮腫の発見動機として原因不明の片側性の胸水貯留が多いが、症状軽減と胸水の性状検査、細胞診、胸腔内観察を兼ねて、局所麻酔下で胸水ドレナージと内科的胸腔鏡検査が同時的に実施されることが多い。その際、侵襲性の低さから外科的生検の前段階として、病変から複数個の鉗子生検が行われることがある。最近では、胸水セルブロックの作成を依頼されることもある。確かに小検体であっても浸潤傾

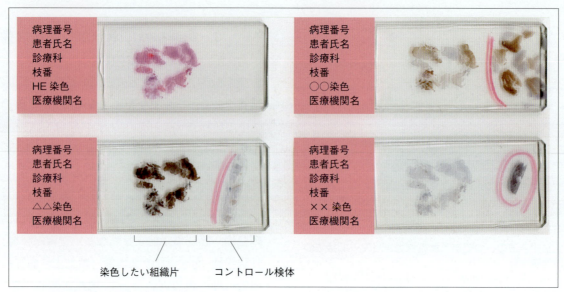

図2　HE染色標本と免疫染色標本の実際
　目的とする免疫染色によって，びまん性強陽性，モザイク状に陽性，陰性とさまざまであることが肉眼でも分かる．

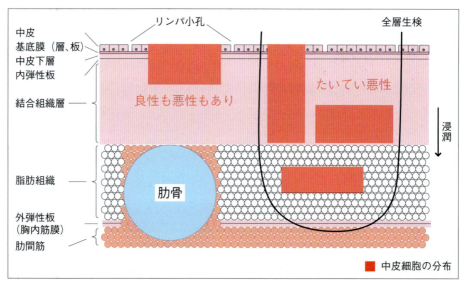

図3　良悪性による中皮細胞の分布の模式図と外科的壁側胸膜生検の切離ライン
　悪性中皮腫の診断には，反応性変化では考えられない部位への浸潤傾向の有無を確認しなければならないので，壁側胸膜生検ならば，胸内筋膜レベルまで採取する必要がある（文献1を参考に作成）．

向が確認できることもあるし，たとえばTTF-1染色やNapsin A染色が陽性ならば，肺腺癌の胸腔内進展を疑いやすい．しかし，一般に検体が小さいほど得られる情報も少ない．患者の状態が悪いのに全身麻酔を要する外科的生検は難しいが，労働者災害補償保険法や石綿による健康被害の救済に関する法律によって中皮腫の補償を受けるためには，免疫染色での詳細な検討結果が求められるのもまた事実である．患者の社会保障の観点からも十分量かつ質的に良好な組織，細胞の採取は，特に中皮腫では絶対要件であり，インフォームド・コンセントも肝要である．

腫瘍が不明瞭な症例の外科的生検は迅速診断で病変の確認をするなどして，間違っても胸膜肥厚斑ばかり採取することのないよう，事前に外科医とよく打ち合わせておかなければならない．異なる数か所からの採取が望ましい．採取した組織は，すみやかに10％中性緩衝ホルマリンで固定しなければならない．膜状の検体の場合は，よく伸展しつつゴム板などにピン留めしてから固定を始めなければならな

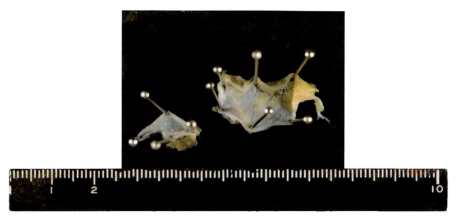

図4　外科的壁側胸膜生検後の伸展固定
胸膜などの膜状検体は，よく伸ばしてゴム板などにピン留めしてから10％緩衝ホルマリンに漬けて固定する．小さなスピッツに容れられたホルマリンに，丸まったままの検体を容れてはいけない．

いし（図4），肺の部分切除の場合は，ステープルを離断後，注射器で十分にホルマリンを注入し，空気が入っていた時と同じ位に肺を膨らませてからホルマリンに漬けなければならない．

3　中皮腫診断のための免疫染色

中皮腫のどの型とどのような疾患が鑑別対象になるのかによって免疫染色パネルが異なるので，どうしても中皮腫の病理診断は複雑になるのだが，現時点でのエビデンスを紹介するので，適宜御利用いただきたい．なお，免疫染色を実施した場合の標本作製料として，1～3種類では400点，4種類以上では2,000点が認められている．

1）原発性肺腺癌と上皮型胸膜悪性中皮腫の鑑別

紹　介：最も必要とされる鑑別診断である．上皮型中皮腫では核中心性や細胞周辺のぼやけ，相互相接・窓形成，相互封入・瘤様突起，多核巨細胞，2型 collagenous stroma などが中皮腫に有意な細胞像とされるが，絶対的なものではないし（図5），多彩な増殖・細胞様式を呈する（図6）ことから[2]，実際は，HE染色標本による形態観察だけでは腺癌との鑑別は困難である．ましてやそれが肺由来かどうかは分からない．そこで，2003年の Ordóñez の報告[3]を中心的な知見として，その前後で検討されてきた免疫組織化学的鑑別方法を吟味し，2012年 International Mesothelioma Interest Group（以下，IMIG）がコンセンサスとして，原発性肺腺癌と上皮型胸膜中皮腫を鑑別する免疫染色パネルを提唱した（表1）[4]．

方　法：中皮腫マーカーとしてカルレチニン，CK 5/6，WT1，D2-40（ポドプラニン）を，腺癌マーカーとして MOC31，BG8（Lewis^Y），CEA（モノクローナル），B72.3，BerEP-4，特に肺腺癌マーカーとして TTF-1，Napsin A をあげている．まずは中皮腫マーカー，腺癌マーカーより2つずつ選択し，それで鑑別がうまく行かない時は，残りから追加染色するよう提唱している（図7，8）．

注　釈：(1) IMIG コンセンサスでは，優先的に採用すべきマーカーやマーカーの組み合わせ方，クローンについては各施設に任されている．しかし日本では，環境省中央環境審議会石綿健康被害判定小委員会の医学的判定に係る資料に関する留意事項（平成22年6月15日）に即して，中皮腫マーカーにはカルレチニン，腺癌マーカーにはCEA染色とTTF-1染色ないしNapsin A染色を入れておく方が望ましい．(2) それぞれの抗体の感度，特異度に関してはIMIGコンセンサスでは言及されていないが，King や Mimura らの報告が参考になる（表2）[5,6]．およそ感度は80～90％，特異度は90～100％である．(3) IMIGコンセンサスや医学的判定に係る資料に関する留意事項で触れているが，染色結果の判定では，陽性となるべき部位に陽性となっているかどうかをよく確認しなければならない（表1，図7，8）．(4) 陽性と判断するための陽性細胞占有率（カットオフ値）に基準はないが，IMIGのコンセンサス

第Ⅰ章 石綿関連疾患の病理

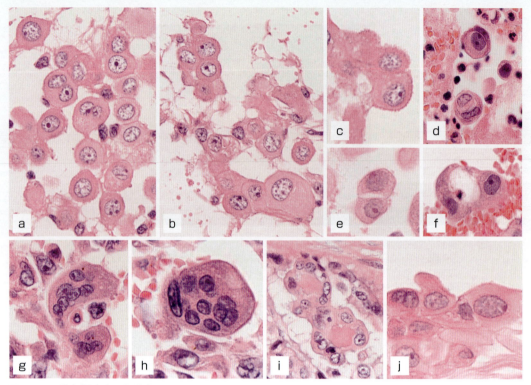

図5 HE染色標本上の細胞像
a：核中心性（対物×100），b：細胞相接（対物×100），c：細胞辺縁のぼやけ（微絨毛の発達；対物×100），d：相互封入（対物×100），e, f：窓形成（対物×100），g, h：多核巨細胞，i：2型collagenous stroma（対物×100），j：瘤様突起（対物×100）．

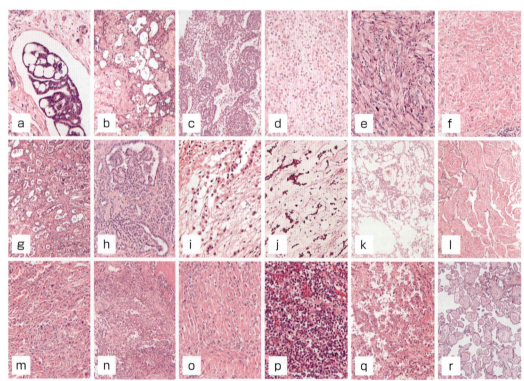

図6 上皮型悪性中皮腫の増殖・細胞様式
a：腺様嚢胞状（HE染色，対物×20），b：腺腫様（HE染色，対物×20），c：ロールパン様（HE染色，対物×20），d：淡明細胞（HE染色，対物×20），e：脱落膜様（HE染色，対物×20），f：びまん性（HE染色，対物×20），g：腺管状（HE染色，対物×20），h：糸球体様（HE染色，対物×20），i：組織球様（HE染色，対物×20），j：ヒアルロン酸／プロテオグリカン過剰産生関連（HE染色，対物×20），k：微小嚢胞状（HE染色，対物×20），l：胎盤様（HE染色，対物×20），m：多形性（HE染色，対物×20），n：低分化（HE染色，対物×20），o：一列縦隊状（HE染色，対物×20），p：小細胞（HE染色，対物×20），q：乳頭管状（HE染色，対物×20），r：高分化乳頭状（HE染色，対物×20）．

表1 上皮型胸膜悪性中皮腫と肺腺癌の鑑別診断で使用される免疫染色

抗体	有用性	染色部位	陽性率（%）上皮型胸膜悪性中皮腫	陽性率（%）肺腺癌
上皮型中皮腫マーカー				
Calretinin	◎	核，細胞質	100[†]	5〜10[*]
Cytokeratin 5 または 5/6	◎	細胞質	75〜100	2〜20[*]
WT1	◎	核	70〜95	0
D2-40（podoplanin）	◎	細胞膜	90〜100	〜15[*]
肺腺癌マーカー				
MOC31	◎	細胞膜	2〜10[*]	95〜100
BG8（Lewis[Y]）	◎	細胞膜	3〜7[*]	90〜100
CEA（monoclonal）	◎	細胞膜	＜5[*]	80〜100
B72.3	◎	細胞質，細胞膜	極少	75〜85
BerEP-4	◎	細胞膜	〜20[*]	95〜100
TTF-1	◎	核	0	75〜85
Napsin A	◎	細胞質	0	80〜90

◎：たいへん有用，†：強くびまん性，*：局所的

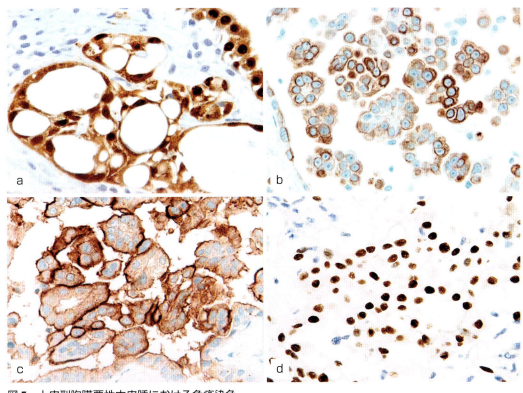

図7 上皮型胸膜悪性中皮腫における免疫染色
a：カルレチニン（対物×40），b：サイトケラチン 5/6（対物×40），c：D2-40（ポドプラニン）（対物×40），d：WT1 染色（対物×40）．陽性となるべき部位に陽性となっている（順に，核・細胞質，細胞質，細胞膜，核）．

は10%を紹介している．

問題点：(1) 中皮腫マーカーは，個々としては決して腫瘍特異性の高いものではない．たとえば，カルレチニン染色は卵巣顆粒膜細胞腫や副腎皮質腺腫[7]，CK5/6染色は扁平上皮癌や尿路上皮癌，D2-40染色は扁平上皮癌や神経鞘腫，WT1染色は婦人科領域の漿液性腺癌や後腎性腺腫でも陽性となる．また，中皮腫マーカーは肺癌の各組織型で陽性

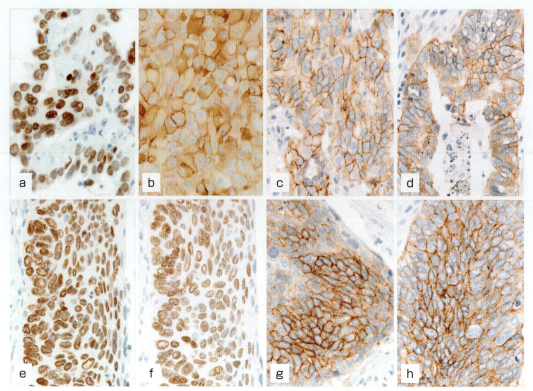

図8 肺癌における免疫染色
a：TTF-1（肺腺癌，対物×40），b：CEA（肺腺癌，対物×40），c：MOC31染色（肺腺癌，対物×40），d：BerEP-4（肺腺癌，対物×40），e：p63（肺扁平上皮癌；対物×40），f：p40（肺扁平上皮癌；対物×40），g：MOC31（肺扁平上皮癌；対物×40），h：BerEP-4（肺扁平上皮癌；対物×40）．

表2 上皮型中皮腫および原発性肺腺癌に対する各種抗体の感度，特異度

抗体	対 上皮型胸膜悪性中皮腫		抗体	対 原発性肺腺癌	
	感度（%）	特異度（%）		感度（%）	特異度（%）
Cytokeratin 5/6	83	85	CEA	83	95
Vimentin	62	75	Monoclonal CEA	81	97
Calretinin	82	85	BerEP-4	80	90
HBME-1	85	43	B72.3	80	93
Thrombomodulin	61	80	Leu-M1	72	93
N-cadherin	78	84	E-cadherin	86	82
WT1	77	96	MOC31	93	93
			TTF-1	72	100
			BG8	93	93

となりうる（表1，3）[8]．すなわち，中皮腫マーカーは現時点で絶対的なものが一つもないということである．よって，マーカー単独で過信すべきではない．（2）いくつかの中皮腫マーカーが標本の一部に弱〜中程度陽性だが，同時にTTF-1染色も陽性という症例に遭遇することがある．TTF-1が登場して30年近くになるものの，中皮腫にTTF-1染色が陽性になるという報告がいまだないことから，このような症例は，TTF-1染色の染色態度にかかわらず，肺腺癌と診断している．しかし，真に正しい考え方なのか，疑問の余地がある．（3）いくつかの中皮腫マーカーが陽性で，TTF-1染色が陰性だからといってすぐに中皮腫の診断を下してはならない．2〜3割の肺腺癌はTTF-1染色が陰性である．CEA染色やMOC31染色などの他の癌マーカーの結果もよく確認しなければならない．

表3 肺癌の各組織型における中皮腫マーカーの染色結果

	Calretinin 陽性				Thrombomodulin 陽性				Keratin 5 陽性				Mesothelin 陽性			
	数	10%以上	10%未満	陽性率(%)	数	10%以上	10%未満	陽性率(%)	数	10%以上	10%未満	陽性率(%)	数	10%以上	10%未満	陽性率(%)
腺癌, 分化型	148	9	8	11	148	17	2	13	146	8	9	12	148	60	18	53
低分化型腺癌, 粘液産生充実腺癌	48	5	3	17	49	7	0	14	49	7	0	14	49	25	5	61
細気管支肺胞上皮癌, 粘液産生型	6	0	0	0	6	1	0	17	6	0	0	0	6	3	0	50
細気管支肺胞上皮癌, 粘液非産生型	7	0	0	0	7	1	0	14	7	0	1	14	7	5	0	71
局所的に神経内分泌分化を伴う腺癌	22	1	2	14	22	0	0	0	22	0	0	0	22	7	3	45
神経内分泌分化を伴う腺癌	18	0	3	17	18	3	0	17	18	0	0	0	18	2	2	22
淡明細胞腺癌	6	0	0	0	6	1	0	17	6	0	0	0	6	2	2	67
分類不能大細胞癌	120	36	9	38	117	26	3	25	120	53	14	56	118	8	7	13
局所的に神経内分泌分化を伴う大細胞癌	10	0	1	10	10	2	1	30	10	2	1	30	10	0	2	20
大細胞神経内分泌癌	33	8	7	45	33	5	1	18	33	1	5	18	33	5	1	18
小細胞癌	41	15	5	49	41	4	7	27	41	4	7	27	41	0	0	0
扁平上皮癌, 角化型	62	4	17	34	62	61	1	100	62	61	1	100	62	4	6	16
扁平上皮癌, 非角化型	62	9	10	31	62	47	7	87	62	47	7	87	62	8	11	31
肉腫様癌, 紡錘細胞型	6	0	1	17	6	0	1	17	6	0	1	17	6	0	0	0
巨細胞癌	6	4	0	67	6	2	1	50	6	2	1	50	6	1	0	33

表4 上皮型胸膜悪性中皮腫と肺扁平上皮癌の鑑別診断で使用される免疫染色

抗体	有用性	染色部位	陽性率 (%)	
			上皮型胸膜悪性中皮腫	肺扁平上皮癌
上皮型中皮腫マーカー				
WT1	◎	核	～95	0
Calretinin	○	核, 細胞質	100†	40*
D2-40（podoplanin）	×	細胞膜	80～100	50
Cytokeratin 5 または 5/6	×	細胞質	75～100	100
肺扁平上皮癌マーカー				
p63 または p40	◎	核	7*	100†
MOC31	◎	細胞膜	2～10*	97～100
BG8（Lewis^Y）	◎	細胞膜	3～7*	80
BerEP-4	○	細胞膜	～20*	85～100
Cytoketratin 5 または 5/6	×	細胞質	75～100	100

◎：たいへん有用, ○：有用, ×：有用ではない, †：強くびまん性, *：局所的

以下, 中皮腫と対象疾患を鑑別するための免疫染色パネルを示していくが, 基本姿勢は1) と同様である.

2) 原発性肺扁平上皮癌と上皮型胸膜悪性中皮腫の鑑別

紹 介：1) と比べれば頻度は低いが, 上皮型中皮腫が充実性優位の増殖形態を示す場合に, 時に肺原発扁平上皮癌との鑑別を要する.

方 法：IMIG コンセンサスでは, この場合の中皮腫マーカーとして, WT1, カルレチニンを, 扁平上皮癌マーカーとして, p63 または p40, MOC31, BG8（Lewis^Y）, BerEP-4 をあげている（表4, 図8）. WT1, カルレチニンと共に, 扁平上皮癌マーカーから2つ使用し, それで鑑別がうまく行かない時は, 残りから追加染色するよう提唱している. もし肺腺癌との鑑別も同時に必要な場合, Ordóñez は CK5/6 染色と TTF-1 染色も加えておくことを薦めている[9].

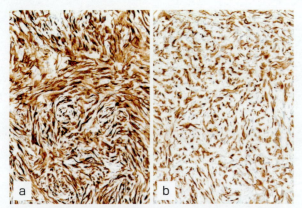

図9 肉腫型悪性中皮腫におけるサイトケラチン染色
a：低分子サイトケラチン（CAM5.2）染色，対物×40．b：汎サイトケラチン（AE1/AE3）染色，対物×40．

3）原発性肺肉腫様癌と肉腫型胸膜悪性中皮腫の鑑別

紹　介：肺肉腫様癌が胸膜に進展し中皮腫様の拡がりを示す場合がある．一方，胸膜や胸壁は滑膜肉腫，骨肉腫，軟骨肉腫などの真の肉腫の発生部位でもある．よって肉腫型中皮腫は真の肉腫，肺肉腫様癌と同時に鑑別する必要がある．

方　法：肉腫型中皮腫と真の肉腫，肺肉腫様癌を鑑別する免疫染色パネルは，いまだ一定した見解が得られておらず，IMIGコンセンサスも所見を述べるに留まっている．現時点では，肉腫型中皮腫には汎CK（AE1/AE3）染色や低分子CK（CAM5.2）染色がより強くびまん性に陽性となることを判断材料に用いている（図9）．これにカルレチニン染色やWT1染色，D2-40（ポドプラニン）染色が陽性となれば，より肉腫型中皮腫の診断を後押しする．

注　釈：(1) 肉腫様成分と共に，腺や扁平上皮への分化を示す，あるいは充実性の上皮成分が認められる場合は，同部位において，1）の免疫染色パネルを用いて，肺肉腫様癌と二相型中皮腫の鑑別を試みることができる．(2) 環境省中央環境審議会石綿健康被害判定小委員会の医学的判定に係る資料に関する留意事項（平成22年6月15日）でも，肉腫型中皮腫の病理診断に必要な免疫染色として，汎CK（AE1/AE3）と低分子CK（CAM5.2）の2つがあげられている．

問題点：(1) カルレチニン染色やWT1染色，D2-40（ポドプラニン）染色は，真の肉腫や肺肉腫様癌でもある程度陽性となる（表5）[10]．CKが中程度から弱陽性，あるいは陰性の場合に，もし，カルレチニン染色やWT1染色，D2-40（ポドプラニン）染色が陽性となったらどのように判断すべきか，たいへん難しい．むしろ，CEA染色やTTF-1染色などの癌マーカー，個々の肉腫に特異性の高い免疫染色（たとえば，血管肉腫ならばCD31染色やCD34染色，Factor Ⅷ染色），あるいは個々の肉腫に特異的な染色体・遺伝子異常の検索がより重要である．

4）その他の原発性肺癌と上皮型胸膜悪性中皮腫の鑑別

紹　介：小細胞癌や大細胞神経内分泌癌が，胸腔内に偽中皮腫様進展する可能性はあるが，おそらく症例数が少ないこともあって，現時点で免疫染色パネルによる鑑別方法は報告されていない．少なくともカルレチニン染色やCK5染色は，小細胞癌や大細胞神経内分泌癌に陽性となる場合があるし（表3），網羅的な免疫染色の結果を検索できるPathIQ ImmunoQuery（Amirsys Inc.）によるとクロモグラニンA染色やシナプトフィジン染色，NCAM染色は，中皮腫の一部に陽性となるようである．肺腺癌や扁平上皮癌と同様，絶対的なマーカーはないと思われるので，臨床情報も踏まえた慎重な判断を要する．

5）腎細胞癌の転移と上皮型胸膜悪性中皮腫の鑑別

紹　介：中皮腫の特殊型にClear cell type, Glycogen-rich type, Lipid-rich type, Foamy cell typeが報告されており，淡明細胞型腎細胞癌と組織像が類似する可能性がある．逆に腎細胞癌が肺や胸膜に中皮腫様の進展形式を呈した報告もある．

方　法：IMIGコンセンサスでは，この場合の中皮腫マーカーとして，CK5またはCK5/6，メゾテリン，カルレチニン，D2-40（ポドプラニン），WT1を，腎細胞癌マーカーとして，PAX8またはPAX2，CD15（Leu-M1），RCC Maをあげている（表6）．特にカルレチニン，D2-40（ポドプラニン），CK5/6，PAX8またはPAX2が有用としている．それぞれのマーカーより2つずつ選択し，それで鑑別がうまく行かない時は，残りから追加染色するよう提唱している．最近の研究では，癌マーカーとしてClaudin-4も有用とされている[11]．

表5 肉腫型中皮腫と真の肉腫，肺原発肉腫様癌の免疫染色

抗体	肉腫型中皮腫（39例）						真の肉腫（43例）						肉腫様癌（9例）					
	陽性例		陽性強度				陽性例		陽性強度				陽性例		陽性強度			
	数	%	0	1+	2+	3+	数	%	0	1+	2+	3+	数	%	0	1+	2+	3+
Calretinin	34	87.2	5	23	7	4	13	30.2	30	9	3	1	6	66.7	3	4	1	1
WT1	35	89.7	4	16	11	8	20	46.5	23	7	5	8	4	44.4	5	1	1	2
AE1/AE3	33	84.6	6	12	9	12	2	4.7	41	2	0	0	8	88.9	1	2	0	6
CAM5.2	36	92.3	3	6	3	27	3	7.0	40	2	1	0	7	77.8	2	1	0	6
EMA	19	48.7	20	14	5	0	5	11.6	38	5	0	0	8	88.9	1	5	0	3

表6 上皮型胸膜悪性中皮腫と腎細胞癌の転移の鑑別診断で使用される免疫染色

抗体	有用性	染色部位	陽性率（%）	
			上皮型胸膜悪性中皮腫	腎細胞癌
上皮型中皮腫マーカー				
Cytokeratin 5 または 5/6	◎	細胞質	75～100	0
Mesothelin	◎	細胞膜	100	0
Calretinin	◎	核，細胞質	100†	4～10*
D2-40（podoplanin）	◎	細胞膜	80～100	0
WT1	○	核	70～93	4
腎細胞癌マーカー				
PAX8 または PAX2	◎	核	0	80～100
CD15（Leu-M1）	○	細胞膜	稀	65
RCC Ma	○	細胞膜	8～26*	50～70
MOC31	△	細胞膜	2～10*	50
BerEP-4	×	細胞膜	～20*	40
CD10	×	細胞膜	50	80
BG8（Lewis^Y）	×	細胞膜	3～7	4

◎：たいへん有用，○：有用，△：限定的，×：有用ではない，†：強くびまん性，*：局所的

問題点：(1) PAX8染色やPAX2染色は，漿液性腺癌など，Müller管ないし後腎管由来臓器に発生した癌でも陽性となりうる．CD15（Leu-M1）も腎以外の多くの腺癌で陽性となる．よって，マーカー単独での過信は禁物である．

6）胸腺腫，胸腺癌と胸膜悪性中皮腫の鑑別

紹　介：まれではあるが，浸潤性胸腺腫や進行期の胸腺癌が，縦隔から胸腔に進展し，中皮腫に類似したびまん性の胸膜肥厚を示す場合や胸膜原発胸腺腫がある．免疫染色パネルの研究報告は少ないが，2003年のPanの報告が詳しい（**表7**)[12]．IMIGコンセンサスでは取り上げられていない．

方　法：肺腺癌も含めた検討結果であるが，胸腺癌，胸腺腫陽性マーカーとしてp63，陰性マーカーとしてTTF-1，WT1，Thrombomodulinを推奨している．

7）5），6）以外の転移癌と上皮型胸膜悪性中皮腫の鑑別

紹　介：まずは既往歴や画像所見を含む十分な臨床情報が病理医に知らされなければならないが，胸膜には全身臓器から多彩な腫瘍の転移がみられる．Attanoosらは53例の偽中皮腫様癌のうち，47例が肺癌，6例が他臓器からの転移で，膀胱癌2例，腎癌1例，膵癌1例，前立腺癌1例と報告している[13]．また，Chernow[14]，Sahn[15]，Hausheer[16]らの報告によると，悪性胸水の原因としては，肺癌（35%程度）を除けば，乳癌が最も多く（25%程度），他，婦人科癌，消化器癌，泌尿生殖器癌，悪性リン

表7 胸腺癌，胸腺腫，悪性中皮腫，肺腺癌における免疫染色

抗体	胸腺癌（n = 22）			胸腺腫（n = 35）			悪性中皮腫（n = 12）			肺腺癌（n = 14）		
	−	+	陽性率(%)	−	+	陽性率(%)	−	+	陽性率(%)	−	+	陽性率(%)
Calretinin	14	8	36 *†	34	1	3 *	2	10	83 †	14	0	0
Mesothelin	14	8	36 *†	35	0	0 *†	2	10	83 †	11	3	21
CK 5/6	1	21	95 †	1	34	97 *†	3	9	75	3	9	64
Thrombomodulin	22	0	0 *	35	0	0 *	6	6	50 †	14	0	0
HBME-1	18	4	18 *†	25	10	28	5	7	58	6	8	57
WT1	21	1	5 *	35	0	0 *	5	7	58 †	14	0	0
BerEP-4	6	16	73 *	28	7	20 †	9	3	25 †	0	14	100
MOC31	17	5	23 †	35	0	0 †	12	0	0 †	2	12	86
BG-8	6	16	73 *	31	4	11 †	11	1	8 †	2	13	93
B72.3	19	3	14 †	31	4	11 †	12	0	0 †	4	10	71
CEA	17	5	23 †	35	0	0 †	12	0	0 †	2	12	86
CD15	5	17	77 *	25	10	29 †	12	0	0 †	5	9	64
TTF-1	22	0	0 †	35	0	0 †	12	0	0 †	6	8	57
p63	0	22	100 *†	0	35	100 *†	12	0	0	14	0	0
CD5	13	9	41 *†	35	0	0	12	0	0	14	0	0

−：陰性または1%未満の曖昧な個細胞陽性像，+：1%以上のヘテロまたは強い陽性像，*：対中皮腫でP < 0.05，†：対腺癌でP < 0.05

表8 上皮型腹膜悪性中皮腫と漿液性腺癌の鑑別診断で使用される免疫染色

抗体	有用性	染色部位	陽性率（%）	
			腹膜悪性中皮腫	乳頭状漿液性腺癌
中皮腫マーカー				
Calretinin	○	核，細胞質	85〜100	0〜38
D2-40（podoplanin）	△	細胞膜	93〜96	13〜65
Cytokeratin 5 または 5/6	×	細胞質	53〜100	22〜35
WT1	×	核	43〜93	89〜93
漿液性腺癌マーカー				
MOC31	◎	細胞膜	5	98
PAX8	◎	核	0	多く
BG8（Lewis^Y）	◎	細胞膜	3〜9	73
BerEP-4	○	細胞膜	9〜13 *	83〜100
B72.3	△	細胞質，細胞膜	0〜3	65〜100
CEA（monoclonal）	×	細胞膜	0	0〜45
ER	○	核	0〜8	60〜93
PgR	△	核	0	< ER

◎：たいへん有用，○：有用，△：限定的に有用，×：有用ではない，*：微弱ないし局所的

パ腫，原発不明腺癌である．中皮腫との鑑別で，癌の転移先が胸腔ないし腹腔であることをあえて区別する必要はないが，癌の原発巣の割合は念頭に置いている方が良い．転移癌と上皮型中皮腫を鑑別する免疫染色パネルの研究報告が少ない．

方　法：転移性乳癌と上皮型悪性中皮腫の免疫染色パネルには，中皮腫陽性マーカーとしてカルレチニンとWT1，陰性マーカーとしてMOC31，CEA，ER，PgR，GCDFP-15（BRST-2）が役立つかもしれない[17]．

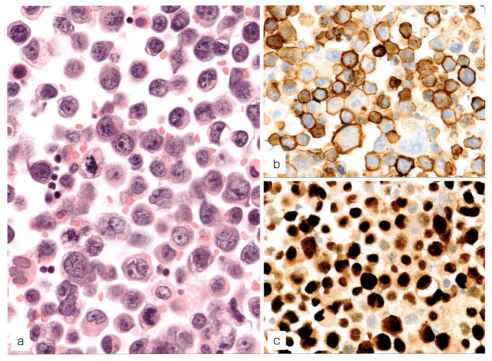

図10 卵巣漿液性腺癌症例の腹水セルブロックを用いた免疫染色
　　　a：HE 染色，対物×40．b：Claudin-4 染色，対物×40．c：PAX8 染色，対物×40．
　　　Claudin-4 染色は細胞膜，PAX8 染色は核に陽性となっている．

8）漿液性腺癌と上皮型腹膜悪性中皮腫の鑑別

　紹　介：特に女性で重要な鑑別診断である．漿液性腺癌は，乳頭状漿液性腺癌，漿液性癌とも呼ばれるが，卵管，卵巣，子宮，腹膜に発生し，進行すれば腹腔内にびまん性に進展する．上皮型腹膜悪性中皮腫に比べれば，漿液性腺癌の方がずっと発生頻度が高い．一方，腹膜中皮腫はアスベスト曝露との関連性は低いとされ，女性に多い．形態的に両者の鑑別は難しく，砂粒小体の有無で区別できるものでもない．免疫染色パネルを用いた鑑別を要する．

　方　法：IMIG コンセンサスでは，中皮腫マーカーとして，カルレチニン，D2-40（ポドプラニン），癌マーカーとして，MOC31，BG8（Lewis[Y]），PAX8，BerEP-4，ER をあげている（表8，図10）．それぞれのマーカーより2つずつ選択し，それで鑑別がうまく行かない時は，残りから追加染色するよう提唱している．最近の研究では，癌マーカーとして Claudin-4 も有用とされている（図10）[18]．

9）非婦人科癌と上皮型腹膜悪性中皮腫の鑑別

　紹　介：癌の腹腔内転移，播種に関して，その原因をまとめた，近年のデータが見当たらないが，婦人科癌を除けば，おそらく胃癌，結腸癌，胆道癌，膵癌が多いと思われる．男性，あるいは漿液性腺癌が否定的な女性では，こちらの免疫染色パネルでの鑑別となる．

　方　法：IMIG コンセンサスでは，中皮腫マーカーとしてカルレチニン，WT1，D2-40（ポドプラニン），癌マーカーとして B72.3，MOC31，BG8（Lewis[Y]），BerEP-4，CEA，特に消化管癌ならば CDX2 をあげている（表9）．それぞれのマーカーより2つずつ選択し，それで鑑別がうまく行かない時は，残りから追加染色するよう提唱している．

　問題点：（1）あくまで漿液性腺癌ではないことを前提とした免疫染色パネルである．分化度が低く形態的に漿液性腺癌の除外が困難な場合は，まずは8）の免疫染色パネルを用いて鑑別した方が良い．

10）中皮細胞の良悪の鑑別

　紹　介：適正検体であっても，器質化あるいは線維性胸膜炎と線維形成型中皮腫，反応性中皮細胞と in situ あるいは浸潤性の明らかでない上皮型中皮腫の鑑別は常に難しい．蛍光 in situ ハイブリダイゼーションによる p16 のホモ欠失は，中皮腫診断で有用性と報告されているが，どこの医療機関でも実施できるものではないし，保険点数上認められて

表9 上皮型腹膜悪性中皮腫と非婦人科腺癌との鑑別診断で使用される免疫染色

抗体	有用性	染色部位	陽性率（%）				
			腹膜悪性中皮腫	非婦人科腺癌			
				胆道	膵	胃	結腸
中皮腫マーカー							
Calretinin	◎	核，細胞質	85〜100	−	10	−	−
WT1	◎	核	43〜93	−	0	3	−
D2-40（podoplanin）	△	細胞膜	93〜96	−	0	0	−
Cytokeratin 5 または 5/6	×	細胞質	53〜100	−	38	−	−
腺癌マーカー							
MOC31	◎	細胞膜	5		87		
BG8（Lewis[Y]）	◎	細胞膜	3〜9		89		
CEA（monoclonal）	◎	細胞膜	0		81		
B72.3	◎	細胞質，細胞膜	0〜3	89	84	−	98
BerEP-4	○	細胞膜	9〜13*	−	>98	>98	−
CDX2	○	核	0	−	−	70	90〜100

◎：たいへん有用，○：有用，△：限定的に有用，×：有用ではない

表10 中皮細胞の良悪の鑑別診断で使用される免疫染色

抗体	反応性中皮細胞		悪性中皮腫	
	症例数	陽性率（%）	症例数	陽性率（%）
Desmin	34/40	85	6/60	10
EMA	8/40	20	48/60	80
p53	0/40	0	27/60	45
GLUT-1	5/150	3	103/153	67
IMP3	0/64	0	33/45	73

いるわけでもない．現時点では免疫染色が実際的であるが，残念ながら中皮細胞の良悪を断定できる物質は見つかっていない．やはり免疫染色パネルによる判定方法を取らざるを得ない．

　方　法：IMIGコンセンサスでは，反応性中皮細胞と上皮型中皮腫を鑑別する免疫染色パネルにEMA，p53，GLUT-1，IMP3，Desmin をあげている．悪性の場合は，しばしば前4者は陽性でDesmin は陰性であり，良性の場合はその逆としている（表10，図11）．EMA は細胞膜，p53 は核，GLUT-1 は細胞膜，IMP3 は細胞質，Desmin は細胞質でもって判定する．この他，CD146 染色が感度90％程度，特異度100％でこの鑑別に有用であるとの報告もある[19]．器質化あるいは線維性胸膜炎と線維形成型中皮腫の鑑別については，肉腫型中皮腫と同様に汎CK（AE1/AE3）染色や低分子CK（CAM5.2）染色を用いて陽性細胞の分布状況や陽性態度を検討

し，組織像や臨床情報と合わせて総合的に判断する．
　問題点：上皮型中皮腫の標本を用いて，EMA，p53，GLUT-1，IMP3，Desmin の各染色を行ってみても，報告通りの明瞭な結果が得られないことが少なくない．*In situ* の中皮腫を発見できるようになれば，生命予後が改善する可能性があり，今後の研究に期待したい．

11）最近の知見

　中皮腫マーカーとしてのGATA-3染色，CD90染色，Fibulin-3染色が，悪性中皮腫の病理診断に役立つかもしれない．今後の研究成果に注目したい．

おわりに

　頁数の関係上，中皮腫の病理診断における免疫染色の使い方に的を絞って紹介してきたが，免疫染色は他に，分子標的薬の適応の有無や予後の判定などに利用することも考えられる．

　中皮腫と癌を鑑別する免疫染色パネルを熟知することは難しいかもしれないし，新しいマーカーが出現することで免疫染色パネルがより複雑になる可能性もある．しかし，たとえば，胸膜病変が癌の胸腔内進展であればpM1a，Ⅳ期で，化学療法か支持療法，緩和療法となるものの，中皮腫ならばⅠ期やⅡ期の可能性があり，その場合は胸膜肺全摘術やより

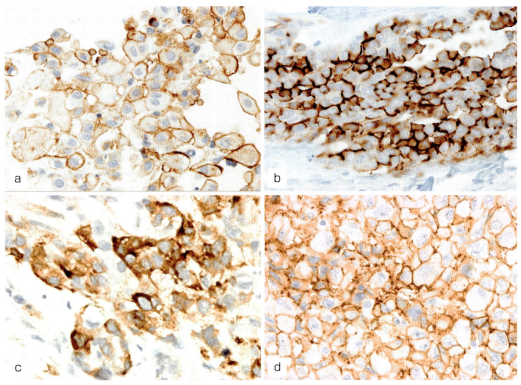

図11 上皮型胸膜悪性中皮腫症例を用いて行われた，中皮細胞の良悪性の鑑別で用いられる免疫染色
a：GLUT-1 染色，対物×40．b：EMA 染色，対物×40．c：IMP3 染色，対物×40．d：CD146 染色，対物×40．
GLUT-1 染色は細胞膜，EMA 染色は細胞膜，IMP3 染色は細胞質，CD146 染色は細胞膜に陽性となっている．

積極的な化学療法の選択の余地がある．生命予後にかかわってくるかもしれない．その時点での知見を最大限利用して中皮腫の病理診断を行うことはたいへん重要である．

文献

1) Churg A, Colby TV, Cagle P, et al：The separation of benign and malignant mesothelial prolifereations. *Am J Surg Pathol* **24**：1183-1200, 2000
2) Hammar SP, Henderson DW, Klebe S, et al：Neoplasms of the pleura. In Tomashefski Jr JF, Cagle PT, Farver CF, et al（eds）：Dail and Hammar's Pulmonary Pathology, Volume Ⅱ Neoplastic Lung Disease, Third Edition. Springer, New York, 558-734, 2008
3) Ordóñez NG：The immunohistochemical diagnosis of mesothelioma. A Comparative study of epithelioid mesothelioma and lung adenocarcinoma. *Am J Surg Pathol* **27**：1031-1051, 2003
4) Husain AN, Colby T, Ordonez, N, et al：Guidelines for pathologic diagnosis of malignant mesothelioma. 2012 update of the consensus statement from the international mesothelioma interest group. *Arch Pathol Lab Med* **137**：647-667, 2013
5) King JE, Thatcher N, Pickering CAC, et al：Sensitivity and specificity of immunohistochemical markers used in the diagnosis of epithelioid mesothelioma：a detailed systematic analysis using published data. *Histopathology* **48**：223-232, 2006
6) Mimura T, Ito A, Sakuma T, et al：Novel marker D2-40, combined with calretinin, CEA, and TTF-1：an optimal set of immunodiagnostic markers for pleural mesothelioma. *Cancer* **109**：933-938, 2007
7) Ordóñez NG：Value of calretinin immunostaining in diagnostic pathology：a review and update. *Appl Immunohistochem Mol Morphol* **22**：401-415, 2013
8) Miettinen M, Sarlomo-Rikala M：Expression of calretinin, thrombomodulin, keratin 5, and mesothelin in lung carcinomas of different types. An immunohistochemical analysis of 596 tumors in comparison with epithelioid mesotheliomas of the pleura. *Am J Surg Pathol* **27**：150-158, 2003
9) Ordóñez NG：The diagnostic utility of immunohistochemistry in distinguishing between epithelioid mesotheliomas and squamous carcinomas of the lung：a comparative study. *Mod Pathol* **19**：417-428, 2006
10) Kushitani K, Takeshima Y, Amatya VJ, et al：Differential diagnosis of sarcomatoid mesothelioma from true sarcoma and sarcomatoid carcinoma using

11) Ordóñez NG : Value of PAX8, PAX2, napsin A, carbonic anhydrase IX, and claudin-4 immunostaining in distinguishing pleural epithelioid mesothelioma from metastatic renal cell carcinoma. *Mod Pathol* **26** : 1132-1143, 2013
12) Pan C, Chen PC, Chou T, et al : Expression of calretinin and other mesothelioma-related markers in thymic carcinoma and thymoma. *Hum Pathol* **34** : 1155-1162, 2003
13) Attanoos RL, Gibbs AR : "Pseudomesotheliomatous" carcinomas of the pleura : a 10-year analysis of cases from the environmental lung disease research group, Cardiff. *Histopathology* **43** : 444-452, 2003
14) Chernow B, Sahn SA : Carcinomatous involvement of the pleura. An analysis of 96 patients. *Am J Med* **63** : 695-702, 1977
15) Sahn SA : Pleural diseases related to metastatic malignancies. *Eur Respir J* **10** : 1907-1913, 1997
16) Hausheer FH, Yarbro JW : Diagnosis and treatment of malignant pleural effusion. *Semin Oncol* **12** : 54-75, 1985
17) Suster S, Moran CA : Applications and limitations of immunohistochemistry in the diagnosis of malignant mesothelioma. *Adv Anat Pathol* **13** : 316-329, 2006
18) Ordóñez NG : Value of PAX8, PAX2, claudin-4, and h-caldesmon immunostaining in distinguishing pleural epithelioid mesothelioma from serous carcinomas. *Mod Pathol* **26** : 553-562, 2013
19) Sato A, Torii I, Okamura Y, et al : Immunocytochemistry of CD146 is useful to discriminate between malignant pleural mesothelioma and reactive mesothelium. *Mod Pathol* **23** : 1458-1466, 2010

第 I 章　石綿関連疾患の病理

中皮腫の病理

中皮腫の遺伝子異常

清水　重喜　　鳥井　郁子　　佐藤　鮎子　　辻村　亨

はじめに

がんなどの悪性腫瘍は，遺伝子の変異や増幅および染色体の転座や欠失などのゲノム異常に加えて，DNAメチル化異常やヒストン修飾変化などのエピゲノム異常により発生すると考えられている．このようなゲノムやエピゲノムの異常は，がんの発生だけでなく，がんの進展や浸潤および抗がん剤や放射線に対する感受性の決定にも大きな影響を与えることが明らかになっている．中皮腫においてもゲノムやエピゲノムの研究が進められ，CDKN2A (cyclin-dependent kinase inhibitor 2A, $p16^{INK4a}$/$p14^{ARF}$)[1~3]，NF2 (neurofibromatosis type 2)[4,5]，BAP1 (BRCA1-associated protein 1)[6~8] などのがん抑制遺伝子の変異がみつかり，CDKN2A，RASS-F1A (Ras association domain family 1A) ではDNAメチル化の異常が見い出されている[9]．本稿では，最近の知見を含めて，中皮腫の遺伝子異常について概説する．

1　発生要因

アスベスト（石綿）は，天然に産出する繊維状の無機ケイ酸塩鉱物で，クロシドライト（青石綿），アモサイト（茶石綿），クリソタイル（白石綿）などが属する．中皮腫は，アスベスト繊維の吸引（曝露）によって発生するとされていて，そのメカニズムには，アスベスト繊維の表面から発生するフリーラジカルによるDNA損傷や染色体異常，マクロファージが処理できない長繊維（繊維長20μm以上）が誘導した炎症細胞の活性酸素によるDNA損傷などが考えられている．最近，鉄を含むアスベスト（茶石綿や青石綿）は，フェリチン（鉄貯蔵タンパク質）を集めて，放射性元素であるラジウムを選択的に吸着することが明らかになり，このようなラジウムによるα線被曝も中皮腫の発生に関与すると考えられている[10]．また，中皮腫は，アスベスト曝露のみならず，ゼオライト系の鉱物であるエリオン沸石の吸引（曝露）によっても高頻度に発生する[11]．

アスベスト曝露と中皮腫発生の因果関係は重要であるが，全例にアスベスト曝露が認められるわけではなく，関係を見い出せない例も少なからず存在する．その1つに放射線による中皮腫の発生があり，ホジキンリンパ腫に対して放射線療法が行われた患者では，中皮腫の発生率が30倍に高くなる．このような放射線療法後に発生する中皮腫では，アスベスト曝露が関係する中皮腫に比べて，若年者が多く，生存期間が長い特徴がある[12,13]．また，ポリオーマ・ウイルスであるSV40（Simian virus 40）のDNA塩基配列が，ヒト中皮腫腫瘍組織の57%に検出されて，中皮腫の発生におけるSV40の寄与が提唱された[14]．しかし，追試では，ヒト中皮腫組織の6%にしかSV40のDNA塩基配列は検出されず，SV40がどの程度，中皮腫の発生に関与するのか明確な答えは得られていない．現在では，中皮腫の発生におけるSV40の関与はむしろ否定的である[15,16]．

2　染色体異常

全染色体を対象にゲノム・コピー数の変化を網羅的解析するCGH（comparative genomic hybridization）法を用いて，中皮腫におけるゲノム・コピー数が調べられ，染色体1p32，11q22領域などにゲノム増幅が見い出されている（表1）[17,18]．1p32領域には c-Jun がん原遺伝子が存在し，11q22領域にはアポトーシス阻害タンパク質をコードする IAP

表1 中皮腫にみられる染色体異常

	領域	主な遺伝子
増幅		
	1p32	c-Jun
	1q23	
	5p15	
	7p14〜15	
	7q21, 7q31	c-MET
	8q22〜24	c-Myc
	11q22	IAP
	15q22〜25	
	20p	
欠失		
	1p21	
	1p36	RUNX3
	3p21	BAP1
	4q22	TMSL3
	4q34	
	6q25	PLEKHG1
	9p21.3	CDKN2A ($p16^{INK4a}/p14^{ARF}$)
	10p13	
	11q23	PLZF
	13q12.11	LATS2
	13q13〜14	
	14q	
	18q	
	22q	NF2

(inhibitors of apoptosis) 2遺伝子とIAP3遺伝子が含まれ，これらの遺伝子の増幅が中皮腫発生に寄与していると考えられている．

染色体3p21，4q，6q，9p，10p，13q，14q，22q領域にゲノム欠失が見い出されている（**表1**）．9p21，22q，3p21領域には，それぞれCDKN2A，NF2，BAP1がん抑制遺伝子が存在する．胸膜中皮細胞に特化してNF2とINK4a/Arf（CDKN2Aに相当）が欠損するコンディショナルノックアウト（CKO）マウスや，NF2とp53が欠損するCKOマウスを作製すると，これらのCKOマウスでは中皮腫が自然発生した[19]．また，CDKN2AやBAP1のヘテロKOマウスでは，アスベスト曝露により，中皮腫が高頻度に発生した[20, 21]．これらの事実は，CDKN2A，NF2，BAP1がん抑制遺伝子が産生するタンパク質の喪失が，生体内で中皮細胞の腫瘍化に重要な役割を果たしていることを示している．

3 遺伝子異常

がん関連遺伝子には，がん遺伝子（oncogene）とがん抑制遺伝子（tumor suppressor gene）がある．中皮腫の発生（クローナルな増殖優位性）に寄与するがん遺伝子のドライバー変異は，現在のところ見い出されておらず，中皮腫でみつかっている遺伝子異常の多くは，染色体異常として報告されているCDKN2A，NF2，BAP1などのがん抑制遺伝子の欠失や変異である（**表2**）[22〜26]．

1) CDKN2A（$p16^{INK4a}/p14^{ARF}$）

CDKN2A遺伝子は，exon 1αから転写・翻訳されるp16タンパク質（別称：INK4a；inhibitor of cyclin-dependent kinase（CDK）4a）と exon 1βから転写・翻訳される全く別のp14タンパク質（別称：ARF；alternate reading frame）をコードする．細胞は，細胞周期（G1→S→G2→M期）を回転させることにより増殖し，CDKは，サイクリンと複合体を形成して，RBをリン酸化してS期に進むために必要な遺伝子発現を誘導する．p16は，CDK4とCDK6に結合して，これらのキナーゼ活性を抑制して，RBタンパク質のリン酸化を阻害し，細胞周期をG1期で停止させる．また，p14は，MDM2（ユビキチンリガーゼ）によるp53の分解を抑制するので，CDKN2A遺伝子に欠失や変異が生じると，RB（p16/サイクリンD1/RB）とp53（p14/MDM2/p53）の経路がともに障害されることになる（**図**）．その結果，細胞増殖を抑制できなくなるだけでなく，DNA損傷の修復やアポトーシスによる変異細胞の除去がうまく行われなくなり，中皮細胞が腫瘍化すると考えられている．

FISH（fluorescence in situ hybridization）解析により，ヒトの中皮腫の症例では，高頻度（上皮型中皮腫の70％，肉腫型と二相型の100％）にCDKN2A遺伝子にホモ接合性欠失が確認されている．中皮腫の全例においてホモ接合性欠失が検出されているわけではないが，調べられた全ての非腫瘍性中皮細胞で欠失がみられないことから，FISH解析によりCDKN2A遺伝子にホモ接合性欠失が検出された場合は中皮腫と診断される（「中皮腫診断における

表2 中皮腫にみられる遺伝子異常

がん抑制遺伝子（tumor suppressor gene）	
CDKN2A（p16INK4a/p14ARF）	ホモ接合体欠失（上皮型中皮腫70％，肉腫型と二相型100％）
NF2（neurofibromatosis type 2）	40〜50％で不活性化突然変異
LATS2（large tumor suppressor 2）	12％で不活性化突然変異
BAP1（BRCA1-associated protein 1）	23％で不活性化突然変異．体細胞変異に加えて生殖細胞変異の報告
p53	20〜25％で突然変異
PLZF（promyelocytic leukemia zinc finger）	一部の細胞株で11q23欠失．mRNAおよびタンパク発現低下
がん遺伝子（oncogene）	
c-MET	セマフォリンドメインと傍膜貫通領域に変異（SNPの可能性を否定できない）
その他の遺伝子	
PTCH1, SMO, SUFU	遺伝子変異（まれ，生物学的意義？）
TERT（telomerase reverse transcriptase）	15％でプロモーターに変異
その他	RICTOR, LATS1, RB1, CDH5, ING1, RASSF1, SDHB, SMARCB1に変異
シグナル伝達	
受容体型チロシンキナーゼ	
EGFR経路	71％で活性化．胸膜中皮腫で活性化突然変異報告なし．腹膜中皮腫で活性化突然変異あり
MET経路	43％で活性化
IGFR経路	15％で活性化
PI3K-Akt経路	65％で活性化
Wnt/β-catenin経路	WIF-1の低下
Hedgehog経路	恒常的な活性化．PTCH1, SMO, SUFUに遺伝子変異（生物学的意義？）
Hippo経路	Merlin（NF2遺伝子産物）の不活性化変異．LATS2欠失．70〜80％でHippo経路の不活性化
エピジェネティック	
DNAメチル化	中皮腫特異的にMAPK13, KAZALD1, TMEM30B遺伝子の高メチル化
ヒストン修飾	SPHK1高発現．HDAC阻害剤で増殖抑制．ヘテロ接合性欠失を伴う遺伝子でH3K27のアセチル化
microRNA	標的遺伝子は，CDKN2A, NF2, c-Jun, HGF, PDGFA
アポトーシス関連	
BCL-2ファミリー	MCL-1, BCL-XLの発現亢進
BH3-onlyタンパク質群	BIDとBIMの発現低下
IAPタンパク質群	survivin, XIAP, IAP-1の過剰発現
テロメア	
テロメラーゼ	活性の上昇．alternative lengthening of telomeres
TERT（telomerase reverse transcriptase）	15％でプロモーターに変異

FISH法によるp16の有用性」の項113頁参照）[1〜3]．

2）NF2遺伝子とLATS2遺伝子（large tumor suppressor, homolog 2）

NF2遺伝子がコードするタンパク質は，Merlinと名付けられ，細胞膜の近くに局在する．LATS遺伝子産物は，Hippoシグナル経路に関連するキナーゼで，LATS1とLATS2がある．LATS2は中心体タンパク質に属して有糸分裂にかかわる．Merlinが刺激されると，Hippoシグナル伝達系が活性化して，LATS1/2がYAP（転写コアクチベーター）をリン酸化し，YAPは核内から細胞質に移行する．YAPは細胞周期の進行や細胞死の抑制にかかわる遺伝子の転写を促すので，YAPが核外に移行すると細胞周期が停止して細胞死が誘導される．Hippo伝達系が機能しなくなると，YAPは核内に留まり，

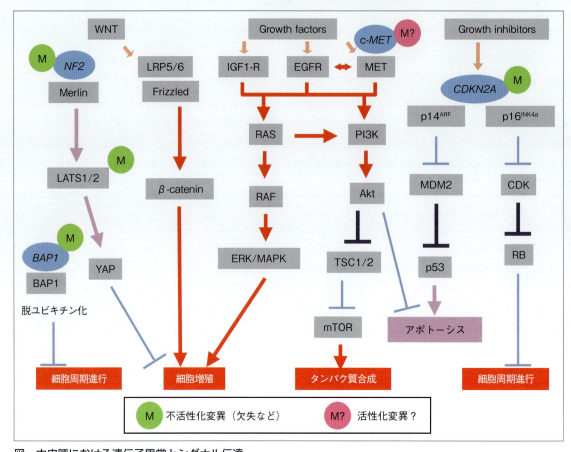

図 中皮腫における遺伝子異常とシグナル伝達
中皮腫では，CDKN2A（p16^{INK4a}/p14^{ARF}），NF2，BAP などのがん抑制遺伝子に不活性化変異（欠失など）を認める．c-MET 遺伝子にアミノ酸を置換する変異を認めるが，SNP が含まれている可能性がある．中皮腫細胞の生存や増殖には，ERK-MAPK 経路，PI3K-Akt 経路，Wnt/β-catenin 経路，Hedgehog 経路，Hippo 経路などのシグナル伝達が関与する．EGFR，MET，IGF-1R などの受容体型チロシンキナーゼに構成的なチロシンキナーゼ活性の報告がある．

細胞周期が進んで細胞が増殖するばかりでなく細胞死に抵抗性を示すようになる（図）[27, 28]．

中皮腫の 40〜50％に NF2 遺伝子の変異がみつかっている[4, 5]．LATS2 遺伝子は，染色体 13q12.11 に存在し，中皮腫細胞株の 27％（3/11 株）に，この領域のホモ接合性欠失が認められる．また，中皮腫細胞株の 35％（7/20 株）に LATS2 遺伝子の変異が見い出され，ヒト中皮腫の症例では 12％（3/25 例）に LATS2 の活性を低下させる変異が報告されている[6, 29]．NF2 変異や LATS2 変異などを合わせると，中皮腫の 70〜80％において Hippo シグナル経路が不活性化していることになる[23]．NF2 を原因遺伝子とする神経線維腫症 2 型（常染色体優性の遺伝性疾患）に，聴神経鞘腫や神経系腫瘍が高頻度に発症する一方で中皮腫が起きやすいという報告はないが，YAP を抑制すると中皮腫細胞の増殖や浸潤能が抑制されること，また NF2 と p53 を欠損する CKO マウス（前述）において中皮腫が高率に自然発生することから，Hippo シグナル伝達系は中皮腫の発症や進展において重要な役割を担っていると考えられる（「ヒトにおける遺伝子変異」の項 15 頁参照）[19, 27〜29]．

3）BAP1 遺伝子

BAP1 は，BRCA1（遺伝性乳がんの原因遺伝子の産物）に結合する分子としてクローニングされた．BAP1 遺伝子は，染色体 3p21 に位置するがん抑制遺伝子で，その遺伝子産物である脱ユビキチン化酵素は，ヒストン H3 のユビキチン化に係わり，多くの遺伝子の発現制御に関与する．最近，中皮腫の 23％（12/53 例）に BAP1 遺伝子の体細胞突然変異が報告され，そのほとんどが nuclear localization signal や C-terminal protein binding domain に存在した[6]．われわれの研究グループにおいても，中

皮腫におけるBAP1遺伝子の変異について調べたところ，中皮腫の61％（14/23例）にBAP1遺伝子の変異を見い出した．興味深いことに，上皮型中皮腫では81％（13/16例），非上皮型中皮腫では14％（1/7例）にBAP1変異を認め，BAP1変異の発生率は上皮型中皮腫に高かった[8]．

中皮腫の家族集積例の中に，BAP1遺伝子の生殖細胞突然変異を持つ2家系が見い出されている．これらの2家系では明らかなアスベスト曝露歴がないにもかかわらず，中皮腫が高頻度に発症していた[7]．これらの家系では，中皮腫に加えて，悪性黒色腫，肺がん，乳がん，卵巣がんなどの腫瘍も高頻度に発症することから，BAP1を原因遺伝子とした中皮腫，悪性黒色腫，その他の腫瘍（がん）を包括する新たな"がん症候群"が提唱されている．

4）p53遺伝子とRB遺伝子

p53は，DNA損傷などに反応して誘導されるタンパク質（分子量53,000）で，p21を発現させて細胞周期をG1期に停止させ，その間にDNA修復酵素（GADD45）を誘導して，DNA修復を完了する．また，p53は，DNA損傷がうまく修復されなかった細胞をアポトーシスに導いて除去する．このように，p53は，細胞周期の制御，DNA修復の活性化，アポトーシスの誘導により，ゲノムと細胞の恒常性を維持しているので，p53遺伝子に変異が生じると，DNA損傷が残存した細胞が除去されず，種々の遺伝子に変異が生じて腫瘍が発生することになる（図）．p53遺伝子の変異は，多くの悪性腫瘍に高頻度に認められ，その腫瘍化に深く寄与しているが，中皮腫では，他の悪性腫瘍に比べて突然変異の発生率は低く，20〜25％と報告されている[22,23]．

RB遺伝子は，網膜芽細胞腫の原因遺伝子として発見されたがん抑制遺伝子である．RBタンパク質は，E2F転写因子に結合して，その標的遺伝子の転写を抑制して，細胞周期がS期へ移行するのを阻止する．RB遺伝子に変異が生じると，細胞周期が抑制されなくなり，細胞の腫瘍化に繋がると考えられるが，中皮腫ではRB遺伝子の突然変異の報告は少ない[22,23]．

一方，前述したように，中皮腫ではCDKN2A（$p16^{INK4a}$/$p14^{ARF}$）の欠失や変異の頻度が高く，CD-KN2Aに欠失や変異が生じると，RB（p16/サイクリンD1/RB）とp53（p14/MDM2/p53）の経路がともに障害される（図）．p53およびRBに直接的な変異がなくても，CDKN2Aの欠失や変異によるp53経路とRB経路の障害が中皮腫の発生に寄与していると考えられる．

5）その他の遺伝子

PLZF（promyelocytic leukemia zinc finger）遺伝子は，染色体11q23に存在し，中皮腫細胞株でPLZF領域の欠失やPLZFの発現低下が報告されている[30]．PLZF欠損中皮腫細胞株にPLZFを高発現させるとアポトーシスが誘導され，PLZFは中皮腫細胞の生存に重要な役割を果たしていると考えられる．また，RICTOR, CDH5, ING1, RASSF1, SDHB, SMARCB1にも遺伝子変異が認められているが[6]，その詳細な生物学的意義については今後の報告を待たなければならない．

4　受容体型チロシンキナーゼ

受容体型チロシンキナーゼ（receptor tyrosine kinase）は，細胞外リガンド結合ドメイン，膜貫通ドメイン，細胞内チロシンキナーゼドメインからなる膜貫通型受容体である．リガンドが結合すると，基質となるタンパク質のチロシン残基をリン酸化して，細胞内シグナル伝達を開始する．受容体型チロシンキナーゼには，機能喪失性突然変異や機能獲得性突然変異（活性化突然変異）が存在し，機能喪失性突然変異は疾病の原因になり，機能獲得性突然変異は細胞の腫瘍化を引き起こす．EGFR（epidermal growth factor receptor），MET, IGF1R（insulin-like growth factor 1 receptor），PDGFR（platelet-derived growth factor receptor），VEGFR（vascular endothelial growth factor receptor）などが属する（図）[22,24,25]．

1）EGFR

EGFRはerbB1遺伝子によりコードされ，ErbB1（＝EGFR），ErbB2（＝HER2），ErbB3（＝HER3），ErbB4（＝HER4）で構成されるErbBファミリーに属する．EGFRにEGFが結合すると，リン酸化が始まり，MAPK, Akt, ERK, JAK/STAT経路

が活性化され，細胞が増殖する．中皮腫において EGFR 過剰発現が認められ，中皮腫細胞株の71％に EGFR チロシンキナーゼの活性化が報告されている[31,32]．また，腹膜中皮腫では EGFR の L858R 活性化突然変異がみつかっている[33]．一方，胸膜中皮腫では EGFR に活性化突然変異の報告はなく，EGFR 阻害剤による治療効果は認められていない[34]．

2) MET

MET に hepatocyte growth factor（HGF）が結合すると，細胞内ドメインのチロシンがリン酸化されシグナル伝達が始まる．中皮腫において HGF 産生の増加が報告されている[35]．また，中皮腫の82％に MET 過剰発現が認められ，中皮腫細胞株の43％に MET チロシンキナーゼの活性化が報告されている[32,36]．HGF/MET のオートクラインやパラクライン機構が，中皮腫の増殖にかかわっていると考えられる．c-MET 遺伝子のセマフォリンドメイン領域に N375S，M431V，N454I 変異がみつかり，傍膜貫通領域に T1010I，G1085X 変異が報告されている[36]．一方，正常組織のゲノムと比較した解析では，体細胞突然変異を証明できず，報告された c-MET 遺伝子の変異には SNP（single nucleotide polymorphism）が含まれている可能性がある[32,36]．

3) IGF1R

中皮腫において，IGF1 と IGF1R の増加が認められる．15％の中皮腫細胞株に IGF1R チロシンキナーゼの活性化が報告されているが，遺伝子変異はみつかっていない[32,37]．

5　シグナル伝達経路

細胞内では多数のシグナル伝達経路が機能し，ERK（extracellular signal-regulated kinase）-MAPK（mitogen-activated protein kinase）経路（増殖シグナル経路）と PI3K（phosphoinositide 3-kinase）-Akt 経路（生存シグナル経路）が細胞の腫瘍化に関与すると考えられている（図）[22,24,25]．

1) ERK-MAPK 経路

細胞膜の増殖因子受容体にリガンド（増殖因子）が結合すると，Shc，Grb2，SOS などのアダプター分子や低分子 GTP 結合タンパク質の1つである Ras を介して，Raf → MEK → ERK とリン酸化反応が進行してシグナルが伝達される（図）．ERK1/ERK2 は MAPK に属するセリン/スレオニンキナーゼであり，活性化した ERK は核内へ移行し，ELK-1 などの転写因子を活性化して，細胞増殖に関連する遺伝子が発現する．

ラットの胸膜中皮細胞をアスベストに曝露すると，ERK1/ERK2 が活性化する[38]．また，ヒト中皮腫において ERK1/ERK2 の活性化がみられ，上皮型中皮腫の増殖に ERK2 が必須であることを示す報告がある[39,40]．

2) PI3K-Akt 経路

増殖因子による増殖因子受容体の刺激は，ERK-MAPK 経路だけでなくアポトーシスを抑制する PI3K-Akt 経路にも伝わり，細胞を細胞死から守る．PI3K は，細胞膜の構成成分であるイノシトールリン脂質をリン酸化する酵素で，生成された phosphatidylinositol（3, 4, 5）-trisphosphate（PIP3）が Akt をリン酸化する．その後，PDK1（phosphoinositide-dependent protein kinase 1）が活性化して，TSC1/TSC2 複合体から mTOR（mammallian target of rapamycin）へとシグナルが伝達される（図）．

中皮腫細胞株で PI3K-Akt 経路の活性化が認められ，中皮腫の65％に Akt 活性の亢進が報告されている[41]．このような PI3K-Akt 経路の活性化は，中皮腫においてアポトーシス誘導を阻止していると考えられる．一方，PTEN（phosphatase and tensin homolog）は，PIP3 を主な基質とするホスファターゼで，PI3K-Akt 経路を負に制御する．多くの悪性腫瘍（脳腫瘍，乳がん，前立腺がんなど）で高頻度に PTEN 遺伝子の点突然変異や欠失が認められているが，中皮腫では変異の報告はない[42]．

3) Wnt/β-catenin 経路

Wnt は，細胞外に分泌される糖タンパク質であり，Frizzled と LRP5/6 の複合体が受容体として機能する．Wnt によるシグナル伝達には，β-catenin 経路と β-catenin 非依存性経路があるが，β-catenin

経路が主に細胞の増殖や分化の制御を担っている（図）．Wntの非存在下では，β-cateninはGSK3β（グリコーゲン合成酵素キナーゼ3のβサブユニット），APC，AXIN（AXIN1とAXIN2）の3つのタンパク質からなる複合体によってリン酸化され，リン酸化されたβ-cateninはユビキチン化を受けてプロテアソームで分解される．一方，Wntが細胞膜のLRP5/6に結合すると，細胞内のDvlがβ-cateninのリン酸化を抑制し，低リン酸化状態となったβ-cateninはプロテアソームによる分解から免れて細胞質内に蓄積する．その結果，β-cateninは核内に移行するようになり，転写因子TCF/LEFと複合体を形成して，標的遺伝子の転写を活性化し，細胞周期や細胞増殖を制御する．大腸がんの多くに，APC，AXIN2，β-cateninの変異が報告されている．また，肝細胞がん，卵巣がん，子宮がん，前立腺がんにおいてもβ-cateninの変異が認められる[43]．

中皮腫細胞株において，Wnt/β-catenin経路の恒常的な活性化がみられるが，中皮腫では，APC，AXIN，β-catenin（CTNNB1）の遺伝子変異は報告されていない[44, 45]．一方，中皮腫でWnt/β-catenin経路を抑制するWIF1（Wnt inhibitory factor 1）の低下が報告されていることから，WIF1低下によるWnt/β-catenin経路の活性化が，中皮腫の発生に寄与している可能性がある[46, 47]．

4）Hedgehog経路

Hedgehog経路は，発生過程における位置情報を提供するに留まらず，成体における幹細胞の維持にも重要な役割を果たしている．Hedgehog受容体であるPATCHED（PTC）の下流にはSmoothened（SMO）があり，Hedgehogがない状態ではSMOはPTCによって抑制されている．一方，HedgehogがPTCに結合すると，PTCの抑制が外れて，SMOが活性化し，ジンクフィンガー型転写因子であるGliが活性化し，細胞増殖を促すシグナル伝達カスケードを誘発する．Gliの標的遺伝子には，Cyclin D1（CCND1），c-Myc，BCL2，ELK2，PDGFRαなどがある．脳腫瘍，肺がん，乳がん，前立腺がん，皮膚がんにおいてHedgehog経路が恒常的に活性化しており，皮膚の基底細胞がんではPTCの不活性化やSMOの活性化がみられる．

中皮腫において，Hedgehog経路の恒常的な活性化が報告されている．SMO阻害剤やGli阻害剤は，Hedgehog経路を抑制し，中皮腫細胞株の生存能力を低下させる[48]．また，Hedgehog経路に含まれるPTC，SMO，SUFUに遺伝子変異が見い出されているが，Gliの転写活性に影響を及ぼさないことから，これらの突然変異の生物学的意義については今後の解析を待たなければならない[49]．

5）Hippo経路

本稿の3．遺伝子異常，2）NF2遺伝子とLATS2遺伝子（large tumor suppressor, homolog 2）（93頁）を参照されたい（図）．

6 エピジェネティック異常

エピジェネティクスとは，DNA塩基配列の変化なしに遺伝情報を分裂後の細胞に伝えるもので，DNAメチル化やヒストン修飾などが関与する．細胞の腫瘍化には，DNA塩基配列の変化（ゲノム異常）のみならず，DNA塩基配列の変化を伴わない遺伝子発現あるいは細胞表現型の変化（エピゲノム異常）も深く寄与する[50]．

1）DNAメチル化

多くのヒト遺伝子は，CpG islandと呼ばれるCpGに富む領域を転写開始点にもち，5'-CpG-3'配列のシトシンの5位がメチル化修飾を受ける．通常，遺伝子のプロモーター領域に存在するCpG islandはメチル化されていないが，メチル化されることにより遺伝子の発現が抑制される．DNAのメチル化は，DNAメチル基転移酵素により行われる．

中皮腫におけるCDKN2A（$p16^{INK4a}$/$p14^{ARF}$）やRASSF1Aなどのがん抑制遺伝子のメチル化が調べられた．7.7％（3/39例）にCDKN2Aのメチル化がみられ，30.8％（12/39例）にRASSF1Aのメチル化を認めた[9]．CDKN2Aの不活性化には遺伝子欠失だけでなくDNAメチル化も関与し，中皮腫の発生にエピジェネティクス機構が重要な役割を果たしていると考えられる．また，中皮腫と肺腺癌について，網羅的なDNAメチル化の解析が行われた．中皮腫では，高メチル化がみられる遺伝子の頻度は肺がんに比べて少ないが，中皮腫で特異的に

MAPK13, *KAZALD1*, *TMEM30B* の高メチル化を認めた（感度72％, 特異度100％）. これらのメチル化は, 中皮腫と肺腺癌の鑑別マーカーになる[51].

2）ヒストン修飾

ヒストンはリジン残基（K）などの塩基性アミノ酸（陽性荷電）を多数もつタンパク質で, 酸性（陰性荷電）であるDNAと堅く結合している. ヌクレオソームは, 146塩基対の二重鎖DNAがヒストン8量体のまわりに巻きついた構造をとり, ヌクレオソームコアから少し離れて存在するヒストンのN末端（ヒストンテール）のリジン残基は, アセチル化やメチル化などの修飾を受ける. DNA結合性転写因子が標的遺伝子に結合すると, PCAFやCBP/p300などの転写コアクチベーターがリクルートされ, 転写コアクチベーターがヒストンアセチル化酵素（histone acetyl transferase；HAT）活性を持つために, 周辺のヒストンをアセチル化する. ヒストンH3の9番目のリジン残基（H3K9）や14番目のリジン残基（H3K14）がアセチル化されると, アミノ基の正電荷が中和され, ヌクレオソーム間の相互作用が緩み, 転写因子とRNAポリメラーゼが働いて転写が始まる. また, ヒストンH3の4番目のリジン残基（H3K4）のメチル化も転写の活性化と相関する. 一方, ヒストンH3の9番目のリジン残基（H3K9）や27番目のリジン残基（H3K27）がメチル化されると, ヒストン脱アセチル化酵素（histone deacetylase；HDAC）やヒストンメチル化酵素（histone methyltransferase；HMT）, ポリコムタンパク質（polycomb group proteins；PcG）がリクルートされて, クロマチンは閉鎖された状態になり, 遺伝子座のサイレンシング（転写抑制）が起こる.

中皮腫では, SPHK1（sphingosine kinase 1）が高発現している. 中皮腫細胞株に発現するSPHK1を阻害すると, ヒストンのアセチル化が抑制され, 細胞増殖が抑えられる[52]. 一方, 中皮腫細胞株の中には, HDAC阻害剤で処理すると, 細胞増殖が抑制されるものがある[53,54]. このような細胞株では, ヒストンのアセチル化の低下により抑制されていた"がん抑制遺伝子"が, 脱アセチル化を阻害することで再び活性化して増殖を抑制したと考えられる.

また, 中皮腫において, ヒストンH3のユビキチン化にかかわる *BAP1* の遺伝子変異が発見されたことは, ヒストン修飾が中皮腫の発生に重要な役割を果たしていることを強く支持する[6〜8].

3）MicroRNA

ノンコーディングRNA（non-coding RNA）はタンパク質に翻訳されるmRNAに相対するもので, タンパク質へ翻訳されずに機能するRNAの総称である. ノンコーディングRNAには, 種々のRNAが含まれるが, 遺伝子のmRNAに対する相補的配列を有し, その遺伝子の発現を抑制するmicroRNA（miRNA）（約22塩基）の生物学的機能が注目されている.

中皮腫では, miRNAにより *CDKN2A*, *NF2*, *c-Jun* 遺伝子の発現が制御される[55]. miRNAの発現は中皮腫の組織型によって異なり, 上皮型中皮腫にはmiR-135b, miR-181a-2*, miR-499-5p, miR-517b, miR-519d, miR-615-5p, miR-624, 肉腫型中皮腫にはmiR-301b, miR-433, miR-543, 二相型中皮腫にはmiR-218-2*, miR-346, miR-377*, miR-485-5p, miR-525-3pが発現する. miR-29c*, miR-92a, miR-625-3pは中皮腫マーカーになり, miR-29c*は予後因子になる[56,57].

7 アポトーシス

アポトーシスは, 損傷を受けた細胞（腫瘍細胞や感染細胞）や不要になった細胞（老朽化細胞）を除去する能動的な細胞死である. 細胞内でタンパク質やDNAの分解が進み, 核濃縮やDNA断片化がみられ, 炎症を誘導しない.

BCL-2ファミリーは, アポトーシスを制御するタンパク質であり, 抗アポトーシス因子（BCL-2, BCL-XL, MCL-1）とアポトーシス誘導因子（BAX, BAK）がある. 中皮腫では, 抗アポトーシス因子のMCL-1やBCL-XLが高発現し, アポトーシスを促進させるBH3-onlyファミリー（BIDおよびBIM）の発現が低下している[58,59]. IAPファミリーは, カスパーゼ-3およびカスパーゼ-7を抑制してアポトーシスを阻止する. 中皮腫では, IAPファミリーに含まれるサバイビン, XIAP, IAP-1の過剰発現がみられ, IAP-1は予後不良と相関する[60,61].

サバイビンを抑制した中皮腫細胞株ではアポトーシスが誘導される[61]．

TRAIL（tumor necrosis factor-related apoptosis-inducing ligand）はTNFファミリーに属するサイトカインである．TRAILが受容体に結合すると，細胞質のBidはカスパーゼ-8によって消化されて，その活性型フラグメント（truncated Bid）はミトコンドリアへ移動し，アポトーシスを誘導する．TRAILによるアポトーシスは，腫瘍細胞に特異的であり，前立腺がんや大腸がんにみられる．中皮腫においても，α-tocopheryl succinateとTRAILがミトコンドリア経路を介してアポトーシスを誘導することが報告されている[62]．

8 テロメア

テロメア（telomere）は，染色体の両末端に位置する特殊なDNA・タンパク質の複合体で，DNA配列が繰り返す特異的構造により，染色体を保護している．テロメアの伸長は，テロメラーゼ（telomerase）により行われる．体細胞では，テロメラーゼ活性が抑制されているために，細胞分裂のたびにテロメアが短くなり，テロメアが一定長より短くなると，細胞増殖を止めて細胞老化に陥る．一方，テロメラーゼによるテロメアの伸長は，染色体を維持することで永続的な細胞分裂を促し，細胞を不死化細胞へと導く．

多くの腫瘍において，強いテロメラーゼ活性が認められている．中皮腫においても，テロメラーゼ活性の上昇とalternative lengthening of telomeresが報告されている[63～65]．また，中皮腫の15%に，テロメラーゼの触媒ユニットであるTERT（telomerase reverse transcriptase）のプロモーターに変異が報告されている[66]．

おわりに

FAK（focal adhesion kinase）は非受容体型チロシンキナーゼであり，インテグリンを介して細胞が細胞外マトリックスに結合すると，リン酸化カスケードが始まり，PI3K-Akt経路およびERK-MAPK経路が活性化して細胞生存が維持される．最近，FAK阻害剤が"がん幹細胞（cancer stem cell）"を標的にすることが示され，中皮腫におけるFAK阻害剤治療に関する臨床試験（COMMAND試験）が国際共同で進められている．中皮腫では，MerlinをコードするNF2がん抑制遺伝子に欠失や変異がみられるが，興味深いことに，FAK阻害剤による治療効果は，Merlin高発現中皮腫よりも，Merlin低発現中皮腫で高いことが示されている．

近年，次世代シークエンサーが普及して，種々の腫瘍で新規なドライバー遺伝子が見い出されている．中皮腫においても，その発生や進展の鍵となるドライバー遺伝子が発見されることを期待するとともに，ドライバー遺伝子産物を標的にした治療法が開発され，中皮腫で苦しまれている患者の福音になることを願って止まない．

文献

1) Takeda M, Kasai T, Enomoto Y, et al：Genomic gains and losses in malignant mesothelioma demonstrated by FISH analysis of paraffin-embedded tissues. *Display Settings* **65**：77-82, 2012
2) Chiosea S, Krasinskas A, Cagle PT, et al：Diagnostic importance of 9p21 homozygous deletion in malignant mesotheliomas. *Mod Pathol* **21**：742-747, 2008
3) Matsumoto S, Nabeshima K, Kamei T, et al：Morphology of 9p21 homozygous deletion-positive pleural mesothelioma cells analyzed using fluorescence in situ hybridization and virtual microscope system in effusion cytology. *Cancer Cytopathol* **121**：415-422, 2013
4) Sekido Y, Pass HI, Bader S, et al：Neurofibromatosis type 2 (NF2) gene is somatically mutated in mesothelioma but not in lung cancer. *Cancer Res* **55**：1227-1231, 1995
5) Bianchi AB, Mitsunaga SI, Cheng JQ, et al：High frequency of inactivating mutations in the neurofibromatosis type 2 gene (NF2) in primary malignant mesotheliomas. *Proc Natl Acad Sci USA* **92**：10854-10858, 1995
6) Bott M, Brevet M, Taylor BS, et al：The nuclear deubiquitinase BAP1 is commonly inactivated by somatic mutations and 3p21.1 losses in malignant pleural mesothelioma. *Nature Genetics* **43**：668-672, 2011
7) Testa JR, Cheung M, Pei J, et al：Germline BAP1 mutations predispose to malignant mesothelioma. *Nature Genetics* **43**：1022-1025, 2011
8) Yoshikawa Y, Sato A, Tsujimura T, et al：Frequent inactivation of the BAP1 gene in epithelioid-type malignant mesothelioma. *Cancer Sci* **103**：868-874, 2012

9) Fujii M, Fujimoto N, Hiraki A, et al : Aberrant DNA methylation profile in pleural fluid for differential diagnosis of malignant pleural mesothelioma. *Cancer Sci* **103** : 510-514, 2012

10) Nakamura E, Makishima A, Hagino K, et al : Accumulation of radium in ferruginous protein bodies formed in lung tissue : association of resulting radiation hotspots with malignant mesothelioma and other malignancies. *Proc Japan Acad Ser* **B 85** : 229-239, 2009

11) Carbone M, Baris YI, Bertino P, et al : Erionite exposure in North Dakota and Turkish villages with mesothelioma. *Proc Natl Acad Sci USA* **108** : 13618-13623, 2011

12) De Bruin ML, Burgers JA, Baas P, et al : Malignant mesothelioma after radiation treatment for Hodgkin lymphoma. *Blood* **113** : 3679-3681, 2009

13) Chirieac LR, Barletta JA, Yeap BY, et al : Clinicopathologic characteristics of malignant mesotheliomas arising in patients with a history of radiation for Hodgkin and non-Hodgkin lymphoma. *J Clin Oncol* **31** : 4544-4549, 2013

14) Shivapurkar N, Wiethege T, Wistuba, et al : Presence of simian virus 40 sequences in malignant mesotheliomas and mesothelial cell proliferations. *J Cell Biochem* **76** : 181-188, 1999

15) Lopez-Rios F, Illei PB, Rusch V, et al : Evidence against a role for SV40 infection in human mesotheliomas and high risk of false-positive PCR results owing to presence of SV40 sequences in common laboratory plasmids. *Lancet* **364** : 1157-1166, 2004

16) Manfredi JJ, Dong J, Liu WJ, et al : Evidence against a role for SV40 in human mesothelioma. *Cancer Res* **65** : 2602-2609, 2005

17) Krismann M, Muller KM, Jaworska M, et al : Molecular cytogenetic differences between histological subtypes of malignant mesotheliomas : DNA cytometry and comparative genomic hybridization of 90 cases. *J Pathol* **197** : 363-371, 2002

18) Taniguchi T, Karnan S, Fukui T, et al : Genomic profiling of malignant pleural mesothelioma with array-based comparative genomic hybridization shows frequent non-random chromosomal alteration regions including JUN amplification on 1p32. *Cancer Sci* **98** : 438-446, 2007

19) Jongsma J, van Montfort E, Vooijs M, et al : A conditional mouse model for malignant mesothelioma. *Cancer Cell* **13** : 261-271, 2008

20) Altomare DA, Menges CW, Xu J, et al : Losses of both products of the Cdkn2a/Arf locus contribute to asbestos-induced mesothelioma development and cooperate to accelerate tumorigenesis. *PLoS One* **6** : e18828, 2011

21) Xu J, Kadariya Y, Cheung M, et al : Germline mutation of Bap1 accelerates development of asbestos-induced malignant mesothelioma. *Cancer Res* (in press), 2014

22) Sekido Y : Genomic abnormalities and signal transduction dysregulation in malignant mesothelioma cells. *Cancer Sci* **101** : 1-6, 2010

23) Sekido Y : Molecular pathogenesis of malignant mesothelioma. *Carcinogenesis* **34** : 1413-1419, 2013

24) de Assis LV, Locatelli J, Isoldi MC : The role of key genes and pathways involved in the tumorigenesis of malignant mesothelioma. *Biochim Biophys Acta* **1845** : 232-247, 2014

25) Rascoe PA, Jupiter D, Cao X, et al : Molecular pathogenesis of malignant mesothelioma. *Expert Rev Mol Med* **24** : 1-14, 2012

26) Tsujimura T, Torii I, Sato A, et al : Pathological and molecular biological approaches to early mesothelioma. *Int J Clin Oncol* **17** : 40-47, 2012

27) Sekido Y : Inactivation of Merlin in malignant mesothelioma cells and the Hippo signaling cascade dysregulation. *Pathol Int* **61** : 331-344, 2011

28) Fujii M, Toyoda T, Nakanishi H, et al : TGF-beta synergizes with defects in the Hippo pathway to stimulate human malignant mesothelioma growth. *J Exp Med* **209** : 479-494, 2012

29) Murakami H, Mizuno T, Taniguchi T, et al : LATS2 is a tumor suppressor gene of malignant mesothelioma. *Cancer Res* **71** : 873-883, 2011

30) Cheung M, Pei J, Pei Y, et al : The promyelocytic leukemia zinc-finger gene, PLZF, is frequently downregulated in malignant mesothelioma cells and contributes to cell survival. *Oncogene* **29** : 1633-1640, 2010

31) Destro A, Ceresoli GL, Falleni M, et al : EGFR overexpression in malignant pleural mesothelioma. an immunohistochemical and molecular study with clinico-pathological correlations. *Lung Cancer* **51** : 207-215, 2006

32) Brevet M, Shimizu S, Bott MJ, et al : Coactivation of receptor tyrosine kinases in malignant mesothelioma as a rationale for combination targeted therapy. *J Thorac Oncol* **6** : 864-874, 2011

33) Foster JM, Gatalica Z, Lilleberg S, et al : Novel and existing mutations in the tyrosine kinase domain of the epidermal growth factor receptor are predictors of optimal resectability in malignant peritoneal mesothelioma. *Ann Surg Oncol* **16** : 152-158, 2009

34) Garland LL, Rankin C, Gandara DR, et al : Phase II study of erlotinib in patients with malignant pleural mesothelioma : a Southwest Oncology Group Study. *J*

Clin Oncol **25**：2406-2413, 2007
35) Mukohara T, Civiello G, Davis IJ, et al：Inhibition of the met receptor in mesothelioma. *Clin Cancer Res* **11**：8122-8130, 2005
36) Jagadeeswaran R, Ma PC, Seiwert TY, et al：Functional analysis of c-Met/hepatocyte growth factor pathway in malignant pleural mesothelioma. *Cancer Res* **66**：352-361, 2006
37) Hoang CD, D'Cunha J, Kratzke MG, et al：Gene expression profiling identifies matriptase overexpression in malignant mesothelioma. *Chest* **125**：1843-1852, 2004
38) Zanella CL, Posada J, Tritton TR, et al：Asbestos causes stimulation of the extracellular signal-regulated kinase 1 mitogen-activated protein kinase cascade after phosphorylation of the epidermal growth factor receptor. *Cancer Res* **56**：5334-5338, 1996
39) de Melo M, Gerbase MW, Curran J, et al：Phosphorylated extracellular signal-regulated kinases are significantly increased in malignant mesothelioma. *J Histochem Cytochem* **54**：855-861, 2006
40) Shukla A, Hillegass JM, MacPherson MB, et al：ERK2 is essential for the growth of human epithelioid malignant mesotheliomas. *Int J Cancer* **129**：1075-1086, 2011
41) Altomare DA, You H, Xiao GH, et al：Human and mouse mesotheliomas exhibit elevated AKT/PKB activity, which can be targeted pharmacologically to inhibit tumor cell growth. *Oncogene* **24**：6080-6089, 2005
42) Papp T, Schipper H, Pemsel H, et al：Mutational analysis of the PTEN/MMAC1 tumour suppressor gene in primary human malignant mesotheliomas. *Oncol Rep* **8**：1375-1379, 2001
43) Polakis P：Wnt signaling and cancer. *Genes Dev* **14**：1837-1851, 2000
44) Uematsu K, Kanazawa S, You L, et al：Wnt pathway activation in mesothelioma：evidence of Dishevelled overexpression and transcriptional activity of beta-catenin. *Cancer Res* **63**：4547-4551, 2003
45) Abutaily AS, Collins JE, Roche WR：Cadherins, catenins and APC in pleural malignant mesothelioma. *J Pathol* **201**：355-362, 2003
46) Batra S, Shi Y, Kuchenbecker KM, et al：Wnt inhibitory factor-1, a Wnt antagonist, is silenced by promoter hypermethylation in malignant pleural mesothelioma. *Biochem Bioph Res Co* **342**：1228-1232, 2006
47) Kohno H, Amatya VJ, Takeshima Y, et al：Aberrant promoter methylation of WIF-1 and SFRP1, 2, 4 genes in mesothelioma. *Oncol Rep* **24**：423-431, 2010
48) You M, Varona-Santos J, Singh S, et al：Targeting of the hedgehog signal transduction pathway suppresses survival of malignant pleural mesothelioma cells *in vitro*. *J Thorac Cardiovasc Surg* **147**：508-516, 2014
49) Lim CB1, Prêle CM, Cheah HM, et al：Mutational analysis of hedgehog signaling pathway genes in human malignant mesothelioma. *PLoS One* **8**：e66685, 2013
50) Vandermeers F, Neelature Sriramareddy S, Costa C, et al：The role of epigenetics in malignant pleural mesothelioma. *Lung Cancer* **81**：311-318, 2013
51) Goto Y, Shinjo K, Kondo Y, et al：Epigenetic profiles distinguish malignant pleural mesothelioma from lung adenocarcinoma. *Cancer Res* **69**：9073-9082, 2009
52) Kalari S, Moolky N, Pendyala S, et al：Sphingosine kinase 1 is required for mesothelioma cell proliferation：role of histone acetylation. *PloS one* **7**：e45330, 2012
53) Crisanti MC, Wallace AF, Kapoor V, et al：The HDAC inhibitor panobinostat（LBH589）inhibits mesothelioma and lung cancer cells in vitro and in vivo with particular efficacy for small cell lung cancer. *Mol Cancer Ther* **8**：2221-2231, 2009
54) Cao XX, Mohuiddin I, Ece F, et al：Histone deacetylase inhibitor downregulation of bcl-xl gene expression leads to apoptotic cell death in mesothelioma. *Am J Respir Cell Mol Biol* **25**：562-568, 2001
55) Guled M, Lahti L, Lindholm PM, et al：CDKN2A, NF2, and JUN are dysregulated among other genes by miRNAs in malignant mesothelioma-A miRNA microarray analysis. *Genes Chrom Cancer* **48**：615-623, 2009
56) Pass HI, Goparaju C, Ivanov S, et al：hsa-miR-29c* is linked to the prognosis of malignant pleural mesothelioma. *Cancer Res* **70**：1916-1924, 2010
57) Kirschner MB, Cheng YY, Badrian B, et al：Increased circulating miR-625-3p：a potential biomarker for patients with malignant pleural mesothelioma. *J Thorac Oncol* **7**：1184-1191, 2012
58) Soini Y, Kinnula V, Kaarteenaho-Wiik R, et al：Apoptosis and expression of apoptosis regulating proteins bcl-2, mcl-1, bcl-X, and bax in malignant mesothelioma. *Clin Cancer Res* **5**：3508-3515, 1999
59) Gordon GJ, Mani M, Mukhopadhyay L, et al：Expression patterns of inhibitor of apoptosis proteins in malignant pleural mesothelioma. *J Pathol* **211**：447-454, 2007
60) Kleinberg L, Lie AK, Florenes VA, et al：Expression of inhibitor-of-apoptosis protein family members in malignant mesothelioma. *Human Pathol* **38**：986-994, 2007
61) Zaffaroni N, Costa A, Pennati M, et al：Survivin is

highly expressed and promotes cell survival in malignant peritoneal mesothelioma. *Cell Oncol* **29**: 453-466, 2007

62) Tomasetti M, Rippo MR, Alleva R, et al: Alpha-tocopheryl succinate and TRAIL selectively synergise in induction of apoptosis in human malignant mesothelioma cells. *Brit J Cancer* **90**: 1644-1653, 2004

63) Dhaene K, Hubner R, Kumar-Singh S, et al: Telomerase activity in human pleural mesothelioma. *Thorax* **53**: 915-918, 1998

64) Kumaki F, Kawai T, Churg A, et al: Expression of telomerase reverse transcriptase (TERT) in malignant mesotheliomas. *Am J Surg Pathol* **26**: 365-370, 2002

65) Villa R, Daidone MG, Motta R, et al: Multiple mechanisms of telomere maintenance exist and differentially affect clinical outcome in diffuse malignant peritoneal mesothelioma. *Clin Cancer Res* **14**: 4134-4140, 2008

66) Tallet A, Nault JC, Renier A, et al: Overexpression and promoter mutation of the TERT gene in malignant pleural mesothelioma. *Oncogene* **33**: 3748-3752, 2014

第 I 章　石綿関連疾患の病理

中皮腫の病理

中皮腫診断での体腔液細胞診の特徴と考え方

亀井　敏昭

はじめに

悪性中皮腫症例の約80〜85％の症例では，初発症状として胸水，腹水などの体腔液貯留を認め，理論的には早期から体腔液中に中皮腫細胞が出現する確率が高いとされる．体腔液中に出現する中皮腫細胞は，約60％を占める上皮型中皮腫，約20％を占める二相型において認められることが多く，約20％とされる肉腫型中皮腫では中皮腫細胞が出現することはまれとされる[1]．したがって，主に上皮様性格を示す中皮腫細胞が出現することが一般的と理解できる．これまでの報告では[2,3]，上皮性格を示す中皮腫細胞の特徴的所見が指摘されており，これらの所見に関して中皮腫診断を行う上での有用性について記述する．

また，問題となる体腔液中の中皮腫細胞の免疫組織化学的染色についての検討を加え，その染色態度とともに，それぞれの細胞マーカーについての検討とともに，感度や特異度についての検証を行う．実際的には，中皮関連マーカーとされるカルレチニン，D2-40，WT1などについて，さらに腺癌関連マーカー（CEA，TTF-1，MOC31，BerEP-4などの成績に関して報告する．また，日常診断において鑑別に困難性を覚える反応性中皮と比較においては，鑑別に有効とされるm-EMA，デスミン，GLUT-1，CD146を主体に検討する．

本検討では，過去に救済制度に基づき指定疾病の中で中皮腫の認定を受けた症例，非認定となった症例などについての医学的所見，ことに細胞所見についての解析を行い，適切な診断プロセスの確立と普及を図りたい（表1）．

なお，検討症例としては，認定例を含む中皮腫115例，反応性中皮56例，さらに対象として肺腺癌症例78例，卵巣腺癌（漿液性腺癌）23例，腹膜原発腺癌13例である．

1　中皮腫細胞の体腔液細胞診所見（表2）

体腔液中に出現する中皮腫細胞は，大部分が上皮型中皮腫（中皮腫例の約60％）および二相型中皮腫（中皮腫例約20％）の上皮型成分から剥離脱落したものである．肉腫型（中皮腫例の約20％）中皮腫では体腔液貯留の頻度自体も少ないが，体腔液中にその腫瘍細胞が剥脱した場合でも，細胞異型が

表1　石綿救済法による中皮腫患者の認定状況

	平成21年度 認定件数/申請件数	平成22年度 認定件数/申請件数	平成23年度 認定件数/申請件数	平成24年度 認定件数/申請件数	平成25年度 認定件数/申請件数
病理組織診断あり	426/469 (91%)	486/519 (94%)	462/502 (92%)	539/578 (93%)	456/497 (92%)
報告書のみ	277/469 (59%)	314/519 (61%)	281/502 (56%)	378/577 (66%)	295/497 (59%)
標本提出あり	149/469 (32%)	172/519 (33%)	181/502 (36%)	161/577 (28%)	161/497 (32%)
細胞診断のみ （組織なし）	35/47 (74%)	47/63 (75%)	36/48 (75%)	45/53 (85%)	60/68 (88%)
報告書のみ	16/47 (34%)	19/63 (30%)	11/48 (23%)	15/53 (28%)	26/68 (38%)
標本提出あり	19/47 (40%)	28/63 (44%)	25/48 (52%)	30/53 (57%)	34/68 (50%)

高度で多彩な形状を示す点，他の肉腫との鑑別など
を要する点からその細胞診断は困難なことが多
い[4]．

体腔液細胞診の背景としては出血性のことが多
く，リンパ球や組織球のなどの炎症細胞の出現が目
立つことも多い．全般に壊死性背景の例は少ない．
ヒアルロン酸産生に富む症例（中皮腫例の約10％）
では，貯留体腔液はきわめて粘稠であり，通常の遠
心操作は困難で，擦り合わせ式の塗抹標本作製が推
奨される．塗抹標本のパパニコロウ染色では背景に
顆粒状あるいはフィルム状を呈するびまん性の好酸
性蛋白物質（ヒアルロン酸）を認め，Giemsa 染色
ではメタクロマジアを呈する．

中皮腫症例での腫瘍細胞の出現細胞数は多く，腫
瘍細胞の出現様式としては，孤立散在性に出現する
ものや，球状（マリモ状），乳頭状の大型の細胞集
塊を呈し，集塊の辺縁部はこぶ状の突出（knobby
contour）を呈することが多い．また，細胞相接所
見（cell to cell apposition）や相互封入所見（cell

表2　中皮腫に特徴的とされている所見

1. 球状・乳頭状集塊
2. 相互封入像
3. 窓形成（window formation）
4. 細胞相接所見（cell to cell apposition）
5. Hump 様細胞質突起
6. Collagenous stroma を有する細胞集塊
7. 細胞質辺縁部の不明瞭化
8. 細胞質の重厚感
9. オレンジG好性細胞の出現
10. 2核以上の多核細胞の出現率が高い

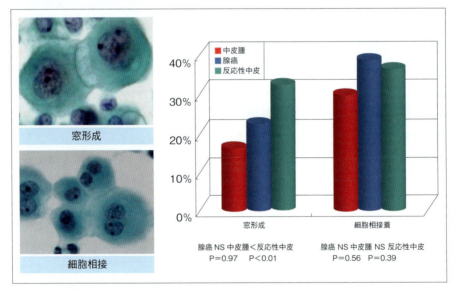

図1　細胞相互の関係（窓形成，細胞相接着）

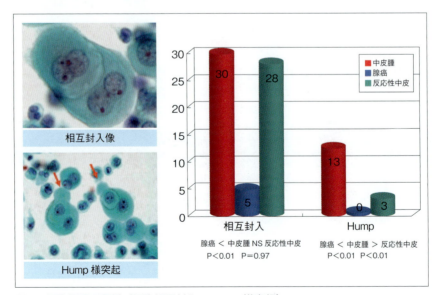

図2　細胞相互の関係（細胞相互封入，Hump 様突起）

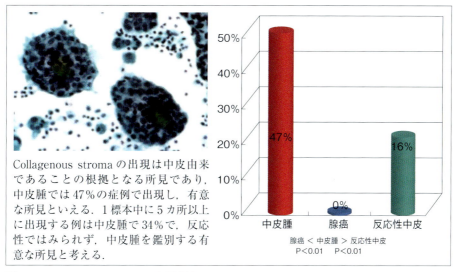

図3　Collagenous stroma の出現頻度

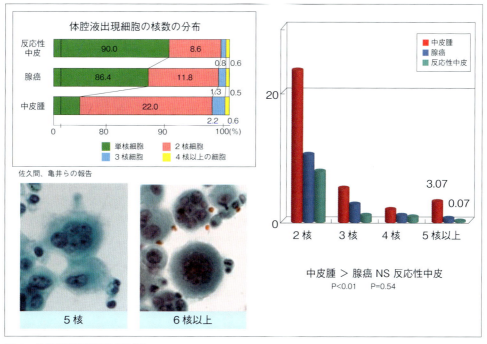

図4　多核細胞出現率の比較

to cell engulfment）もしばしば認められる．相互封入所見では，核の移動が先行し，細胞質が瘤状に残存する hump 様細胞突起が特徴的所見として認められることが多い．また，中皮腫細胞核は反応性中皮のそれより大きいものの，細胞自体が反応性中皮よりかなり大きく，その結果，核／細胞質比（N/C比）は反応性中皮細胞と比べてむしろ小さい場合が多い．核は類円形で核形不整に乏しく，比較的均一な大きさをもち，細胞中心性に位置が目立つ．核クロマチンは軽度増量し，典型な症例では微細顆粒状で，明瞭な核小体が1～2個認められる．

また中皮腫症例では，2核細胞を含む多核細胞の出現率が高く，自施設（18例）での検討では，出現細胞は単核細胞が75.2％，2核細胞以上の多核細胞が24.8％であった．一方，腺癌細胞では単核細胞は約85％，2核以上の多核細胞は約15％であり，反応性中皮では，単核細胞は約90％，2核以上の多核細胞は10％との結果であった．中皮腫症例では，このように多核傾向を呈する中皮腫細胞が多く，ときに10核以上の多核細胞の出現もときに認められる．一方，反応性中皮では4ないし5核の多核細胞を認めることはあるが，10核以上のものはほとん

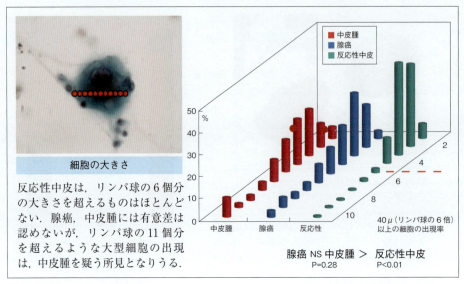

図5　細胞の大きさ別出現率

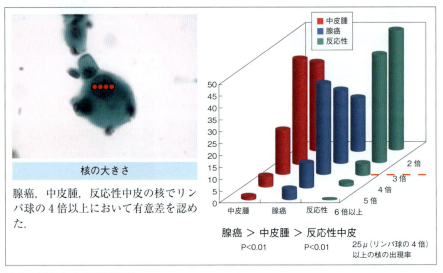

図6　核の大きさ別出現率

どない．細胞質は比較的豊富でライトグリーン好性を示し，一般に核周囲は明るく，その周囲では重厚感を増し，同心円状の層板状構造を認める．またギムザ染色標本では，核の円形度の増加や細胞質の好塩基性（青紫色）が強調される．細胞質辺縁部は不明瞭な境界を示す．その所見は全周性に微絨毛の発達やヒアルロン酸の付着を反映しているものと思われる．また，中皮腫症例ではしばしば腫瘍細胞や反応性中皮に混じてオレンジG好性細胞がみられ，その細胞の考え方に関しては，中皮腫細胞の変性細胞の結果として見い出される偽角化所見と考えられる．その根拠としては，われわれが報告したように，オレンジG好性細胞は，変性した中皮腫細胞または中皮細胞のことが多く，電顕標本にて脱エポン切片でのオレンジG好性細胞を認め，その隣接部の超薄切片作製では，核所見はヘテロクロマチンが目立つ変性細胞であり，多くの微絨毛を有することから，一部は少なくとも中皮腫細胞に由来することが証明された．われわれの最初の報告では[5]，中皮腫症例75％にオレンジG好性細胞を認めたが，全国調査では44％であった．

また，体腔液中に認められるコラーゲン基質を伴ったcollagenous stroma type 2（CS 2型）も中皮腫症例での特徴的な所見であり[6]，自験例では56％の出現率であり，全国調査では47％であった．このCS2型では，PAS染色陽性，ジアスターゼ抵抗性であり，免疫染色では基本的にはtype 3 collagenからなるが，ときにはtype 4 collagenも

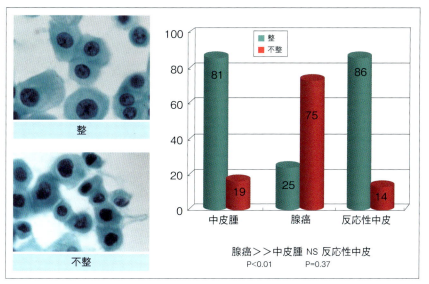

図7　核形不整の比較

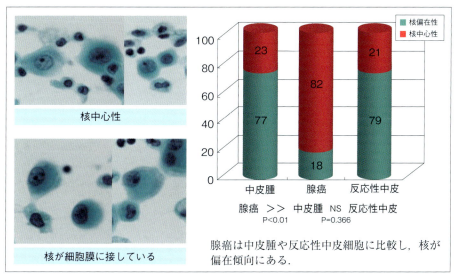

図8　中皮腫，腺癌，反応性中皮の核位置の比較

しくはラミニンが証明できる．

その他の特徴としては，2核細胞ないし多核細胞などでの鏡面像所見である．すなわち，2核の中皮腫細胞の場合，中心部を通る直線を設定した場合，2つの核が左右対称性であることを示す．他の腺癌（肺，卵巣，腹膜原発）などでは多核細胞を認めることはまれではないが，個々の核の形態にばらつきが多く，核形不整や大小不同を示すことが多い．

2　形態計測による中皮腫細胞診の検証

今回，検討した中皮腫症例は115例，反応性中皮は56例．細胞診の背景では，組織球背景，リンパ球背景がほぼ等しく，それぞれ45％であり，好中球背景は約10％程度である．細胞集塊では，中皮腫例では2～4個で24％，5～10個では18％，11～100個が20％，100個以上が4％であり，反応性中皮と比して5個以上の細胞集塊が優位に多い．また，乳頭状集塊，球状集塊も中皮腫例で多く認められるが，球状（70％）＞乳頭状（30％）であった．中皮腫細胞の大きさはリンパ球との比較において，6倍以上のものが61.8％であり，反応性中皮では6倍以上のものは12.5％であり，有意の差を認める．相互封入所見の出現では，中皮腫例と反応性中皮との比率は変わらなかったが，hump様細胞突起の出現率は中皮腫症例では，67％であり，反応性中皮では，4％以下であった．また，100個の腫瘍細胞でのhump出現数は13個であり，反応性中皮100個

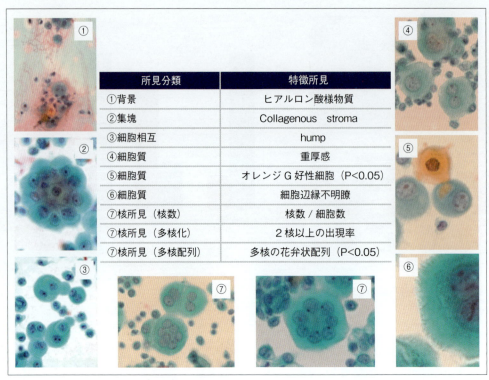

図9 中皮腫判定に有用な所見（P＜0.01）

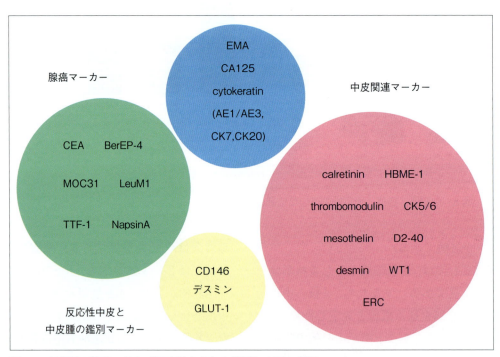

図10 中皮腫，腺癌，および反応性中皮との鑑別に有用な細胞マーカー

では3個以下であった．種々の形態学的検討を加えた結果，統計学的に有意は鑑別のポイントおよび所見については，図9に示した．

1）特殊染色所見など

（1）PAS染色とアルシアン青染色

PAS（periodic acid-Schiff）染色では，腫瘍細胞質内に顆粒状ないし滴状ドット状の陽性物質を認めることが多い．この陽性物質はジアスターゼ処理で消失し，グリコーゲンに一致するが，その量は症例により様々である．アルシアン青染色（pH2.5）やコロイド鉄染色では，上皮型の腫瘍細胞の形成する腺腔様構造の内部，間質に陽性反応を示し，ときに細胞質内にも種々の程度で陽性反応を示す．この反応

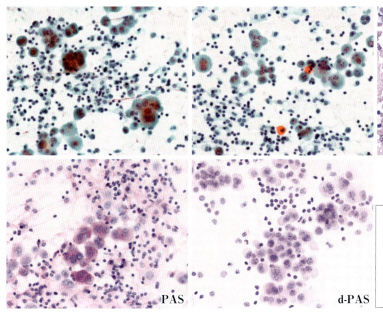

図11 中皮腫との診断が疑われた胸水細胞診所見

症例：74歳，女性．平成23年から呼吸困難および大量右胸水貯留．右胸壁の肥厚は軽度．細胞診上では類円形核を有し，ライトグリーン好性の胞体をもった異型細胞が小集塊を認める．

はヒアルロニダーゼ処理で消失ないし著しく減弱し，ヒアルロン酸の産生を示唆する．しかし，上皮型でも未分化な例では陽性物質が乏しいか，もしくは陰性のことが多い．さらに通常の固定に使用されるホリマリン水溶液に相当量のヒアルロン酸が溶出することにも注意が必要である．アルシアン青染色で陽性となる物質は，ヒアルロン酸結合蛋白（HABP）を用いた免疫染色での陽性所見と同様な分布を呈する．

(2) 免疫組織・細胞化学

悪性中皮腫および中皮細胞の特徴のひとつは細胞質内に複数の中間径フィラメントを有することである．上皮型の中皮腫で上皮性マーカーのcytokeratin，間葉系マーカーのvimentinが高率に陽性となる．さらに，また，筋細胞系の中間径フィラメントのdesminは反応性中皮では陽性となるが，中皮腫例では陰性となり，中皮腫細胞と反応性中皮との鑑別に有用である．これらの中間径フィラメントの陽性率は組織型，分化度により異なる．また，肉腫型中皮腫ではcytokeratin（AE1/3もしくはCAM5.2が多用される）が約70％以上の症例で陽性所見を呈し，一部ではα-smooth muscle actinが陽性を示すこともある．また，上皮膜抗原のひとつであるepithelial membrane antigen（EMA）が上皮型中皮腫に高い陽性率を示し，細胞膜に沿って膜状に強陽性を示すのが特徴的な所見である（図12）．しかし，低分化上皮型中皮腫や肉腫型中皮腫ではEMAの陽性率は低いとされる．

近年，中皮腫診断に感度の高いマーカーとして，calretinin，D2-40，ないしWT1がいずれの施設でも使用され，過去によく利用されていたthrombomodulin，HBME-1などはその特異度の低さからほとんど使用されていない．

Calretininは分子量29kDのカルシウム結合蛋白で，上皮型悪性中皮腫では一部の報告を除き，概ね90％以上の陽性率を示す．ただし，使用する抗体の製造元によって陽性率に差があることが報告されており，注意が肝要である．calretininは細胞診検体では中皮腫の陽性率はほぼ100％であり，細胞質に陽性所見を呈する．ホルマリン固定後のセルブロック，組織標本では細胞質および核内に陽性を示すことが多い．calretininが陽性を示す症例では出現細胞の多くが陽性となることが多い．しかし，少数の腺癌例でも陽性を示し（約13％），出現している腫瘍細胞での陽性数は少数に留まる．現時点で上皮型悪性中皮腫に対する特異性が最も高く，有用なマーカーである．ただし，組織検体での肉腫型中皮腫の陽性率は40％以下であるため，他の所見を合わせた総合的な判定が必要となる．

組織標本を用いた免疫組織化学的検討で，ウィルムス腫瘍関連遺伝子産物であるWT1（核内に陽性）やcytokeratin5/6の陽性率が上皮型悪性中皮腫に

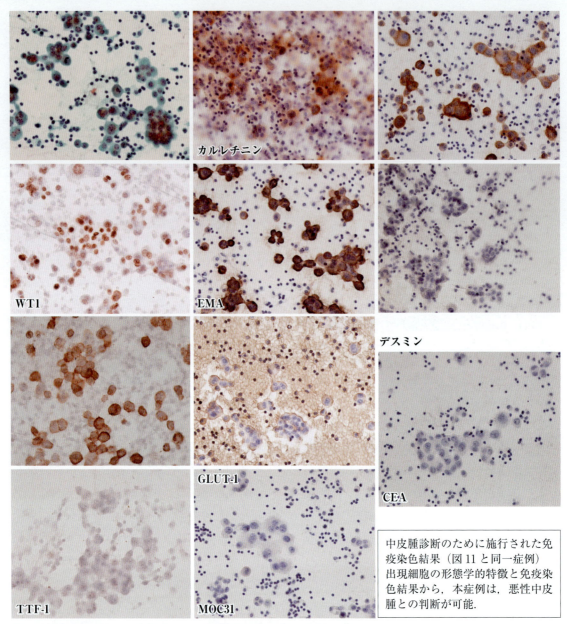

図12 中皮腫診断のために施行された免疫染色結果（図11と同一症例）
　中皮関連マーカー：カルレチニン（+），WT1（+），D2-40（+）．
　腺癌関連マーカー：CEA（-），TTF-1（-），MOC31（-）．
　反応性中皮との鑑別マーカー：m-EMA（2+），デスミン（-），CD146（+），GLUT-1（+）．

中皮腫診断のために施行された免疫染色結果（図11と同一症例）出現細胞の形態学的特徴と免疫染色結果から，本症例は，悪性中皮腫との判断が可能．

高く，肺腺癌に低いことが知られており，cytokeratin5/6の使用では上皮型中皮腫を肺腺癌と鑑別する目的ではcalretininに匹敵する感度，特異度が報告されている．著者の検討[7]では細胞診検体では特異度は高いとはいえず，細胞鑑別の目的としては使いづらい印象がある．

最近多用されている中皮関連マーカーとしては，リンパ管内皮細胞マーカーのD2-40やウイルムス腫瘍の原因遺伝子として見つけられたWT1であり，D2-40は中皮腫細胞の細胞膜に陽性所見を呈し，WT1は中皮腫細胞の核に陽性所見を呈する．しかしながら，WT1は卵巣漿液性腺癌，腹膜原発腺癌ともに高率に陽性所見を呈するために，腹膜中皮腫と卵巣漿液性腺癌，腹膜原発腺癌との鑑別には使用しづらいことも認識しておく必要がある．

一方，悪性中皮腫，中皮細胞に陰性もしくは陽性率が低く，腺癌に陽性率の高い抗体として，CEA（carcinoembryonic antigen），BerEP-4，B72.3，MOC31などの上皮性マーカーがある．CEAは種々の腺癌に陽性を示し，悪性中皮腫には原則として陰性といわれている．しかし，CEAには一部共通な抗原活性をもつ数多くの交叉抗原が知られており，

用いる抗体によってはまれながらも CEA 陽性の悪性中皮腫例が報告されている．CEA モノクローナル抗体では，中皮腫はほとんど陰性であり，CEA 陽性の場合は，中皮腫を否定することが可能であり，陰性マーカーとしての有用性が高い．CEA の腺癌の陽性率は概ね 55〜90％である．原発巣，組織型によって CEA 陽性率には差があり，肺，消化管由来の腺癌では陽性率は高いが，卵巣腺癌や甲状腺癌，前立腺癌，腎細胞癌などでは CEA の陽性率は低い．また，腹膜中皮腫との鑑別に重要な卵巣腺癌（漿液性腺癌，明細胞腺癌，類内膜腺癌）や腹膜原発腺癌での CEA 陽性率はきわめて低い（30％以下）．ただし，卵巣腺癌の中で，粘液性腺癌例では CEA の陽性率は高いことも認識しておく必要がある．

BerEP-4 は乳癌細胞の培養株を免疫源として分離された上皮細胞の表面糖蛋白（30 および 34kD）で，腺癌での陽性率は 60〜70％であるが，その陽性率は原発部位により異なり，肺癌，卵巣癌，子宮体癌，消化管由来の腺癌での陽性率は 80％以上である．また，BerEP-4 は CEA 陽性率の低い卵巣癌の漿液性腺癌では高い陽性率が認められる．一方，悪性中皮腫での Ber-EP4 陽性率は 0〜20％とされる．

MOC31 は肺小細胞癌細胞の培養株を免疫源として分離された上皮細胞の細胞膜を貫通する糖蛋白（分子量 40kD）で，悪性中皮腫での陽性率は 0〜20％であり，一部の報告例を除き多くの報告では 10％以下である．肺腺癌や種々の臓器由来の腺癌（卵巣腺癌を含む）では 80〜100％と高い陽性率が報告されている．

胸膜中皮腫と肺腺癌との鑑別が臨床的にはしばしば問題となるが，中皮腫の陰性マーカーとして CEA が最も重要であり，その他としては，TTF-1，Napsin A などが利用される．したがって，腺癌を否定し，中皮腫との診断を得るためには，CEA 陰性，TTF-1 陰性もしくは CEA 陰性，Napsin A 陰性が必須条件となる．最近では，胸膜中皮腫では Claudin 4 の応用が報告され，中皮腫例では Claudin 4 陰性であり，肺腺癌では Claudin 4 陽性所見を示すことが多い．

腹膜中皮腫と卵巣腺癌，腹膜原発腺癌との鑑別が求められる場合では，Calretinin，ER（エストロゲンリセプター），PAX8 などが多用されている．一般には，卵巣漿液性腺癌，腹膜原発腺癌では，calretinin 陰性（一部陽性），ER 陽性，PAX8 陽性であり，中皮腫では Calretinin 陽性，ER 陰性，PAX8 陰性である．なお，WT1 は卵巣漿液性腺癌，腹膜原発腺癌や中皮腫ともに陽性である場合が多いことも認識しておく必要がある[9]．

これに対して，中皮腫と反応性中皮（過形成）との鑑別が重要な場合があり，そのような例では，反応性中皮細胞と中皮腫細胞との鑑別に有用な免疫染色が求められる．それぞれの細胞学的特徴として広くオーバーラップがあり，形態学的特徴と免疫染色結果のみでは鑑別が難しい例もまれならず認められる．現時点では，早期中皮腫の確実な定義はまだないが，経験的には早期中皮腫と反応性中皮過形成例との鑑別では，さらに困難な場合が想定できる．

中皮腫と反応性中皮過形成の免疫組織化学的マーカーとの比較でも，現時点では確実に鑑別診断が可能なマーカーは明らかではない．病理組織，細胞診において鑑別診断に有用なものは，m-EMA（clone E29），desmin，GLUT-1，IMP3（insulin-like growth factor Ⅱ messenger RNA-binding protein 3）などである．中皮腫では EMA 陽性で，殊に膜部に強調される陽性所見が重要であり，desmin 陰性であることが多く，反応性中皮ではその逆のパターンを示す．EMA，desmin に関しては 80〜90％の特異度が報告されている[3]．一方，GLUT-1 は特異度は高いが（90〜100％），感度が比較的低い（50％前後）[5]．IMP3 の報告は特異度 100％であったが，その後の追試報告では特異度 73％である．抗体の精度，免疫染色の方法などの標準化が必要かもしれない．CD146 は免疫グロブリン・スーパーファミリーに属する細胞接着分子で，悪性黒色腫から単離された分子量 113-119 kDa の I 型膜貫通性糖タンパク質であり，中皮腫と反応性中皮細胞との鑑別に有用との報告されている[6]．私たちの検討でも，CD146 は悪性中皮腫の 90 以上の症例で細胞膜に発現を認めるが，反応性中皮では少数の症例で膜部に軽微な陽性所見を認めるにすぎない（感度 90％，特異度 95％）[10]．

(3) 電子顕微鏡学的所見

上皮型悪性中皮腫では，細長く，迂曲した微絨毛が特徴的で，細胞表面や細胞内管腔面に観察され，

微絨毛が密在する．最長5本の微絨毛の長さと直径の比率の平均値（length-diameter ratio；LDR）は一般に12〜17で，腺癌では10以下のものが多く，両者の鑑別に有用な所見とされている．なお，腺癌の微絨毛の断面にしばしばみられる芯フィラメントは上皮型悪性中皮腫では通常認められない．細胞質ではミトコンドリアや粗面小胞体が発達し，しばしば豊富なグリコーゲン顆粒が認められる．また，細胞質内の中間径フィラメントが豊富で，核周囲を取り囲むような分布が特徴的である．

腺癌との鑑別に有用な所見としては，微絨毛のLDRに加え，中間径フィラメントの量，細胞間接着装置の長さが有意に上皮型悪性中皮腫で大きく，細胞内リボゾームの量は腺癌で多いことなどが参考となる．しかし，これらの所見の特徴は比較的分化度の高い上皮型悪性中皮腫にみられるもので，上皮型であって低分化型上皮型中皮腫の例や肉腫型中皮腫例では上記の微細構造の特徴は不明確となる．肉腫型中皮腫は紡錘形の線維芽細胞様の腫瘍細胞からなるが，詳細に観察すると未発達な微絨毛様の細胞質突起や中間径フィラメント束やデスモゾーム様の細胞間接着装置など上述した上皮型細胞の特徴のいくつかを具備した細胞が認められる．また，肉腫型中皮腫では細胞質内にdense bodyを伴ったマイクロフィラメントが集積し，筋フィラメントに類似した構造を示す場合がある．

まとめ

今後25年にわたってアスベスト曝露に関連して悪性中皮腫例が増加するという社会的状況を考えると，悪性中皮腫の概念やその組織所見，細胞所見について正しい知識を得る必要性が求められている．このことは中皮腫診断のプロセスや治療の標準化，予後推定などに向けた取り組みの中では，最大の課題であろう．これまでまれとされてきた悪性中皮腫の病態を理解し，臨床的に正しく診断するためには，目的ごとの細胞鑑別の方法にも精通し，体腔液細胞診に臨む必要性があることを強調したい．現在，いわゆる早期中皮腫の考え方が提起されたばかりだが，体腔液細胞診での中皮腫の確定診断は早期中皮腫発見の糸口ともなりうることが想定されている．このことを含め，今後中皮腫診断のためのガイドラインやフローチャートなどの作成が望まれている．

追記：現在，体腔液細胞診での中皮腫診断での国際ガイドラインが提唱されており，その概要が国際的な医学ジャーナルに掲載されて，その内容も日本での中皮腫細胞診の検討を踏まえたものとなっている[11]．

文献

1) Bedrossian CWM：Malignant Effusions, IGAKU-SHOIN, New Yolk・Tokyo, 1994
2) 海老原善郎，亀井敏昭 編著：体腔液細胞診アトラス，篠原出版新社，東京，2002
3) 亀井敏昭，岡村　宏，渋田秀美・他：悪性中皮腫の体腔液細胞診－中皮腫細胞の特徴と反応性中皮や腺癌との鑑別を主に－．病理と臨 22：693-700, 2004
4) 亀井敏昭，渋田秀美，岡村　宏・他：アスベスト曝露と中皮腫の病理診断．診断病理 27：265-272, 2010
5) 佐久間暢夫，岡村　宏，渋田秀美・他：体腔液検体中に認められるオレンジG好性細胞の検討．日臨細胞会誌 47：351-354, 2008
6) 畠　榮，森谷卓也，亀井敏昭・他：体腔液細胞診におけるcollagenous stromaを有する細胞集塊について．日臨細胞会誌 48：312-318, 2009
7) 亀井敏昭：中皮腫の体腔液細胞診所見による診断．病理と臨 28（2）：181-187, 2010
8) Kato Y, Tsuka K, Seki K, et al：Immunohistochemical detection of GLUT-1 can discriminate between reactive mesothelium and malignant mesothelioma. *Modern Pathol* 20：215-220, 2007
9) Ordnetz NG：Value of immunohistochemistry in distinguishing peritoneal mesothelioma from serous carcinoma of the ovary and peritoneum：a review and update. *Adv Anat Pathol* 12：569-576, 2007
10) Sato A, Torii I, Okamura Y, et al：Immunocytochemistry of CD146 is useful to discriminate between malignant pleural mesothelioma and reactive mesothelium. *Modern Pathol* 20：1458-1466, 2010
11) Hjerpe A, Ascoli V, Bedrossian CW, et al：Guidelines for the cytopathologic diagnosis of epithelioid and mixed-type malignant mesothelioma. *Diagn Cytopathol* 43（7）：563-576, 2015

第 I 章 石綿関連疾患の病理

中皮腫の病理
中皮腫診断における FISH 法による *p16* の有用性

鍋島　一樹　　濵﨑　慎　　松本　慎二

はじめに

悪性中皮腫の診断における *p16* FISH（fluorescence in situ hybridization）の役割は，1）*p16* のホモ接合性欠失があれば，悪性中皮腫 vs 反応性中皮細胞過形成の鑑別において決め手となるほどに有用であること，2）*p16* ホモ接合性欠失の有無が予後因子となること，の2点である．これらについて稿を進めたい．

悪性中皮腫は中皮組織（胸膜，腹膜，心膜，精巣鞘膜など）を母地として生ずる悪性腫瘍であるが，その約70％は胸膜に由来するので，日常診療において遭遇する多くは悪性胸膜中皮腫（malignant pleural mesothelioma, MPM）である[1]．したがって本稿では主として MPM の診断について話を進める．

MPM の初期では，胸水貯留による労作時の呼吸苦を訴えて受診する事が多い（～89％）．胸腔鏡の臨床導入によって，病変は壁側胸膜から発生し臓側胸膜に及ぶことが明らかになった[2]（図1）．MPM の治療成績，予後はいまだに不良であるが，壁側胸膜だけに病変が限局する症例では，臓側胸膜に及ぶ症例よりも長い生存が得られる[2]．さらに近年，胸膜に病変の限局するⅠ期の患者では胸膜肺全摘術（extrapleural pneumonectomy；EPP）あるいは胸膜切除／肺剥皮術（pleurectomy/decortication, P/D）によって38カ月の生存中央値が得られること[3]，T1-2N0の早期症例においては，胸膜肺全摘術＋化学療法＋放射線療法の trimodality treatment を完遂することによって生存中央値が59カ月になることが報告された[4]．したがって早い段階（胸膜に病変の限局する時期）における診断の確定と治療が求

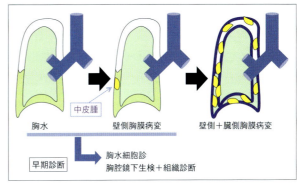

図1　中皮腫の進展と診断
病変は壁側胸膜から発生し臓側胸膜に及ぶ．早期における胸水細胞診診断および胸腔鏡下生検による組織学的診断が求められている．

められている．

この早期では前述のごとく胸水貯留が多くみられるので，胸水細胞診によって異型中皮細胞の存在を指摘する，あるいは細胞学的に MPM と診断する，強く疑うということが診断の第1歩となる．IMIG（the International Mesothelioma Interest Group）のコンセンサスレポートに従えば，さらに胸腔鏡下生検による確認が必要である[5,6]．臨床および画像所見によっても支持されねばならない，とされているが，初期での診断ということを考えると，必ずしも画像所見に現れていない段階での診断が求められているといえる．

この細胞診，生検組織による鑑別診断には，1）中皮腫 vs 癌の転移（播種）および 2）中皮腫 vs 反応性中皮細胞過形成がある．本書の別項の記載に詳しくある通り，これまでの形態学的研究の積み重ね，および免疫細胞／組織化学の応用によって，両者の鑑別はかなりの精度をもって可能となっている．特に，前者（癌との鑑別）は，適正な中皮マーカー（MPM にとっては陽性マーカー）と癌細胞マーカー

（同陰性マーカー）を応用することによって，多くの場合，診断の確認が可能である．しかしながら一方で，後者（反応性中皮細胞過形成／反応性中皮細胞との鑑別）に関しては，判断の困難な症例に遭遇することもまれならずある．これは早期の診断において特に問題となるもので，1）両者の形態学的類似性，2）早期においては診断の重要な決め手となる浸潤がまだ目立たない，ということによる．中皮腫はもともと多形性の少ない腫瘍細胞よりなるので，反応性中皮細胞と中皮腫細胞の特徴には広くオーバーラップがある．したがって，浸潤（特に脂肪組織におよぶ浸潤）の有無が中皮腫と反応性中皮細胞過形成の鑑別には最も重要なのだが，早期にはこの程度がわずかであったり，まだ認められなかったりすることによって，鑑別診断を困難にしている．そういう背景のもとで，近年，浸潤の把握とは別に，*p16* 遺伝子のホモ接合性欠失を FISH によって検出することで，この中皮腫 vs 反応性中皮細胞過形成の鑑別が可能になることが指摘された．早期中皮腫の診断が求められる機会が多くなるにつれて，その *p16* FISH の重要性が増してきている．次項ではその論理的背景と FISH の実際を紹介する．

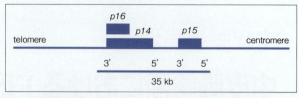

図2　9p21 領域
9p21 領域には $p16^{INK4a}$，$p15^{INK4b}$，$p14^{ARF}$ が約 35 kb の間に存在する．

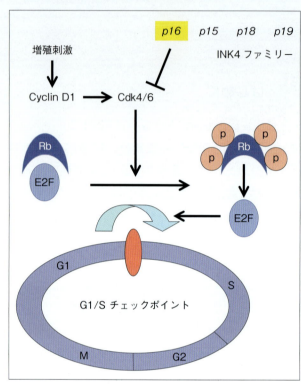

図3　INK4 ファミリーと G1/S チェックポイント
p16 を含む INK4 ファミリーは Cdk4/6 と結合してそのキナーゼ活性を阻害することで，Rb 蛋白のリン酸化と細胞周期の進行を制御している．

1　*p16* 遺伝子と 9p21 領域

p16 遺伝子は 9 番染色体短腕の 9p21 という領域に存在している．ここは中皮腫で最も多く欠失の観察されている領域で，原発性中皮腫の〜 72％で欠失が報告されている[7〜10]．

この 9p21 領域には腫瘍抑制遺伝子としての活性を有する CDKN2A（$p16^{INK4a}$，*p16*），CDKN2B（$p15^{INK4b}$），$p14^{ARF}$ 遺伝子が存在する（図2）．前2者は 1p32 上の $p18^{INK4c}$，19p13 上の $p19^{INK4d}$ とともに INK4 ファミリーを形成し，サイクリン依存性キナーゼ（Cdk）阻害因子をコードしており，細胞周期の G1/S チェックポイントでの監視機構に関与している（図3）．つまり，Cdk4/6 と結合してそのキナーゼ活性を阻害することで，Rb 蛋白が容易にリン酸化されて，細胞周期が先に進むことを抑えている．中でも *p16* は *p53* と並び，多くの種類のがんで機能欠落が報告されている代表的がん抑制遺伝子で，家族性メラノーマや非遺伝性（孤発例）の肺がん，グリオーマ，メラノーマなどで変異が認めら

れている．この領域に認められるもう 1 つの遺伝子 $p14^{ARF}$ は，*p16* 遺伝子と Exon 2 と 3 を共有しており，p53 を抑制する MDM2 の活性を阻害することによって腫瘍抑制遺伝子として機能している．このように 9p21 領域が欠失することによって細胞周期の負の調節因子である p53 と Rb の機能が失われる（あるいは大きく減じられる）こととなる．

この 9p21 領域の *p16* 遺伝子は相同染色体上に 2 つ存在する．腫瘍抑制遺伝子としての機能は，このどちらか一方が残れば維持されるので，両者の機能がともに失われた際に喪失するということになる（Knudson の two-hit hypothesis）（図4）．この機能喪失のメカニズムには，同遺伝子の欠失，点変異（mutation），遺伝子の転写調節領域におけるメチル

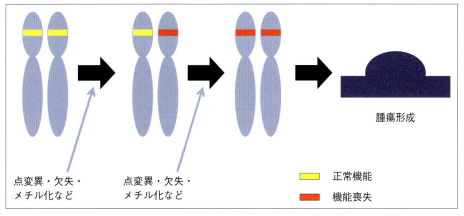

図4 Knudson の two-hit hypothesis
腫瘍抑制遺伝子の機能は，どちらか一方が残れば維持されるので，相同染色体上の両方の遺伝子の機能が点変異・欠失・メチル化などによってともに失われた際に喪失する．

表　中皮腫 vs 反応性中皮の鑑別における p16（9p21）FISH

		ホモ接合性欠失	
	T/C	中皮腫	反応性中皮
Illei, et al : 2003	C	12/13（92%）	0/19（0%）
Chiosea, et al : 2008	T	35/52（67%）	0/40（0%）
Onofre, et al : 2008	C	16/33（49%）	0/39（0%）
Dacic, et al : 2008	T	21/35（60%）	
Takeda, et al : 2010	T	35/40（88%）	0/18（0%）
Savic, et al : 2010	C	41/52（79%）	0/28（0%）
Chung, et al : 2010	T	23/54（43%）	0/11（0%）
Nabeshima, et al : 2012	T	42/45（93%）	0/34（0%）
Wu, et al : 2013	T	39/48（81%）	0/10（0%）
Matsumoto, et al : 2013	C	15/15（100%）	0/20（0%）
Total	T	43〜93%	0/113（0%）
	C	49〜100%	0/106（0%）

T：tissue，C：cytology

化がある．2つの遺伝子ともに欠失によって失われるというのは，その代表ともいえる．悪性中皮腫において，この p16 遺伝子が2つとも欠失すること（これをホモ接合性欠失と呼ぶ）が Cheng らによって1994年に報告された[11]．それ以降，その p16 遺伝子のホモ接合性欠失を FISH によって検出することが診断手法として取り入れられ，データが集積されるとともにその重要性がより認識されるようになった．陽性基準の違いもあって，中皮腫における p16 ホモ接合性欠失の陽性率は，組織 FISH で43〜93%，細胞診標本での FISH で49〜100%と様々であるが，すべての報告で共通しているのは，この p16 のホモ接合性欠失はいまだに反応性中皮病変（反応性中皮細胞過形成など）では観察されていないということである（0/219例）（表）．つまり，反応性中皮病変と悪性中皮腫の鑑別に限れば，特異度100%ということになる．ここが信頼される所以である．

2　p16 FISH

p16 FISH では，相同染色体上の 9p21 領域（p16 を含む）を認識するプローブを赤い蛍光色素で標識し，セントロメア（長腕と短腕を接続する部分）を認識するプローブを緑色の蛍光色素で標識しているので，正常な細胞であれば赤いシグナルが2個，緑のシグナルが2個と，2個・2個のシグナルパターンが得られる（図5）．この赤いシグナルが2つとも欠失するものがホモ接合性欠失，1つだけ欠失するものがヘテロ接合性欠失に相当する．福岡大学病理部における反応性中皮細胞過形成34例の値に基づいて，（平均値＋3SD）でカットオフ値を設定すると（99.7%の確率で反応性病変を rule out できる値），ホモ接合性欠失では10%，ヘテロ接合性欠失では約50%となり，中皮腫症例（45例）の93%がホモ接合性欠失陽性であった[12]．一方，反応性中皮細胞過形成には陽性はなく，中皮腫 vs 反応性中皮細胞過形成の鑑別において，p16 FISH は感度93%，特異度100%である．ヘテロ接合性欠失陽性症例は，全例ホモ接合性欠失も陽性であった．その後中皮腫症例は約150例まで増加しており，ホモ接合性欠失陽性率は約81%である（data not shown）．

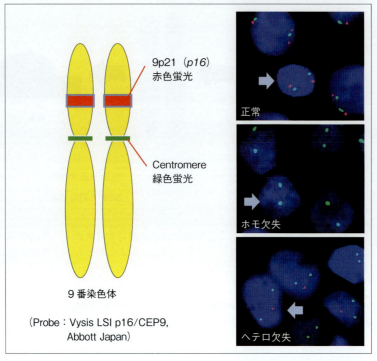

図5　*p16* FISH
9p21領域（*p16*を含む）を認識するプローブを赤い蛍光色素で標識し，セントロメアを認識するプローブを緑色の蛍光色素で標識する．正常な細胞では，赤いシグナルが2個，緑のシグナルが2個得られる（正常）．赤いシグナルが2つとも欠失するのがホモ接合性欠失（ホモ欠失），1つだけ欠失するものがヘテロ接合性欠失（ヘテロ欠失）である．

3　*p16* ホモ接合性欠失と予後

この*p16*遺伝子のホモ接合性欠失のもう1つの臨床病理学的意義は，患者の生存を予見する予後因子たり得るという点である[13〜14]．胸膜中皮腫の上皮型に限ってみると，*p16*のホモ接合性欠失陰性の症例では陽性例に比較して，術後3年以上の長期生存例が有意に多くなる[13]．免疫染色も重ねてみると，FISHにて*p16*のホモ接合性欠失陰性で，かつ*p16*の免疫組織化学的発現陽性のものが最も予後がよい．上皮型では免疫染色も同時に行う価値があると指摘されている．mRNAレベルでの予後に関する遺伝子発現解析（microarrayを用いたgene expression profiling）も報告されているが，この*p16*遺伝子のホモ接合性欠失の存在や，その他の臨床病理学的予後関連因子（予後不良因子：男性，非上皮型，病期Ⅲ／Ⅳなど）を越える予後因子は同定されていない[14]．

福岡大学症例で予後調査可能であった中皮腫25例について予後（生存期間）を検討してみると，ホモ接合性欠失陰性症例4例はEPP後25〜90カ月と，陽性症例に比較して有意に長い生存（overall survival）を呈した（data not shown）．

4　中皮腫の組織診断における*p16* FISHの応用

p16 FISHは悪性中皮腫と反応性中皮病変との鑑別に有用であることはすでに述べた．実際には，肉腫型中皮腫と上皮型中皮腫にわけて捉えると，わかりやすい．前者では，肉腫型中皮腫 vs 線維性胸膜炎の鑑別において有用である．肉腫型中皮腫には線維形成型中皮腫という亜型があり，膠原線維形成が主で，細胞密度が低く，異型性も弱いため，線維性胸膜炎との鑑別に難儀する．*p16* FISHはとりわけこの鑑別には役に立つ．線維形成型中皮腫を含む肉腫型中皮腫の全例において*p16*のホモ接合性欠失が認められる（陽性率100％）と報告されているからである[15]．福岡大の肉腫型中皮腫の9症例においても，同様に全例ホモ接合性欠失陽性である．肉腫型中皮腫におけるホモ接合性欠失陽性所見を図6に示す．

一方で上皮型中皮腫と反応性中皮病変との鑑別で

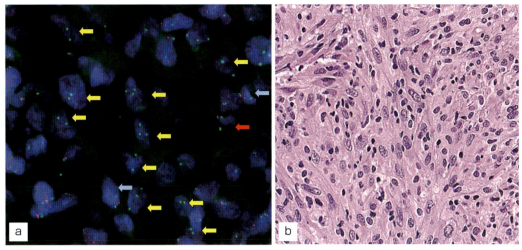

図6 肉腫型中皮腫における *p16* FISH
黄色の矢印，ホモ接合性欠失．赤色の矢印，ヘテロ欠失．青色の矢印，正常パターン．
a：*p16* FISH，b：HE 染色，対物×40．

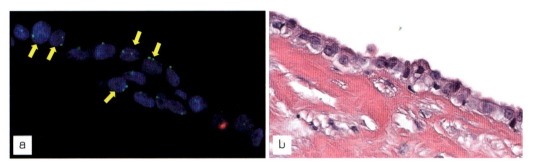

図7 1層の細胞層を形成する初期の中皮腫における *p16* FISH
黄色の矢印，ホモ接合性欠失．
a：*p16* FISH，b：HE 染色，対物×40．

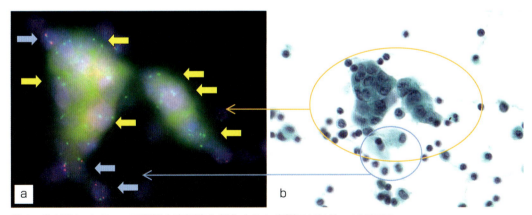

図8 数が少なく Class III 異型中皮細胞と報告された症例における *p16* FISH
異型中皮細胞はホモ接合性欠失を呈する中皮腫細胞（黄色の矢印）であることがわかる．青色の矢印は正常パターンを示す組織球とリンパ球を示す．
a：*p16* FISH，b：Papanicolaou 染色，対物×40．

は，1) 1層の細胞層を形成する初期の中皮腫（mesothelioma *in situ*）vs 反応性中皮細胞の増生, 2) 表層に反応性中皮細胞あるいは筋線維芽細胞の増生を伴って，胸膜のやや深部で断続的に増殖する中皮腫細胞の同定，において有用である．前者の例を図7に示す．

5 中皮腫の細胞診診断における *p16* FISH の応用

細胞診においても *p16* FISH は反応性中皮細胞と

```
バーチャルスライドシステムを用いて、パパニコロウ染色
細胞診標本（中皮腫および反応性中皮細胞症例）を記録
```

```
同じパパニコロウ染色細胞診標本を用いて p16 FISH を施
行
```

```
中皮腫症例では p16 ホモ接合性欠失陽性細胞をあらかじ
め記録されたバーチャル化細胞診標本上で同定．反応性中
皮症例では正常パターンを示す細胞を同様にバーチャル化
標本上で同定（コントロール）
```

```
p16 ホモ接合性欠失陽性の中皮腫細胞および正常パターン
を示す反応性中皮細胞の形態学的特徴を解析
```

図9　*p16* FISH とバーチャルスライドを用いたホモ接合性欠失陽性細胞の形態学的解析の流れ

の鑑別に大いに有効である．まず第1には，*p16* FISH のホモ接合性欠失陽性の場合には，組織診断の際と同様に直接細胞診標本に FISH を応用することによって診断を確認することが可能である．例えば，異型中皮細胞は存在するがその数が少なかったり，あるいは程度が弱いために中皮腫との断定が難しいという場合に（多くは Class Ⅲ）多い．この場合にはバーチャルスライドを応用する．一旦，Pap 染色標本をバーチャルスライドに取り込んで保存した上で，その細胞診標本を用いて FISH を行う．ホモ接合性欠失陽性の中皮腫細胞を同定し，バーチャルスライドに記録された細胞と照合することによって，Class Ⅲ と判定せざるを得なかった細胞のどれが実際に中皮腫細胞であったかということが確認できる．実例を図8に示す．反応性中皮細胞も混在する胸水細胞診においては非常に有用な手段である．第2には，このホモ接合性欠失陽性の中皮腫細胞の形態学的特徴を解析し，ホモ接合性欠失陰性の症例の診断にも役立つ形態学的特徴を，そのカットオフ値とともに提示することが可能だという点である．

この第2点目の *p16* ホモ接合性欠失陽性中皮腫細胞の形態的特徴の解析にあたっては，先述のバーチャルスライドを応用した．まず Pap 染色細胞診標本（中皮腫および反応性中皮細胞症例）を記録する．次に同じ Pap 染色細胞診標本を用いて *p16* FISH を行う．引き続いて，中皮腫症例では *p16* ホモ接合性欠失陽性細胞を，記録された細胞診標本上で同定する．反応性中皮症例では正常パターンを示す細胞を同定する（形態学的解析にあたってのコントロールとなる）．これらの *p16* ホモ接合性欠失陽性の中皮腫細胞および正常パターンを示す反応性中皮細胞の形態学的特徴を解析し，比較するという手法である（図9）[16～17]．

この解析の結果，ホモ接合性欠失陽性の中皮腫細胞において，反応性中皮細胞と比較して有意に多く認められたのはハンプ形成も含めた細胞間相互封入，2核あるいは3核以上の多核細胞，10個以上の細胞よりなる集塊であった（図10）[16]．

ハンプ形成を含む細胞間相互封入に関してのカットオフ値は9％で，中皮腫症例のうち約9割がそのカットオフ値よりも高かった．したがって日常診療にあたっては，現在のところ100個以上の中皮細胞を数えて，約10～15％以上この細胞間相互封入が認められれば，診断的価値が高いと考えている．

多核細胞に関しては，2核と3核以上でカットオフ値が異なり，後者の方が診断的価値が高くなる．2核でのカットオフ値は21.9％で，中皮腫の約93％がカットオフ値よりも高く，3核以上ではカットオフ値は3.4％と低くなり，中皮腫の全例が陽性（＞カットオフ値）となった．日常診療にあたっては，100個以上の中皮細胞を数えて，2核細胞は25％，3核以上の細胞であれば5％以上あれば診断的価値が高くなる．

細胞集塊では，10個以下の小さな集塊では中皮腫細胞と反応性中皮細胞との間に有意な差はなく，診断的意義が小さく，日常診療への応用は困難である．10～99個の細胞あるいは100個以上の細胞より構成された大きな集塊は，中皮腫細胞において有意に多く認められ，10～99個サイズの集塊ではカットオフ値は5.5％で，中皮腫の80％がそれよりも高かった．日常の診療では100個以上の中皮細胞を数えて，10％以上にこの大きさの集塊が認められれば，診断的価値が高い．100個以上の細胞よりなる大きな集塊もより診断的価値が高いと推定されるが，反応性中皮細胞症例にてこのサイズの集塊を伴う症例数がまだまだ少なく，正確なカットオフ値を設定できないというのが現状である．今後の症例の集積を待ちたい．

以上述べてきた中皮腫の診断に重要だと考えられ

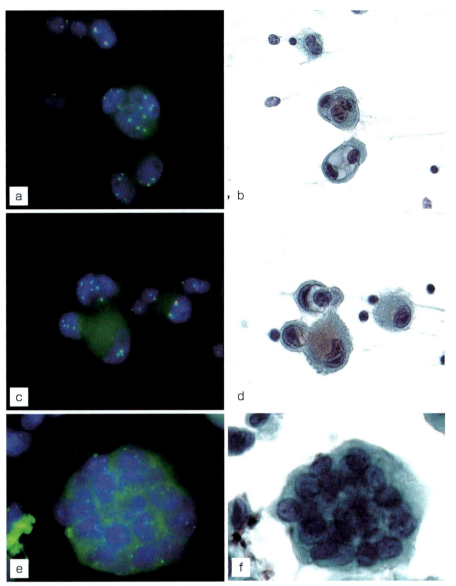

図10 *p16* FISH にてホモ接合性欠失陽性を示す中皮腫細胞の形態
a, b：2核および4核細胞．c, d：ハンプ形成を伴って相互封入を示す腫瘍細胞．e, f：10個以上の細胞よりなる球状集塊．いずれもホモ接合性欠失を呈する．a, c, e：FISH，b, d, f：Pap 染色，対物×40（e, f は文献17より改変）．

る，*p16* FISH にてホモ接合性欠失を示す中皮腫細胞の形態学的特徴は，亀井らによって200例におよぶ中皮腫症例の検討の結果得られた診断に有用な所見（hump 様突起を伴う相互封入，大きな球状あるいは乳頭状集塊，多核細胞，オレンジG好性細胞，collagenous stroma の存在など）[18]と共通しており，互いにその重要性を支持するものであった．

おわりに

p16 FISH の胸膜中皮腫診断（組織および細胞診での診断）への応用において留意すべき点はくり返しになるが，まず第1に基本的には中皮腫 vs 反応性中皮細胞過形成の鑑別においてのみ応用可能な点である．他の腫瘍との鑑別に関しては，腫瘍によって *p16* 遺伝子のホモ接合性欠失の割合は違うので，低いものではある程度鑑別に有用であるが，特異度100％ではないので，その点はよく認識すべきである．中皮腫と同様にホモ接合性欠失の割合の高いものでは鑑別には無効である．第2に *p16* のホモ接合性欠失陰性イコール反応性中皮細胞過形成を意味するものではないことである．すなわち *p16* ホモ接合性欠失陽性であれば過形成ではなく中皮腫と考えてよいが，陰性の中皮腫も存在するので，陰性だからといって過形成と断定することはできない．た

だし細胞診においては，陰性の場合にも，上述のホモ接合性欠失陽性中皮腫細胞の形態学的解析より得られた形態学的所見（hump形成を含む相互封入，2核および3核以上の多核細胞，10～99あるいは100個以上の大きな集塊形成）が役に立つ．それぞれのカットオフ値が診療に役立つものと確信している．

謝辞

本研究に際し，以下の先生方より貴重な標本の提供を頂きました．心より感謝申し上げます．（敬称略，順不同）松野吉宏，丸川活司（北海道大学病院病理部），廣島健三（東京女子医科大学附属八千代医療センター病理診断科），河原邦光（大阪府立呼吸器・アレルギー医療センター病理），畠　榮（川崎医科大学附属病院病理部），亀井敏昭（PCL福岡 病理・細胞診センター），田口健一（九州がんセンター臨床検査科），辻村　享（兵庫医科大学分子病理学），丸山理留敬（島根大学医学部器官病理学），岡　輝明（公立学校共済組合関東中央病院病理科）

文　献

1) Travis W, Brambilla E, Muller-Hermelink H, et al：World Health Organization Classification of Tumours. Pathology and Genetics of Tumours of the Lung, Pleura, Thymus and Heart, Lyon, IARC Press, 2004
2) Boutin C, Rey F, Gouvernet J, et al：Thoracoscopy in pleural malignant mesothelioma：a prospective study of 188 consecutive patients. Part 2：Prognosis and staging. *Cancer* **72**：394-404, 1993
3) Flores RM, Pass HI, Seshan VE, et al：Extrapleural pneumonectomy versus pleurectomy/decortication in the surgical management of malignant pleural mesothelioma：results in 663 patients. *J Thorac Cardiovasc Surg* **135**：620-626, 626e1-626e3, 2008
4) De Perrot M, Feld R, Cho BC, et al：Trimodality therapy with induction chemotherapy followed by extrapleural neumonectomy and adjuvant high-dose hemithoracic radiation for malignant pleural mesothelioma. *J Clin Oncol* **27**：1413-1418, 2009
5) Usain AN, Colby T, Ordonez N, et al：Guidelines for pathologic diagnosis of malignant mesothelioma：a consensus statement from the International Mesothelioma Interest Group. *Arch Pathol Lab Med* **133**：1317-1331, 2009
6) Husain AN, Colby T, Ordonez N, et al：Guidelines for Pathologic Diagnosis of Malignant Mesothelioma：2012 Update of the Consensus Statement from the International Mesothelioma Interest Group. *Arch Pathol Lab Med* **136**：1-21, 2012
7) Illei PB, Rusch VR, Zakowski MF, et al：Homozygous deletion of CDKN2A and correlation of the methylthioadenosine phosphorylase gene in the majority of pleural mesotheliomas. *Clin Cancer Res* **9**：2108-2113, 2003
8) Singhai S, Wiewrodt R, Malden LD, et al：Gene expression profiling of malignant mesothelioma. *Clin Cancer Res* **9**：3080-3097, 2003
9) Musti M, Kettunen E, Dragonieri S, et al：Cytogenetic and molecular genetic changes in malignant mesothelioma. *Cancer Genet Cytogenet* **170**：9-15, 2006
10) Lopez-Rios F, Chuai S, Flores R, et al：Global gene expression profiling of pleural mesotheliomas：Overexpression of aurora kinases and p16/CDKN2A deletion as prognostic factors and critical evaluation of microarray-based prognostic prediction. *Cancer Res* **66**：2970-2979, 2006
11) Cheng JQ, Jhanwar SC, Klein WM, et al：p16 alterations and deletion mapping of 9p21-p22 in malignant mesothelioma. *Cancer Res* **54**：5547-5551, 1994
12) 鍋島一樹：FISHにて9p21ホモ接合性欠失を示す胸膜悪性中皮腫細胞の形態学的特徴．肺癌 **52**：201-208, 2012
13) Dacic S, Kothmaier H, Land S, et al：Prognostic significance of p16/cdkn2a loss in pleural malignant mesotheliomas. *Virchows Arch* **453**：627-635, 2008
14) Lopez-Rios F, Chuai S, Flores R, et al：Global gene expression profiling of pleural mesotheliomas：overexpression of aurora kinases and p16/CDKN2A deletion as prognostic factors and critical evaluation of microarray-based prognostic prediction. *Cancer Res* **66**：2970-2979, 2006
15) Wu D, Hiroshima K, Matsumoto S, et al：Diagnostic utility of p16/CDKN2A FISH in distinction between sarcomatoid mesothelioma and fibrous pleuritis. *Am J Clin Pathol* **139**：39-46, 2013
16) Matsumoto S, Nabeshima K, Kamei T, et al：Morphology of 9p21 homozygous deletion-positive pleural mesothelioma cells analyzed using fluorescence in situ hybridization and virtual microscopy system in effusion cytology. *Cancer Cytopathol* **121**：415-4122, 2013
17) 鍋島一樹：肺腺癌の病理と中皮腫細胞診．日本臨床細胞学会九州連合会雑誌 **43**：9-16, 2012
18) 亀井敏昭：石綿関連疾患での中皮腫診断への体腔液細胞診の意義と検証．平成24年度石綿関連疾患に係る医学的所見の解析調査業務（体腔液細胞診による中皮腫診断の在り方に関する調査編）報告書，2-21, 2013

第 I 章 石綿関連疾患の病理

アスベスト肺がんの病理学

石川　雄一

はじめに－アスベストと悪性腫瘍

アスベスト（石綿，せきめん，いしわた）は繊維状の鉱物であり，電気伝導の面でも熱伝導の面でも絶縁性が高く，第二次大戦以前から耐火用や絶縁用の材料として広く用いられてきた．50歳代以上の読者は，学校の理科実験で「いしわた金網」を使った経験をお持ちであろう．このようにアスベストは，建材や電気炉等はいうにおよばず，日常生活用品にも広く含まれており，赤ちゃん用のパウダーにまで入っていた[1]．

アスベストが発がん性を有することはすでに20世紀の初めから，関係者の間では知られていた．アスベスト関連の悪性腫瘍では，肺がんと悪性中皮腫が知られている．発生数は肺がんのほうがやや多く，職業的なアスベスト曝露者を対象とした疫学調査では，肺がん：悪性中皮腫＝2：1ないし3：2程度といわれている．発がん因子は一般に，その濃度により影響（発がん性）が異なるので，環境レベルの低濃度アスベスト曝露での発生率については，上記と同じかどうかは，これまでのところ判っていない．いずれにせよ，肺がんはアスベスト曝露の結果として生ずる悪性腫瘍として，決して少なくない．それなのに，悪性中皮腫はアスベストが原因のがんとして一般によく知られているのにもかかわらず，肺がんの方は広くは知られていない．

悪性中皮腫は中皮細胞の性質を持つ悪性腫瘍である．中皮細胞とは，胸膜腔や腹膜腔を裏打ちする細胞であり，中皮腫は主として胸膜と腹膜に発生する．心膜腔や精巣漿膜も中皮が裏打ちしており，まれに中皮腫が発生する．腫瘍としてはすべての部位を併せてもかなりまれなもので，日本では2005年以前は年間1,000人以下，2007年で1,068人の死亡数であった（厚労省統計）．数が少ないために，一般の臨床医や病理医も経験が乏しく，診断が困難な悪性腫瘍である．一方，肺がんは日本で最も死亡数の多い悪性腫瘍であり，2012年では約71,000人が死亡している．

1　アスベスト肺がんがあまり知られていない理由

このような2種類の悪性腫瘍がアスベスト曝露により発生し，数は肺がんの方がやや多いと推定される．しかし，悪性中皮腫がアスベストが原因であることはよく知られているのに対し，肺がんはそれほど注目されていない．何故なのだろうか．

第一に，悪性中皮腫の原因となる因子は，ほぼアスベストに限られ，それ以外は，放射性の血管造影剤トロトラストが中皮腫を起こす可能性が指摘されている程度である[2]．いいかえると，ほとんどすべての悪性中皮腫はアスベストが原因なのである．とくに，「悪性中皮腫が発生したらその原因はほとんどがアスベストである」といえるような腫瘍を，指標がん（index tumor）と呼んだ英国人病理学者がいた．指標がんの例として，肝臓の血管肉腫や成人の骨髄性白血病などがある．肝血管肉腫は，塩化ビニール作業者，トロトラスト被注入者に高率に発生するが，一般人にはほとんどみられないので，肝血管肉腫の発生はそれらの発がん物質への曝露の指標となる[3]．また，白血病も成人ではまれであり，ある職場に複数発生した場合には，その職場で，例えば放射線などの曝露がないか疑うべきであろう．成人の白血病は，放射線被曝の指標がんなのである．

アスベストによる肺がんが注目されていない理由

121

の第二に，肺がんは数が多いうえに，喫煙をはじめ粉塵，放射線，大気汚染，遺伝を含む体質，高齢化など多くの原因で発生し，アスベストに起因する肺がんは，せいぜい2,000例/年程度という推定があるように，年間の肺がん死亡者7万人の一部にすぎないことが挙げられる．しかし，アスベスト曝露が肺がんの発生にとってどの程度重要な因子であるかはよく判っていない．肺がんの発がん因子は単一とは限らず，多くの環境因子の複合作用と推定されるので，「7万人の肺がん死のうちで2,000例程度」と短絡するのは危険である．その2,000例は，かなり濃厚にアスベスト曝露と関連しているものであり，それ以外の多くの症例でもがん発生過程におけるいくつかの変化に，アスベストがわずかでも関連している可能性は否定できないのである．

本稿では，アスベストによる肺がんの分子疫学的・病理学的側面についてわれわれの結果を含め，これまでの研究のいくつかを紹介する．

2　肺がんの急増は，人口構成の老齢化が主因ではあるが……

肺がんによる死亡数は現在日本人のがんによる死因の第1位であるが，さらに急増中である．このような急増は，何が原因なのだろうか．

その答えは，日本の人口構成の老齢化である．肺がんの死亡率を年齢ごとにプロットすると，死亡率は「指数関数的」に近い増加を示す．そのため人口構成が急速に老化している集団では，老人の疾患である肺がんが急増するのである．実は，年齢訂正死亡率でみると，肺がんによる死亡数は，横ばいかむしろ減少している（図1）．日本で肺がんの年齢訂正死亡率が減少している原因は，喫煙人口が減っていること，大気汚染が減少していること，また食物中の発がん因子も以前よりは少なくなっていることなどが挙げられよう．

とはいえ，図2に示すように，米国においてはアスベストの輸入量が増加してから，併行するように30〜40年経ってから肺がんが増加した．日本でも，1970〜80年の輸入量のピークから30〜40年後の2010〜20年頃に肺がんの死亡率は，ピークを迎えようとしている．すなわち，米国と状況がよく一致していることになり，肺がんの増加の一因がアスベ

ストである可能性も否定はできないのである．

3　多段階発がんとアスベスト曝露

肺がん死亡率の増加は人口構成の老齢化だとしても，なぜ肺がんは年齢とともに「指数関数的」に増加するのであろうか．現在注目されている *EML4-ALK* 融合遺伝子肺がんのように，単一の強力な発がん遺伝子によって引き起こされる肺がんがある．ALK肺がんは，発生年齢は比較的若く，また，他のがん遺伝子・抑制遺伝子の変化も少ないというデータがある[4, 5]．しかしこれは，肺がん全体の2〜3％，肺腺がんの4〜5％を占めるにすぎない．大部分の肺がんは，やはり老化とともに発生するものであり，ALK肺がんは例外なのである．通常の肺がんは多段階の過程を経て発生するものであり，複数のがん遺伝子の活性化，複数のがん抑制遺伝子の不活化によって生じるから，長い時間がかかる．発がんに十分な遺伝子変化が蓄積して，高齢となってようやく臨床的に認められるがんになる．60歳をすぎるあたりから，一斉に発がんの条件を満たすようになると考えられるのである．

そこでわれわれは，1950，70，90年代の原発性肺がん患者の肺内アスベスト小体数を計測し，日本人の肺がん増加がアスベストの使用で説明できるかどうか検討した[6]．対象は50年代8例，70年代48例，90年代54例の原発性肺がん手術例（50年代は腺癌と扁平上皮癌，それ以外は腺癌）で，アスベスト小体数は，低温灰化法によりパラフィンブロック中の肺組織からの抽出液をもちいて光学顕微鏡により計測した．その結果，小体数（本/乾燥g）の平均値は50年代559，70年代1,804，90年代563であり，70年代での突出が目立った（p＜0.005）．そこで，年齢，性別をマッチさせた大腸がん肺転移症例18例を70年代から選び，アスベスト小体数を計測し比較したところ，男性では原発性肺がんで2,050（n＝26），大腸がん肺転移で703（n＝9）であり，有意に原発性で高かった（p＝0.029）．

以上のように，70年代に肺がんに罹患した患者の肺には，転移性肺腫瘍の患者と比較して有意に高濃度のアスベスト小体が沈着していたが，90年代の肺がん患者になると，70年代の患者に比べ有意に減少していた．よって70年代から90年代までの

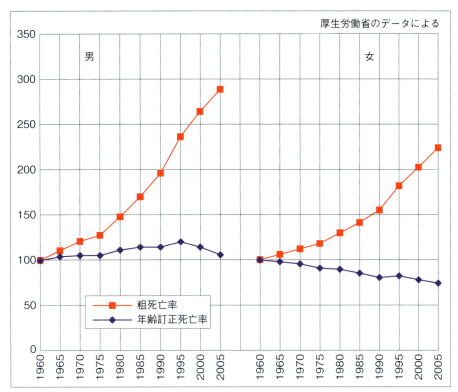

図1 日本におけるがんの粗死亡率と年齢訂正死亡率の推移
粗死亡率は急激に増加しているが，年齢訂正死亡率では横ばいか減少している．年齢訂正死亡率では，人口構成の老齢化などの影響を受けない．

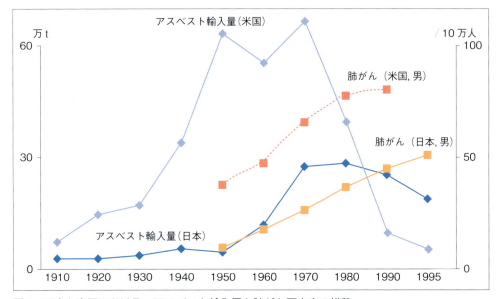

図2 日本と米国における，アスベスト輸入量と肺がん死亡率の推移
肺がんの死亡率は，アスベスト輸入量のピークから30〜40年後にピークに達するようにみえる．

間に肺がんは約2倍に増加しているが，この間の肺がん増加はアスベスト以外の原因であるという結論となった．ただし70年代においては，肺内アスベスト量は原発性肺がん患者の方が転移性肺がん患者より有意に高かったので，アスベストは肺がんの原因の一部である可能性がある．

4 アスベストによる肺がんの病理学的特徴

肺がんの原因はいくつかあるが，判明している単一の因子としては，喫煙がもっとも大きな因子とされている．喫煙による肺がんは，主として扁平上皮

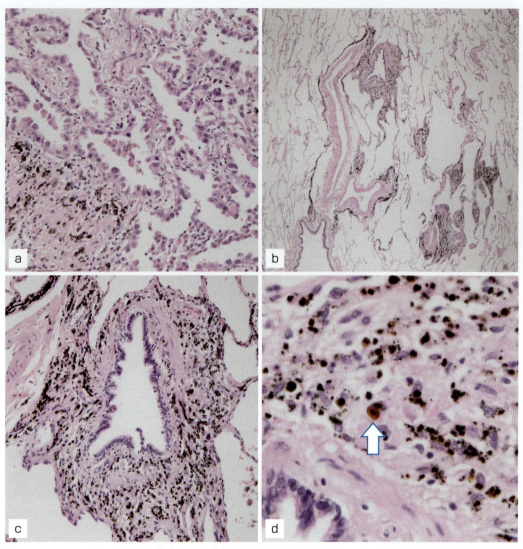

図3 アスベスト吸入が原因と推定される高分化乳頭状腺がん（3a：71歳，男性）
30年間，米軍基地で船舶改修工事に勤務していた．肺内アスベスト量は，11,708本/g（乾燥）と非常に高値であった．末梢肺における粉塵症による線維化がみられた（b, c）．本例では，アスベスト小体の他に円形の含鉄小体もみられた（d：矢印）．
a：HE染色，対物×20，b：HE染色，対物×4，c：HE染色，対物×20，d：HE染色，対物×40．

癌，小細胞癌であるとされ，腺癌は比較的関係が薄いといわれているが，われわれの検討では低分化腺癌における累積喫煙量とLOH頻度とは扁平上皮癌のそれに近く，腺癌は分化度が低くなるほど，喫煙との関連が増すことが示されている[7]．LOHとは比較的大きな規模での細胞のゲノムの変化であり，タバコによりゲノムは大きく傷つくのである．すなわち，分化度の低い腺癌も喫煙と関係がある．

では，アスベストによる肺がんはどのような病理学的特徴があるのだろうか．欧米の教科書によると，職業的にアスベストに曝露した労働者に発生した肺がんは特別な組織学的特徴がなく，腺癌，扁平上皮癌，大細胞癌，および小細胞癌を含む神経内分泌性腫瘍いずれも，曝露のない人と同じような割合で発生するという．つまりアスベスト肺がんに特徴的な組織型はないということである．このことは，日本でのわれわれの印象と一致する．しかし職業曝露レベルのアスベストを吸入した肺がん患者で調べた結果では，1×10^6 繊維/g（乾燥）以上の曝露を受けた人では，アスベスト繊維数は腺癌と相関しているという報告もある[8]．図3に職業的にアスベストに曝露した結果，発生した肺がんの例を示す（71歳，男性）．このがんは，高分化腺癌であった．この患者さんは，タバコを25本/日，35年間吸っていた重喫煙者であるが，発生したがんは高分化腺癌であり，上述のように喫煙との関連は薄いと考えられる．

またアスベスト曝露者の肺には，程度はさまざまであるが，粉塵症としての線維化が認められることは重要である（図 3b, c）．また，肺内アスベスト小体量が，職業曝露レベルといわれる 5,000 本/g（乾）以上であっても，プレパラート上でアスベスト小体が観察されることはまれであるから，アスベスト小体が組織学的に観察されないからといって，アスベストへの曝露がなかったとはいえないことに注意すべきである．逆にプレパラート上でアスベスト小体が観察されるということは，きわめて多量のアスベストが肺に沈着していることを強く示唆している．

5 アスベストによる遺伝子異常・遺伝子発現異常はあるか

形態的にあまり特徴がないとすると，アスベストによる肺がんはその他の原因によるものと区別できないのであろうか．現状では区別する確かな方法がなく，肺内アスベストが一定以上検出されないと，アスベストによる肺がんとは認定されないことになっている．確かにアスベスト小体やアスベスト繊維の計量は，現状では最も信頼のできるアスベストの曝露指標ではある．しかし，肺内アスベスト量の計量は，非常に手間のかかる，しかも小体や繊維の形態判定であり，完全には客観的といいがたい．しかもアスベストの種類によっては溶解したりある程度排出されたりして，がんを発症した時点での肺内アスベスト量が，必ずしも曝露の最良の指標とは限らない．

特定の発がん因子によって発生する腫瘍に特徴的な遺伝子シグナチャーがみられる場合がある．TP53 がん抑制遺伝子に限っても，いくつか例を挙げることができる．肝細胞がんの原因には，肝炎ウイルス B，C，アルコール性肝障害，メタボリック症候群，カビ関連発がん物質などがあるが，青カビが産生するアフラトキシンによる肝細胞がんでは，がん抑制遺伝子 TP53 のコドン 249 に R249S という変異があるという[9,10]．また，塩基置換の種類は発がん因子と相関するといわれており，同種塩基の置換（C → T など）を transition，異種塩基への置換（G → T など）transversion と呼ぶが，タバコ発がん物質では transversion が特徴的である．広島大の Takeshima らは，非喫煙者の原爆被爆者と，喫煙者で被爆していない人の肺がんを用いて，TP53 遺伝子の変異を調べたところ塩基置換の種類が喫煙者の肺がんでは主として G/T transversion であったが，非喫煙者の被爆者では主として C/T transition であったと報告している[11]．transition はタバコと関連がなく，「中性変異」と呼ばれたりするが，放射線による肺がんは transition を起こすようである．さらに，放射性ガスであるラドンへの曝露によると推定される肺がんでは，TP53 遺伝子の特定のコドンに変異がみられるという[12,13]．ただ，このラドンによる変異は，肺がんの組織型によっており，腺癌ではみられないという報告もある[14]．

上記のような例では，一つの腫瘍から，遺伝子の検索によりその腫瘍の発生原因を推定できる可能性がある．さらに遺伝子の変化のみならず，遺伝子発現の変化もがんの原因と相関している可能性がある．特に，細胞の機能と深く関連しているマイクロ RNA（miRNA）の発現が注目される．このような単一の遺伝子の変異や miRNA 発現はパラフィンブロックからも検索することができるので，広い応用が期待されるのである．この方面の研究は検体収集がなかなか困難で，多くの発がん因子について個々の腫瘍の原因を確定できる段階にはほど遠いが，上記のようにいくつかの因子については特徴的遺伝子変化が報告されており，アスベストと喫煙についてもいくつかの成果が発表されている．われわれ自身のデータを含めて紹介する．

1) KRAS 遺伝子

ハーバードの Kelsey らのグループは，アスベスト曝露履歴の高度な肺がんほど，KRAS 遺伝子コドン 12 の変異が多いことを報告した（n = 84）[15]．アスベスト曝露の程度を「なし，軽度，中等度，高度」の 4 段階に分けると，KRAS 変異の頻度はそれぞれ 9.5，28.6，28.6，42.9％ であり，曝露が高度になるほど増加した．一般に肺がんの KRAS 変異は喫煙との相関が知られているが，この研究では症例をアスベスト曝露の有無で 2 つに分け，それぞれのグループをさらに累積喫煙量（cumulative smoking；CS）50pack-years を境に軽度喫煙者と高度喫煙者に分けて検討している．その結果，アスベスト曝露なしの群では喫煙が軽度/高度のとき

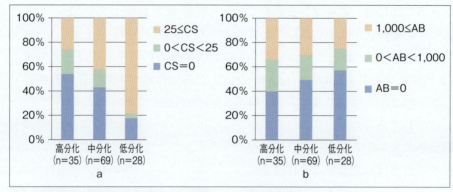

図4 肺腺癌の分化度とアスベスト沈着量，喫煙量との関係
低分化腺癌では重喫煙者が圧倒的に多く，分化度と喫煙量とが強く相関していることが判る（**a**）．一方，分化度とアスベスト沈着量とはほとんど相関がない（**b**）．
CS：cumulative smoking（pack-year），AB：アスベスト小体数（本/g（乾））

7.1/11.4％であったが，アスベスト曝露ありの場合は28.6/35.7％と喫煙とは独立して高頻度に変異を認めた．この研究ではアスベスト曝露は肺内アスベスト沈着量の計測ではなくアンケートによっており，その点にやや難があるものの結果は明白で，アスベスト曝露と*KRAS*変異との関係を示すエビデンスといえる．

2）アスベスト肺がんにおける*TP53*遺伝子変異－北欧からの報告

喫煙と*TP53*遺伝子変異の関係は広く研究されており，喫煙特有のいくつかの変化が知られている．一方，アスベスト曝露と*TP53*変異との関係は文献が少ない．フィンランドのグループは以前から，肺内アスベスト定量を行った信頼できるデータを発表している[8]．それによると，*TP53*変異は肺内アスベスト量が少ない症例ほど頻度が高く*KRAS*変異と逆の傾向を示した．アスベスト職業曝露の群では39％（13/33）であったが，非曝露群では54％（29/54）であった．特に，最も曝露の多いグループ（5×10^6f/g（乾）以上）ではわずか20％（2/10）であったという．

しかしながら筆者は，アスベスト曝露と*TP53*遺伝子変異頻度とは逆相関であると安易に結論してはいけないと思う．詳しく変異の内容をみてみると，職業曝露群で*TP53*陽性の13例中，変異の種類が塩基置換であったものの中では82％（9/11）が，喫煙関連といわれるtransversionであった．すなわち，この集団でアスベスト曝露群に生じた肺がんは，喫煙が原因である可能性があるのである．アスベストと喫煙との交絡を十分に考慮した，さらなる検索が必要である．

3）アスベスト量，喫煙からみた分化度，LOH頻度，*TP53*変異頻度－日本人肺がんを対象に

われわれは，喫煙とアスベスト曝露との両者を考慮した研究を行った[16]．対象としたのは，ランダムに選んだ90年代の肺腺癌手術例132例で，光学顕微鏡と低温灰化法を用い，組織学的に腺癌の分化度を判定し，アスベスト小体を計測した．また新鮮凍結材料を用いて，全染色体腕のloss of heterozygosity（LOH）と*TP53*変異を検索した．LOHは，染色体異常で検出されるような大きな遺伝子変化に相当すると考えられる．その結果をアスベスト小体数（AB）と累積喫煙量（CS，pack-year）との混合曝露状況と比較した．ABは，AB＝0，0＜AB＜1,000，1,000≦ABの3区分，CSはCS＝0，0＜CS＜25，25≦CSの3区分とし全症例を9群に分けた．

分化度は図4に示すように，低分化腺癌では重喫煙者が多く，腺癌の分化度と喫煙との相関が再確認された．しかし，分化度はアスベスト沈着量とは相関していなかった．このことは，喫煙とアスベスト曝露とは分化度という観点からみて，大きく異なる発がん因子であることを意味している．

では喫煙とアスベスト曝露は，ゲノムにはどのような変化を及ぼすのであろうか．喫煙，アスベスト沈着量とLOH頻度との相関を図5に示す．喫煙量が増加するとアスベスト沈着量の多寡にかかわらず，LOH頻度が増加した．アスベスト沈着が高度

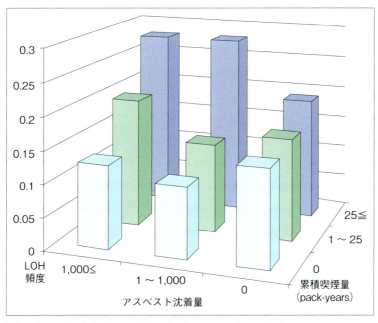

図5　アスベスト沈着量と喫煙量によるLOH頻度の変化
　喫煙はLOH頻度を，とくにアスベストとの共同作用により増加させる．アスベスト曝露単独では（すなわち，非喫煙者（喫煙量＝0）では），LOH頻度の増加はないが，喫煙との共同作用によりLOH頻度の増加がみられた．

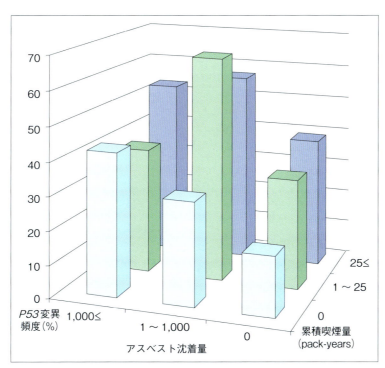

図6　アスベスト沈着量と喫煙量によるTP53変異頻度の変化
　喫煙もアスベスト曝露も，ともに単独でTP53変異頻度を増加させる．それらの共同作用により，一層変異頻度は増加する．

になるとLOH頻度の増加も顕著になり，喫煙とアスベスト曝露との共同作用が示されている．一方非喫煙者では，アスベスト沈着量が増加してもLOH頻度の増加はない．喫煙者ではアスベスト沈着量の増加とともに，LOH頻度が増加した．特に25≦

CSの重喫煙者では，AB＝0群と比較して顕著に増加していた．このことから，アスベスト曝露単独ではLOH頻度は増加しないが，喫煙との共同作用により増加することがわかる．つまり，アスベストは直接的にゲノムにLOHを起こす作用はないと考

えられる．

　*TP53*変異検索の結果を図6に示した．アスベスト沈着なし（AB = 0），喫煙なし（CS = 0）の群では，変異頻度は18％（4/22）であったが，喫煙量あるいはアスベスト沈着量が増加するにつれ，*TP53*変異頻度が増加した．アスベストと喫煙の共同作用により，一層変異頻度は増加し，1,000 ≦ AB かつ 25 ≦ CS の群では53％（9/17）と高頻度の変異が認められた（図5では，9つの群のうち喫煙とアスベストが中間の群（1 < CS < 25 かつ 1 < AB < 1,000）は最も変異頻度が高くみえるが，症例数が3例であり，67％（2/3）という数字は，信頼度が低い）．

　また既述のように，*TP53*遺伝子の変異パターンはがんの原因と相関するといわれる．例えばG/T transversionは喫煙と関係している．そういう目でこのデータをみると，非喫煙者のアスベスト曝露群では，タバコとは無関係の中立変異（C/T transition）が多い傾向があった．

　詳細はInamuraらの原著[16]を参照いただきたい．

おわりに

　アスベストを吸引することによって発生した肺がんについて，その病理学的特徴，遺伝子変異の特徴について，これまでの研究のいくつかを紹介した．肺がんの原因はさまざまであり，確立している発がん因子の中で定量可能なものは少ない．喫煙量は一見定量的にみえるが，いわばアンケート調査による指標にすぎず，正確な意味での発がん因子曝露量ではない．そういう点で，肺内アスベスト量は，数少ない確実な発がん因子の定量的な指標である．しかしながら，肺内に沈着したアスベスト繊維やアスベスト小体の計量は大変に手間のかかる作業であり，どこでも簡単に行えるわけではない．さらにアスベストの一種であるクリソタイルは，肺内でアスベスト小体を作りにくいこと，あるいは長い間には繊維が肺から消失するということが指摘され，さらに確実な曝露シグナチャーが求められているのが現状である．

　本稿では，まず肺がんの死亡率の急激な増加はアスベストが原因とはいえないということを示した．しかし，アスベストは肺がん発生の原因の一つであることは間違いない．これまで行われてきたアスベスト曝露に特有の遺伝子変化を抽出しようとする研究を紹介した．さらに，われわれの行った，発がん因子としてアスベストと喫煙に着目し，LOH頻度とがん抑制遺伝子 *TP53* の遺伝子変異の特徴を検討した結果などを解説した．そして，個々のがんがアスベストに起因することを推定できないか，という点について論じた．

　近年の日本では，アスベスト環境曝露による発がんが問題となっている．悪性中皮腫はもちろんであるが，肺がんについても，どの程度のアスベスト曝露のレベルで肺がんを起こすのか，他のどのような因子と共同作用でもって発がんに寄与するのかが問題となっている．今後は，そのような研究が期待される．

文　献

1) Wehner AP：Effects of inhaled asbestos, asbestos plus cigarette smoke, asbestos-cement and talc baby powder in hamsters. *IARC Sci Publ* **30**：373-376, 1980

2) Ishikawa Y, Mori T, Machinami R：Lack of apparent excess of malignant mesothelioma but increased overall malignancies of peritoneal cavity in Japanese autopsies with Thorotrast injection into blood vessels. *J Cancer Res Clin Oncol* **121**：567-570, 1995

3) Ishikawa Y, Wada I, Fukumoto M：Alpha-particle carcinogenesis in Thorotrast patients：epidemiology, dosimetry, pathology, and molecular analysis. *J Environ Pathol Toxicol Oncol* **20**：311-315, 2001

4) Inamura K, Takeuchi K, Togashi Y, et al：EML4-ALK lung cancers are characterized by rare other mutations, a TTF-1 cell lineage, an acinar histology, and young onset. *Mod Pathol* **22**：508-515, 2009

5) Ninomiya H, Kato M, Sanada M, et al：Allelotypes of lung adenocarcinomas featuring ALK fusion demonstrate fewer onco-and suppressor gene changes. *BMC Cancer* **13**：8, 2013

6) 石川雄一，三好　立，奈良橋俊子・他：肺癌の急増は，アスベストで説明できるか？：一般の肺癌症例における肺内アスベスト沈着量．日病理会誌 **91**：187, 2002

7) Ishikawa Y, Furuta R, Miyoshi T, et al：Loss of heterozygosity and the smoking index increase with decrease in differentiation of lung adenocarcinomas：etiologic implications. *Cancer Lett* **187**：47-51, 2002

8) Husgafvel-Pursiainen K, Karjalainen A, Kannio A, et al：Lung cancer and past occupational exposure to asbestos. Role of p53 and K-ras mutations. *Am J Respir*

Cell Mol Biol **20**：667-674, 1999
9) Hsu IC, Metcalf RA, Sun T, et al：Mutational hotspot in the p53 gene in human hepatocellular carcinomas. *Nature* **350**：427-428, 1991
10) Bressac B, Kew M, Wands J, et al：Selective G to T mutations of p53 gene in hepatocellular carcinoma from southern Africa. *Nature* **350**：429-431, 1991
11) Takeshima Y, Seyama T, Bennett WP, et al：p53 mutations in lung cancers from non-smoking atomic-bomb survivors. *Lancet* **342**：1520-1521, 1993
12) Hei TK, Bedford J, Waldren CA：p53 mutation hotspot in radon-associated lung cancer. *Lancet* **343**：1158-1159, 1994
13) Taylor JA, Watson MA, Devereux TR, et al：p53 mutation hotspot in radon-associated lung cancer. *Lancet* **343**：86-87, 1994
14) McDonald JW, Taylor JA, Watson MA, et al：p53 and K-ras in radon-associated lung adenocarcinoma. *Cancer Epidemiol Biomarkers Prev* **4**：791-793, 1995
15) Nelson HH, Christiani DC, Wiencke JK, et al：K-ras mutation and occupational asbestos exposure in lung adenocarcinoma：asbestos-related cancer without asbestosis. *Cancer Res* **59**：4570-4573, 1999
16) Inamura K, Ninomiya H, Nomura K, et al：Combined effects of asbestos and cigarette smoke on development of lung adenocarcinoma：different carcinogens may cause different genomic changes. *Oncol Rep* **32**：475-482, 2014

石綿肺の病理

石綿肺の病理学的特徴

岡本　賢三

はじめに

　石綿肺とは石綿を吸入することによって引き起こされる両側びまん性間質性肺線維化病変である．石綿肺はじん肺の代表的な疾患でありわが国においては従来から労災補償対象となっており，労災補償対象とならない患者に対し，著しい呼吸機能障害を有した場合に，石綿健康被害救済法の一部改正で平成22年7月より救済対象となった．そのこともあり，石綿肺の診断にはそれなりの確かさが求められる．石綿肺の診断は，多くは病理組織学的検査がなされず，職歴や画像および呼吸機能検査などで診断されているのが現状である．特発性肺線維症（IPF/UIP，NSIP），慢性過敏性肺炎，膠原病性などの慢性線維性疾患や，他のじん肺など鑑別すべき多くの疾患があり，曝露歴を有しても診断には難しさがある．病理組織学的にはそれなりの特徴があり，その裏付けがあればおよそ確実な診断といえる．本章ではその病理学的特徴について概説する．

1　石綿小体について

　病理組織診断においては石綿肺としての線維性変化を認めることとともに，その線維化を引き起こす石綿大量ばく露の裏付けが必須である．石綿小体は光顕で把握できる大きさと特有の形態を有することから通常の組織観察で同定でき，その存在は石綿ばく露の重要な指標となる．その小体は肺胞腔内でのマクロファージ貪食状態や非線維化の肺胞壁および末梢気道壁間質部位にみられるが，呼吸細気管支壁中心性線維化部に認められる場合に診断上有意な像といえる（図3～5）．沈着した石綿繊維の一部がその線維毒性を抑える反応として鉄を含む糖蛋白ムコ多糖類で被覆形成され，その形態は多彩だが特有の形を造る[1, 2]．その観察にあっては，含鉄小体を示す非石綿粉塵として粒状含鉄小体・炭素繊維・タルク・雲母などあり（図1），透明の細い軸を有した小体であることを確認して同定することが大事である．数が少ない場合にはHE染色では観察し難いため鉄染色が推奨されている．背景に非石綿粉塵沈着が多い場合にはそれらも含鉄していることが少なくなく必ずしも鉄染色が観察しやすいわけではない．無染色標本では含鉄の琥珀色を示し石綿小体の同定が比較的しやすいことから筆者はその観察方法を併用している．背景組織を把握しながらの観察であればVictoria-blue染色も行っている（図2）．

　石綿繊維の長さや太さおよび種類により石綿小体形成度合に次のような違いがある[2～4]．小体の長さは通常20～50μmで500μmまでのものもあり，繊維の長さが20μm以下での小体形成はまれで5μm以下では形成されず80μm以上ではそのほとんどが造られるとされている．蛇紋石であるクリソタイルは短く破砕されやすいことと体内で溶解されることから小体形成度はかなり低く，クリソタイル曝露量と小体数とは相関せず，観察される小体の多くは角閃石石綿（クリソタイルやアモサイトなど）曝露に相関するとされている．しかしクリソタイルも角閃石石綿に比してかなり低い頻度だが形成され，長い繊維のクリソタイル曝露の紡績工場労働者などにおいては形成率が高まるといわれている．

　光顕像での石綿小体観察のほかに，より精度の高い肺組織を溶解しての位相差顕微鏡による定量測定法があり，それを行うのも大いに参考になる．また分析電子顕微鏡による石綿繊維定量測定法があり種類も含めた測定ができるが，国内では施行可能施設

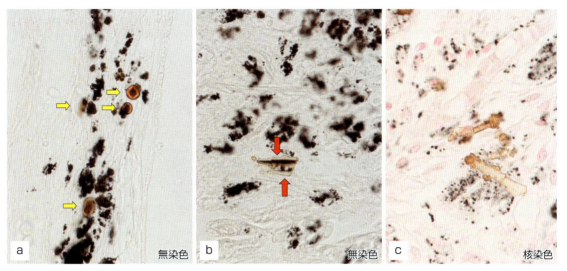

図1 非石綿含鉄小体
a：粒状炭素の含鉄小体（黄矢印；無染色，対物×40），b：炭素繊維の含鉄小体（赤矢印；無染色，対物×40），c：タルク繊維の含鉄小体．太く黄色味を帯びている（Victoria-blue染色，対物×40）．近畿中央胸部疾患センター症例．

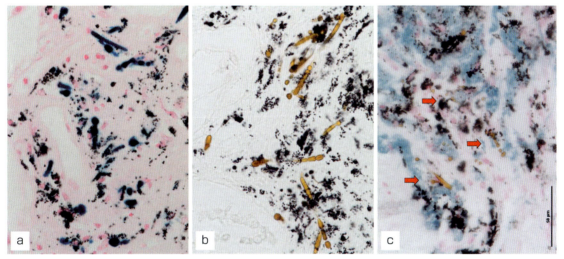

図2 特染および無染の石綿小体像
a：石綿小体を把握しやすいが，背景に他の含鉄粉塵がある場合にはやや同定し難さがある（鉄染色，対物×40），b：石綿小体は琥珀色を呈し形を把握しやすい．組織の背景はわかり難い（無染色，対物×40），c：弾力線維の走行で肺構造の把握が可能（Victoria-blue染色，対物×40）．

はごく限られており限界がある．

2 石綿肺の成り立ち

石綿は繊維状珪酸塩に類している．高度の毒性反応により線維起因性を有する遊離珪酸（結晶性シリカ）粉塵とは異なり，珪酸塩類粉塵は線維起因性を有するものの線維化毒性反応は高度ではない．繊維状であることより粒子状との違いも考えられるが，石綿による線維化はきわめて著しい曝露量によって生じ，職業性でもかなりの高濃度曝露者において発症する．環境曝露者での石綿肺症例報告はない．

曝露量と線維化反応には，低い濃度の曝露では線維化の発生持続には一定の閾値があるが[4, 7]，じん肺の特徴である量-反応相関関係を明瞭に有する[3, 4]．激しい高濃度曝露では比較的短い期間で生じ得るが，一般には緩徐に進行し発症までの期間は曝露開始から10年から20年の経過をとるとされている．喫煙者は肺クリアランスを低下させ，非喫煙者に比し有意に石綿による線維化を強めることがわかっている[4, 6]．

石綿繊維の長さにより線維化毒性反応に違いがあり長いものほど線維化反応は強く[4]，また肺内貯留

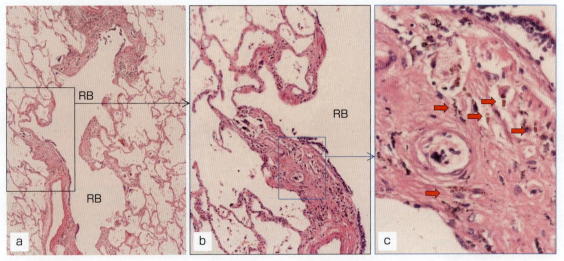

図3　Grade 1
呼吸細気管支壁とそれに接した肺胞壁の第一列目までの限局した線維性変化．線維性肥厚部に数多くの石綿小体をみる（赤矢印）．RB：呼吸細気管支．
a：HE染色，対物×4，**b**：HE染色，対物×10，**c**：HE染色，対物×40

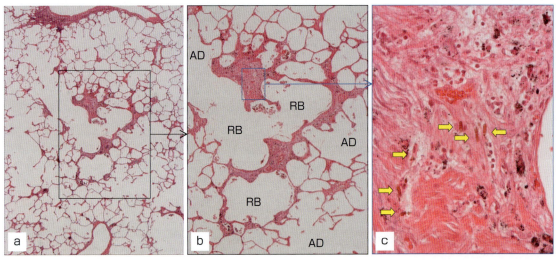

図4　Grade 2（1）
呼吸細気管支気壁とそれに接した肺胞壁の第2列以上に及ぶ線維化．線維性肥厚部に数多くの石綿小体をみる（黄矢印）．RB：呼吸細気管支，AD：肺胞道．
a：HE染色，対物×2，**b**：HE染色，対物×4，**c**：HE染色，対物×40．獨協医科大学病理 本間浩一先生ご提供

期間が長く溶解され難いものほど線維化反応は持続する[3,4]．よってクリソタイルは細かく破砕され移動性があり，溶解吸収されやすいことより角閃石石綿に比し線維化毒性がかなり低いことがわかっている．しかしきわめて著しい曝露においては同じように線維化を引き起こすことも知られている[3,4]（図7）．

石綿は繊維状であることより粒子状粉塵との違いがある．粒子状粉塵は1～5μm径が肺への沈着と貯留に高い可能性を持つとされ，到達後の肺でのクリアランスは高く，肺の動きが弱いことより相対的にクリアランスが低い部位（上葉や下葉上部など）に貯留し線維化を生じさせる傾向を有する．それに対して繊維状粉塵の石綿は，長さは様々であるが径が3μm以下が肺への沈着に高い可能性を持ち，気管支走行角度の比較的弱い気道支配領域の末梢肺に相対的に高い率で吸い込まれ，到達後は繊維状であることより肺クリアランスは低く貯留率が高くなる[8]．このことより下葉下部や上葉下部から線維化を生じさせる傾向を有する．

末梢肺での線維化発生部位は，石綿も粒子状粉塵と同様で呼吸細気管支壁部中心性に生じる．それは，

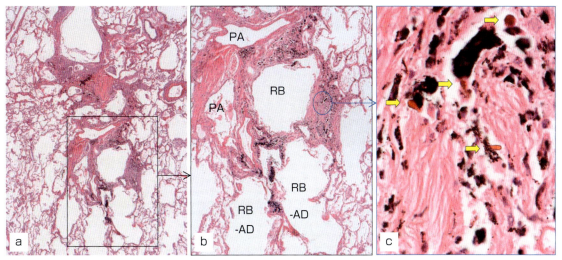

図5　Grade 2（2）
呼吸細気管支気壁とそれに接した肺胞壁の第2列以上，さらに肺胞道に及ぶ線維化．線維化性肥厚部に数多くの石綿小体をみる（黄矢印）．PA：肺動脈，RB：呼吸細気管支，AD：肺胞道．
石綿小体定量測定値：430,423本/g（dry lung）．**a**：HE染色，対物×2，**b**：HE染色，対物×4，**c**：HE染色，対物×40．

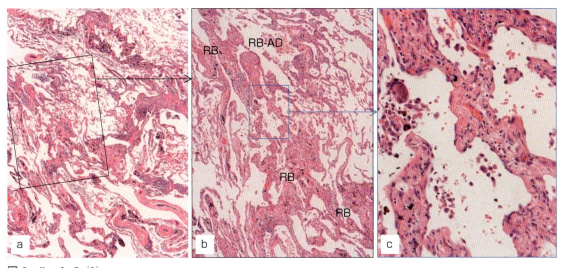

図6　Grade 3（1）
細気管支中心性線維化が広がり隣接の細気管支中心性線維化病変との接合を示す．線維化部は肺胞の虚脱を伴い粗い網目状を呈している．蜂巣肺（−）．RB：呼吸細気管支，AD：肺胞道．
石綿小体定量測定値：668,447本/g（dry lung）．**a**：HE染色，対物×2，**b**：HE染色，対物×4，**c**：HE染色，対物×20．

呼吸細気管支領域が外因性病変の主座となる肺の弱点部位とされていることで説明される[9]．成人の肺組織像の観察において呼吸細気管支壁部を中心として多かれ少なかれ粉塵沈着像を認めることからも理解される．

3　石綿による線維化病変の広がり

石綿による線維化は，上記のように線維起因性は高くなく，起因性の高い遊離珪酸主成分の粉塵曝露に生じるような層状硝子化円形結節病巣を造らない．細気管支壁部から周囲間質部に沿う拡がり方をとり緩徐に進行していく．線維化は呼吸細気管支壁部の肥厚から始まる（図3）．徐々に壁周囲肺胞壁・終末細気管支壁・肺胞道壁の周辺間質に沿った広がりをとり（図4, 5），肺胞壁の線維化は肺胞の縮みを伴って進行し，粗い網目状の広がりや（図6），肺胞の強い縮みを伴った辺縁不整な星芒状細葉中心性線維化巣の形をとり，それが広がると隣接する同様病巣との接合を呈してくる（図7, 8）．胸膜下の数多くの細葉中心性の線維化病巣が連続した接合を

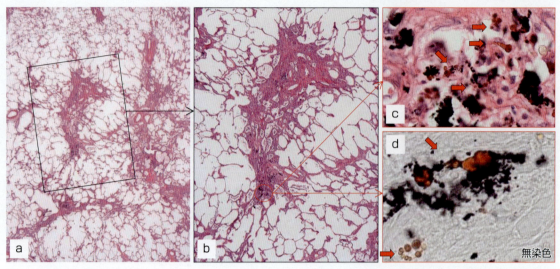

図7　Grade 3（2）
細葉中心性の線維化は辺縁不整な結節に近い形状を呈し，隣接の同様線維化巣と，接合細気中心部は粉塵沈着とともに石綿小体を多数認める（赤矢印）．
石綿小体定量測定値：129,804本/g（dry lung）．
a：HE染色，対物×1，b：HE染色，対物×2，c：HE染色，対物×60，d：無染色，対物×60．近畿中央胸部疾患センター症例（クリソタイル石綿紡績作業）．

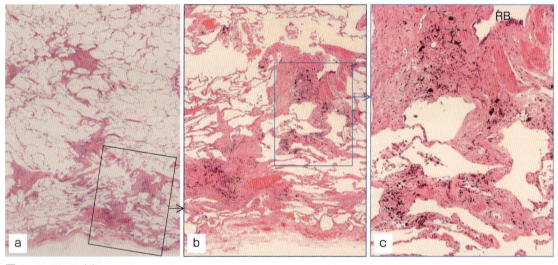

図8　Grade 3（3）
細葉中心性の線維化は辺縁不整な結節状を呈し同様の隣接線維化巣と接合．蜂巣肺（−）．
石綿小体定量測定値：848,845本/g（dry lung）．RB：呼吸細気管支．
a：HE染色，対物×2，b：HE染色，対物×4，c：HE染色，対物×10．

呈していく過程で，その度合いにより画像診断上で石綿肺早期病変のHRCT画像上特徴所見とされるsubpleural dot-like opacityやsubpleural curvelinear lineを裏付ける病巣形態を造る[10]（図9〜11）．線維化がさらに進行して強く接合し胸膜と接し，かつ深層部の病巣と接合も加わると胸膜から連続した深層側不整な厚い帯状の線維化領域となり胸膜直下部から広がる無気肺硬化領域を形成していく（図12）．間質性線維化が進行する過程で気腔の嚢胞化が進行し蜂巣肺形成の高度線維化に至ることがある（図13, 14）．石綿肺の蜂巣肺形成頻度は高くはなく石綿肺と組織学的に診断した中で15％の報告がある[11]．

胸膜の変化に関しては，石綿関連病変としてびまん性胸膜肥厚や胸膜プラークがあり石綿肺に伴って胸膜線維性肥厚を認める率が高い．しかし胸膜の変化は肺内の石綿肺線維化とは成り立ちが異なる[11]．

リンパ節に対しては，石綿繊維もリンパ行性に移動することが知られており石綿肺ではリンパ節内にも石綿繊維や小体を認める．しかし粒状粉塵にみる

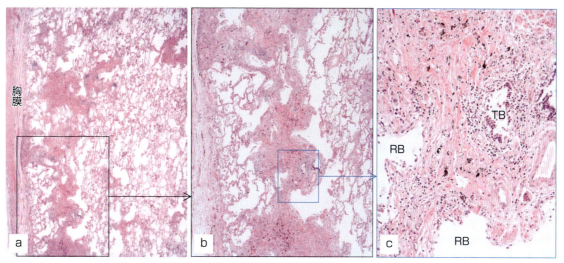

図9　Grade 3（4）
胸膜下に平行して並んだ多数の細葉中心性線維化巣が接合．HRCT画像でのsubpleural curvilineal lesionに相当した病変．
石綿小体定量測定値：2,711,807本/g（dry lung）．TB：終末細気管支，RB：呼吸細気管支．
a：HE染色，対物×1．b：HE染色，対物×2．c：HE染色，対物×10．

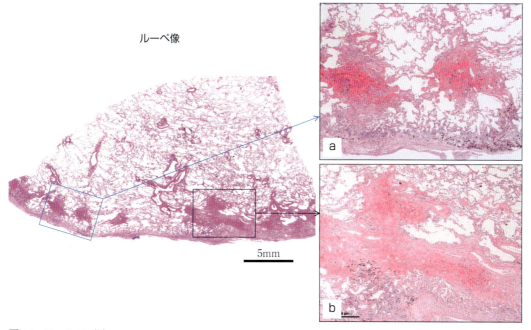

図10　Grade 3（5）
a，b：HRCT画像でのsubpleural curvilineal lesionに相当する胸膜下隣接細葉中心性線維化巣接合病変（a：HE染色，対物×2．b：HE染色，対物×2）．
ルーペ像：HE染色．
石綿小体定量測定値：703,542本/g（dry lung）．

ような粉塵反応リンパ節変化はみない[2]．

4　石綿肺線維化の組織学的分類

石綿肺の線維化は上記のように始まり進行していくが，その程度を表す分類がある．

1982年に出されたCAP-NIOSH grading systemで，線維化の強さをGrade 0, 1, 2, 3, 4に，線維化を呈した細気管支の標本上に占める割合をGrade A, B, Cに分類し，その組み合わせでスコア化して石綿肺の状態を表した[1]（**Table 1**）．しかしこの分類は組み合わせが複雑で，またスコア合計値は必ずしも石綿肺の程度を表さないことから2004年に簡略化したGradingが出された[11]（**Table 2**）．その各Gradeを説明する．

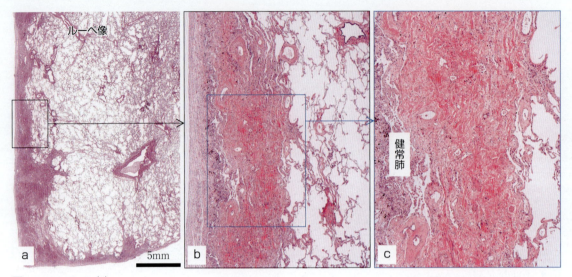

図11　Grade 3（6）
多数の胸膜下細葉中心性線維化巣が高度に接合した状態．胸膜との間には健常肺領域が残存．HRCT 画像で subpleural curvilineal lesion に相当した病変．
石綿小体定量測定値：703,542 本/g（dry lung）．**a**：HE 染色，ルーペ像，**b**：HE 染色，対物×2，**c**：HE 染色，対物×4．

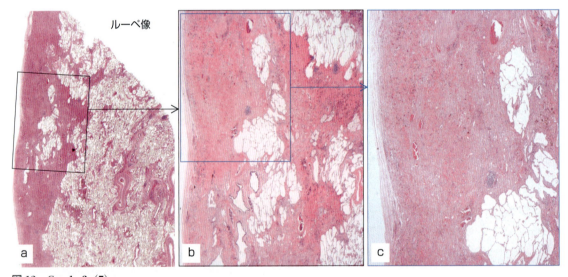

図12　Grade 3（7）
胸膜下細葉中心性線維化巣が高度に接合し，深側が不整な帯状無気肺硬化像の形成．細葉中心部と思われる部は線維化密度が高い．蜂巣肺形成（−）．
石綿小体定量測定値：848,845 本/g（dry lung）．**a**：HE 染色，ルーペ像，**b**：HE 染色，対物×1，**c**：HE 染色，対物×2．

Grade 1：呼吸細気管支壁とそれに接した肺胞壁の第一列までに限局する線維化（図3）で，観察標本上で，その像が呼吸細気管支数の半分以上にみられるもの．それに満たない場合は Grade 0．

Grade 2：呼吸細気管支気壁とそれに接した肺胞壁の第二列以上や肺胞道壁に及ぶ広がった線維化で，隣接の同様病変との間に健常肺胞組織があり接合を呈しないもの（図4，5）．

Grade 3：さらに線維化が広がり，隣接の同様の線維化病変との接合を呈し，線維化が高度であっても蜂巣肺像を認めないもの（図6〜12）．

Grade 4：蜂巣肺を形成する高度線維化を呈するもの（図13，14）．

この分類は，図に示すように Grade 1 以外は Grade 2 および，特に Grade 3 では病変像に幅がある．

なお，診断にあたっては線維化部に石綿小体が多数認められるのが基本である．

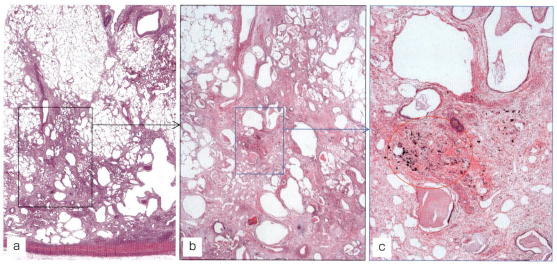

図13 Grade 4（1）
胸膜下の胸膜下細葉中心性線維化が多数接合した広範囲の線維化で気腔の囊胞化を伴う．細葉中心部の粉塵沈着部には石綿小体が多数認める（赤○部）．
石綿小体定量測定値：1,946,837本/g（dry lung）．a：HE染色，ルーペ像．b：HE染色，対物×1．c：HE染色，対物×2．

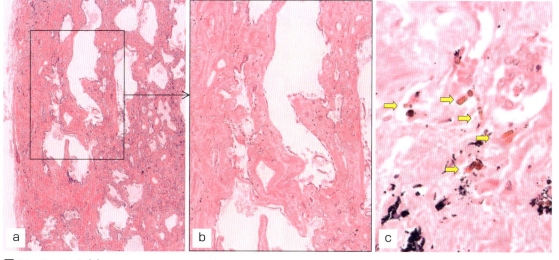

図14 Grade 4（2）
胸膜下から広がる高度の線維化で蜂巣肺を形成．囊胞間の線維幅は広い．線維化部の細葉中心部に粉塵沈着とともに数多くの石綿小体をみる（黄矢印）．
石綿小体定量測定値：3,399,791本/g（dry lung）．a：HE染色，対物×2．b：HE染色，対物×4．c：HE染色，対物×40．

5　肉眼所見の特徴

肺は気腔によって膨らんだ胸郭内に収まっている臓器であり，肺の割面肉眼観察には経気道的ホルマリン注入固定した標本で行うのが大事である．

肉眼での病変は両側肺の下葉下部の胸膜直下領域からの拡がりを示し，片側のみや上葉のみのことはない[1, 11]．程度が軽く線維化領域が狭い範囲の病変Grade 1および程度の軽いGrade 2では認識し難いが，程度の強いGrade 2以上の変化では可能でGrade 3以上になると変化はよく把握でき，胸膜下から広がる不整な線維化像をみる（図15）．進行した定型例では胸膜下からの無気肺硬化主体の像を呈する．囊胞形成を伴い程度が増し，蜂巣肺像を呈することがある．囊胞形成を伴う定型例では囊胞分布密度は高くなく，囊胞間線維化領域が広く，周囲に硬化域を伴う傾向を示す（図15〜19）．硬化部の色調は灰白色調を呈する（図15〜17）が，非石綿粉塵曝露を同時に受けている例では黒色調が目立つ（図18, 19）．

Table 1 CAP-NIOSH asbestosis grading scheme

Grading of severity
Grade 0 = No peribronchiolar fibrosis
Grade 1 = Fibrosis confined to the walls of respiratory bronchioles and the first adjacent tier of alveoli
Grade 2 = Fibrosis extending to involve alveolar duct, or two or more tiers of alveoli adjacent to the bronchiole, with sparing of some alveoli between adjacent bronchioles
Grade 3 = Fibrotic thickening of the walls of all alveoli between at least two adjacent respiratory bronchioles
Grade 4 = Honeycomb changes（see earlier section on "Histopathology"）

Grading of extent
Grade A = Only occasional bronchioles involved
Grade B = More than occasional involvement, but less than half
Grade C = More than half of all bronchioles involved by fibrosing process

Table 2 Asbestosis grading scheme modified by Roggli VL, et al

Grade 0 = No appreciable peribronchiolar fibrosis, or less than half of bronchioles involved

Grade 1 = Fibrosis confined to the walls of respiratory bronchioles and the first tier of adjacent alveoli, with involvement of more than half of all bronchioles on a slide

Grade 2 = Extension of fibrosis to involve alveolar duct and/or two or more tiers of alveoli adjacent to the respiratory bronchiole, with sparing of at least some alveoli between adjacent bronchioles

Grade 3 = Fibrotic thickening of the walls of all alveoli between at least two adjacent respiratory bronchioles

Grade 4 = Honeycomb changes

石綿による線維化が弱く，非石綿粉塵曝露者および重喫煙者であった場合，黒色調変化を伴う肺気腫像が優位のことがある（図20）．これを石綿肺と診断するかどうか議論のあるところである．

胸膜肥厚は軽度を含めると伴うことが多いが，胸膜肥厚変化は線維化の成り立ちが石綿肺とは異なり，肥厚のないこともある．

肺門リンパ節は，肉眼では石綿による変化をみない．

6 石綿肺診断の問題点および注意点

石綿曝露者は他の多種類粒子状珪酸塩粉塵曝露も受けていることが多く，また重喫煙者であることも多い．石綿による線維化が弱く粒子状珪酸塩粉塵沈着が強い場合には，石綿小体を少数認めてもその線維化が石綿によるものか非石綿粉塵による dust macule 変化かの判断が難しい．また細葉中心性肺気腫像が優位の場合には，dust macule や重喫煙の COPD 変化との鑑別が難しい．さらに，Grade 1 の線維化は石綿肺としての間質性肺線維症といえるのか？肺気腫を呈した Grade 1 の変化が Grade 3, 4 のような形になりうるのか？などの意見がある．このことより Grade 1 の線維化は石綿肺とはせずに asbestos airways disease の名称が以前より提案され[4~6]，2014年の Helsinki criteria[18] で公認された．

蜂巣肺像を呈した高度線維化石綿肺を Grade 4 としているが，蜂巣肺形成高度線維化の石綿肺診断は慎重でなければならない．石綿肺の線維化は両側下葉下部の胸膜下から生じることより，特発性肺線維症（IIP/UIP, NSIP）や慢性過敏性肺炎，膠原病による肺線維症，肺線維症型非石綿じん肺など，曝露歴があっても鑑別すべき疾患は多い．病理組織では，石綿線維化は基本的には炎症細胞浸潤や活動性の像を伴わないため炎症細胞浸潤および fibroblastic foci の多寡が鑑別の要点とされている[12, 18]．蜂巣肺形成部のみの観察では特徴的な線維化像の把握がし難いため，高度線維化部辺縁や高度線維化のない胸膜下領域での石綿小体沈着を伴う Grade 1～3 の細葉中心性線維化像の観察が大事である．石綿肺病理組織診断における呼吸細気管支壁および周囲肺胞壁に及ぶ線維化像を基本とすることの重要性は古くからよく認識されていたが，1997年の Helsinki criteria[13] と 2004年の ATS document[14] ではその重要な項目がなくなり「石綿による間質性線維症」に変わったことより，少数の石綿小体を認めた蜂巣肺形成高度線維化像で Grade 4 像のみの石綿肺もあるような誤解を生み病理診断医に混乱を持ち込んだ．このこともあり，2010年の CAP-PPS document[12]，2014年の Helsinki criteria[18] において細葉中心性線維化（peribronchiolar fibrosis；PBF）所見の重要性が再認識されている．

もう一つの問題点は，石綿肺の診断における高濃度曝露の石綿小体基準として 1997年の Helsinki criteria[13] で「鉄染色の組織標本観察で1cm² 中2本以上」の基準が出された．この基準は現在も続い

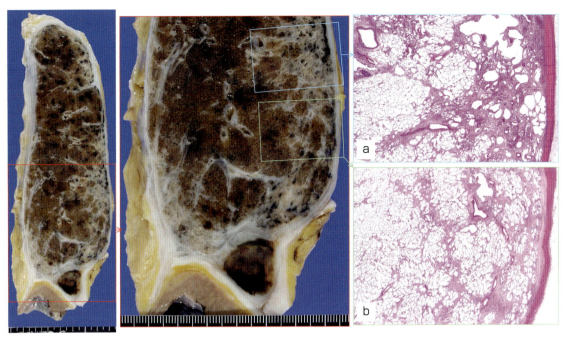

図15 肉眼像と Grade 3-4
　　　下中部の胸膜下から不整に広がる蒼白〜灰白色調線維化．胸膜肥厚を伴う．ルーペ像で Grade 3-4 の像を示す．
　　　石綿小体定量測定値：1,946,837 本/g（dry lung）．石綿吹き付け7年．
　　　a：HE 染色，ルーペ像．b：HE 染色，ルーペ像．

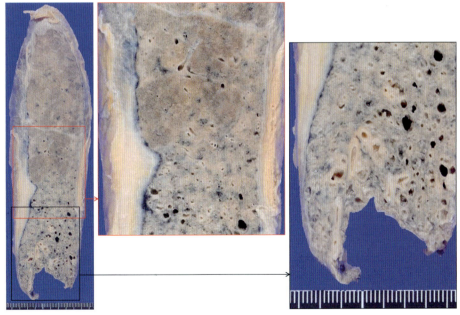

図16 下部から広がる線維化
　　　胸膜肥厚伴う．囊胞形成を伴うが目立たず灰色の硬化部領域が優位．
　　　石綿小体定量測定値：3,399,791 本/g（dry lung）奈良県立医科大学症例．

ている．この1cm²中2本は，おおまかな計算では乾燥肺1g中4万本に相当する．筆者が石綿肺と診断し得た症例の石綿小体定量測定濃度値はいずれも数十万本以上であり Grade 4 の像を呈した症例ではその多くが百万本以上であった．この基準でよいのか，今後の検討課題の一つと思われる．

診断における注意点として，肺組織標本内に石綿小体を認めたことを持って石綿肺の診断が下されている例をみるが，当然ながら線維化なしでは診断はできない．筆者の施設では石綿小体定量測定を行っており，溶解前の肺組織標本を観察しているが，少数の石綿小体を肺組織標本内に認めるものの特有の

第Ⅰ章 石綿関連疾患の病理

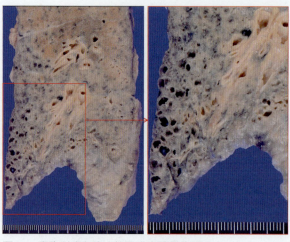

図17 嚢胞形成を強く伴う高度線維化部
嚢胞間幅が広く非嚢胞灰色硬化部も目立つ．
石綿小体定量測定値：3,399,791本/g（dry lung）．
奈良県立医科大学症例．

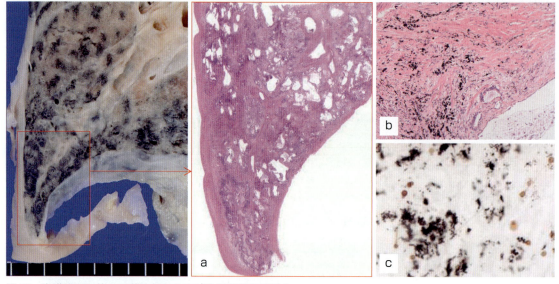

図18 胸膜肥厚を伴う下葉下部から広がる黒色調の線維化
嚢胞形成密度は高くない．組織像は健常肺組織が消失した高度の線維化．黒色粉塵沈着が強く数多くの石綿小体を混じている．
石綿小体定量測定値：1,446,428本/g（dry lung）．**a**：HE染色，ルーペ像，**b**：HE染色，対物×10，**c**：無染色，対物×40．岡山労災病院症例（造船保温作業）．

線維化を全く認めない例を数多くみる．小体のみにとらわれることなく線維化像の観察が本症の診断に求められる．TBLB検査で石綿小体が認められることがあるが，高濃度曝露の裏付けにはなり得るもののその標本のみでの石綿肺の診断は困難である．

また，かつて pleural asbestosis の診断名が使われたこともあり胸膜の線維性肥厚や胸膜プラーク所見をもって石綿肺の診断がなされている例もみるが，胸膜変化で石綿肺と診断してはならない．

 おわりに

以上，石綿肺の病理学的特徴像の概説した．石綿肺の診断は，鑑別すべき疾患が多いにもかかわらず，多くは病理組織学的検査が行われず石綿曝露歴や画像および呼吸機能検査などから臨床的に診断が下されているのが現状であるが，病理解剖や，他の疾患に絡んだ肺切除での病理組織学的標本が得られている場合には，以上述べた石綿肺としての線維化の特徴をよく観察し診断することが必要である．

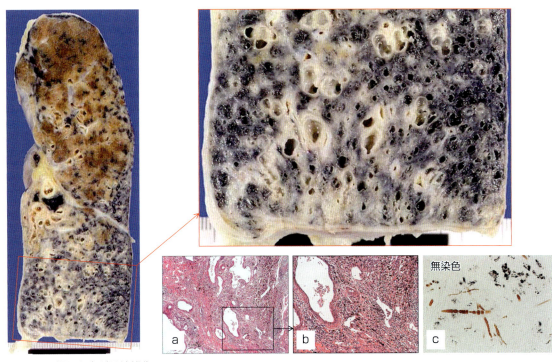

図19 下部から広がる線維化
胸膜肥厚を伴う．気管支拡張が目立つが形成された囊胞形成は数ミリまでの大きさで小さく目立たない．非石綿粉塵曝露を加味し黒色調が強い．組織像は健常肺組織は全く消失．数多くの石綿小体を認める．
石綿小体定量測定値：4,285,216本/g（dry lung）．配管工．
a：HE染色，対物×4．b：HE染色，対物×10．c：無染色，対物×40．

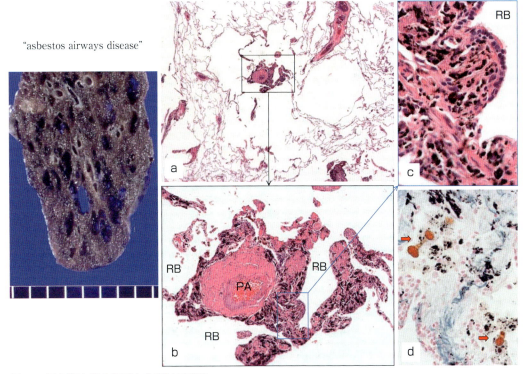

図20 黒色調を伴う細葉中心型肺気腫像
組織では呼吸細気管支壁肥厚を伴う細葉中心性肺気腫像で，黒色粉塵沈着とともに石綿小体を認める（赤矢印）．
石綿小体定量測定値：283,027本/g（dry lung）．RB：呼吸細気管支，PA：肺動脈．
a：HE染色，対物×1．b：HE染色，対物×4．c：HE染色，対物×20．d：Victoria-blue染色，対物×40．

謝辞

本稿の執筆にあたりまして，岡山労災病院岸本卓巳先生，広島大学名誉教授・NPO法人総合遠隔医療支援機構株式会社 病理診断センター井内康輝先生，獨協医科大学医学部病理学（形態）本間浩一先生には多大な御協力を頂きました．また，近畿中央胸部疾患センター林清二先生，同臨床検査科北市正則先生，奈良医科大学病理診断学講座大林千穂先生には大変貴重な症例のご提供を頂きました．各先生方に深く感謝いたします．

また，本執筆は，「平成23～25年度厚生労働科学研究・労働安全衛生総合研究事業・石綿関連疾患の診断基準および手法に関する調査研究（代表者：岸本卓巳）」の研究に多大に基づいている．

文 献

1) Craighead JE, Abraham JL, Churg A, et al：The pathology of asbestos-associated diseases of the lung and pleural cavities：Diagnostic criteria and proposed grading schema. *Arch Pathol Lab Med* **106**：544-596, 1982
2) Roggli VL：Asbestos bodies and nonasbestos ferraginous bodies, Chaper3. In Roggli VL, Oury TD, eds.：Pathology of asbestos-associated diseases, 2nd ed. Springer-Verlag, New York, 34-70, 2004
3) Sporn T, Roggli V：Occupational lung disease, Chapter14. In Hasleton P, Flieder DB, eds.：Spencer's pathology of the lung, vol. 1, Sixth ed., Cambridge, 512-525, 2013
4) Churg AM, Green FHY：Occupational lung disease, Chapter24, In Churg A, Myers JL, Tazelaar HD, Wright JL eds.：Thurlbeck's pathology of the lung, 3rd ed. Thieme, New York, 810-829, 2005
5) Churg A, Green FHY：Pathology of occupational lung disease. 1st ed., IDAKU-SHOIN, New-York・Tokyo, 1988
6) Churg A, Green FH：Pathology of occupational lung disease. 2nd ed. Willians & Wilkins, Baltimore, 1998
7) Churg A, Wrught J, Gilks B, et al：Pathogenesis of asbestosis and man-made mineral fiber：what makes a fiber fibrogenic ? *Inhal Toxicol* **12**（suppl）：15-26, 2000
8) 本間浩一：石綿肺を中心とした非腫瘍性肺胸膜病変の病理．日胸臨 **65**（5）：425-438, 2006
9) 山中 晃，斉木茂樹，岡本賢三：呼吸細気管支領域の特殊性とその病変のなり立ち．日本臨床 **36**：2427-2433, 1978
10) Akira M, Yokoyama K, Yamamoto S, et al：Early asbestosis：evaluation with high-resolution CT. *Radiology* **178**（2）：409-416, 1991
11) Sporn TA, Roggli VL：Asbestosis, Chaper4. In Roggli VL, Oury TD, eds. Pathology of asbestos-associated diseases, 2nd ed. Springer-Verlag, New York, 71-103, 2004
12) Roggli VL, Gibbs AR, Attanoos R, et al：Pathology of asbestosis-an update of the diagnostic criteria. report of the asbestosis committee of the College of American Pathologists and Pulmonary Pathology Society. *Arch Pathol Lab Med* **134**（3）：462-480, 2010
13) American Thoracic Society, The diagnosis of non-malignant disease rerated to asbestos. *Am Rev Respir Dis* **134**：363-368, 1986
14) Henderson DW, Rantanen J, Barnhart S, et al：Asbestos, asbestosis and cancer：the Helsinki criteria for diagnosis and attribution. A consensus report of an international expert group. *Scand J Work Environ Health* **23**：311-316, 1997
15) American Thoracic Society：Diagnosis and initial management of nonmalignant disease related to asbestos. *Am J Respir Crit Care Med* **170**：691-715, 2004
16) Travis WD, Colby TV, Koss MN：Occupational lung disease and pneumoconiosis. In AFIP Atlas of nontumor pathology, Series1, fascicle 2. ARP press：793-856, 2002
17) Hammar SP：The pathologic features of asbestos-induced disease, Chapter5. In Dodson RF, Hammar SP eds. Aabestos：Risk assessment, epidemiology, and health effects. Taylor & Franci, London, New York, 148-163, 2006
18) Wolff H, Vehmas T, Oksa P, et al：Asbestos, asbestosis, and cancer：the Helsinki criteria for diagnosis and attribution 2014：recommendations. *Scand J Work Environ Health* **41**（1）：5-15, 2015

第 I 章 石綿関連疾患の病理

石綿肺の病理

石綿肺と鑑別すべき肺病変の病理

岡　輝明

1　石綿肺 asbestosis とは

　石綿肺は，石綿によって惹起されたと考えられる肺の線維化病変（間質性肺炎／肺線維症に位置付けられる）であり，石綿の高濃度曝露者（the inhalation of excessive amount of asbestos fibers）に発症するとされている[1,2]．

　ときに，間質性肺炎や肺線維症の肺組織に少数の石綿小体がみられることがある．これらの例では，石綿の環境曝露があったであろうことは推測されるものの，石綿が原因で肺疾患が起こったという因果関係は証明しがたく，石綿小体は偶然の併存であろう．このような肺病変は石綿肺ではない．また，肺気腫などの間質性肺疾患ではない肺病変やほぼ健常な肺組織にも石綿小体がみられることがあり，当然のことながら，これらも石綿肺ではない．肺組織に石綿小体（石綿繊維）が沈着している状態を石綿肺 asbestosis と誤解して病理診断がなされていることがあるが，独特な線維化病変のない石綿小体（石綿繊維）の沈着は石綿肺ではない．この点ははなはだ肝心な点であり，ここをあいまいにすると肺組織に石綿小体（石綿繊維）があればそれらはみな石綿肺となってしまい，固有の疾患としての石綿肺（asbestosis）はもはや成立しなくなる．肺組織に石綿小体（石綿繊維）が観察されるという局所所見と，疾患としての石綿肺は区別されなくてはならない．石綿肺の診断は定義に厳密に従う必要がある．石綿肺は asbestos related pulmonary fibrosis である．

　石綿肺は，主として石綿作業従事者に生じる職業性肺疾患であって，塵肺と同様に吸入性肺疾患と考えられている．石綿の大量曝露を受けた個体のすべてに石綿肺がみられるわけではないので，石綿肺の成立には石綿繊維（石綿小体）の排除機構や感受性などの個体要因があるものと推測されるが，この点についてはまだ十分に解明されていない．また，石綿繊維あるいは石綿小体がどのように石綿肺の病変を形成するのかについても，不明な点が残されている．

2　石綿肺の形態学

　石綿肺では，胞隔炎（肺胞中隔に炎症性細胞浸潤，浮腫，弾性線維の変質，線維化などが起こる胞隔の炎症）がみられることはまれで，肺胞腔内器質化（とくに肺胞中隔にはばひろく付着する壁在型の器質化／線維化）も合併病変がない限りまれである．初期の石綿肺では末梢気道周囲（終末細気管支から呼吸細気管支領域）の結合織に石綿小体の沈着と線維化（膠原線維の増加）がみられ，病気の進行とともに細気管支周囲間質から隣接する肺胞領域に病変が波及し，肺胞を巻き込み，隣り合う細気管支病変を結ぶ架橋型線維化（bridging fibrosis）を構築するという独特の形態変化を示す[3]（図1）．線維化病変の本質は，肺胞腔内線維化（膠原線維の増加）とそれに続発する周囲の肺胞虚脱である．したがって，石綿肺が間質性肺疾患であるか否かについては，ほかの間質性肺疾患と同様に，「ガス交換に寄与しえない病的間質ができる疾患という意味での間質性肺疾患」として理解すべきものと思われる．

　病気が進行すると肺線維症（pulmonary fibrosis, UIP/IPF）と鑑別できない形態，すなわち，蜂巣肺あるいは蜂窩肺（honey comb lung）を呈するとされる．このような，いわば終末期肺に至った場合，形態のみでは石綿肺の診断をすることは困難で，曝露歴，組織の石綿小体（石綿繊維）の量，あるいは，画像の経過を加味して石綿肺の診断をすることになる．

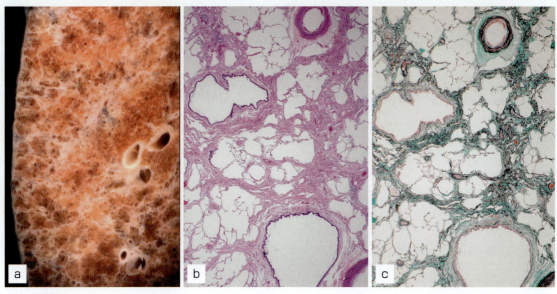

図1 石綿肺
a：肺肉眼所見（割面，実体像）．繊細な線維化が手をつなぐように認められる．**b**：組織所見．終末細気管支の壁および周囲組織に線維化がみられ，架橋化を示す（HE染色，弱拡大）．**c**：組織所見．HE染色で"線維化"とみえた病変部は虚脱した肺胞壁と思われる弾性線維の凝集と膠原線維の増加である（elastica Masson染色 Goldner変法，弱拡大）．

3 石綿肺と鑑別すべき間質性肺疾患

前述のように，石綿肺は独特の線維化病変を呈する疾患であり，病変部に相当数の石綿小体の沈着がみられる肺病変であることから，この特徴的な肺の組織像に加えて，壁側胸膜の胸膜プラーク（pleural plaque）の存在や石綿の大量曝露の病歴を把握すれば，病理学的診断は可能と考えられる．しかし，線維化のパターンのみからは類似の間質性肺病変があり，形態学的鑑別が必要と思われる．その意味では，間質性肺疾患はすべて鑑別の対象であるが，主な鑑別疾患はいわゆる特発性間質性肺炎／肺線維症，塵肺，喫煙関連肺疾患，および過敏性肺炎などである．塵肺については岡本の論文を参考にされたい[3]．

1) 特発性間質性肺炎

間質性肺炎（interstitial pneumonia）とは，両側肺野にびまん性陰影を認める肺疾患の中で，肺胞中隔などの肺間質を炎症や線維化病変の基本的な場とする疾患とされる．病理学的には解剖学的な肺間質が病変の場である場合とともに，肺胞腔内に器質化や線維化が生じた結果ガス交換に寄与しえない病的間質が形成される場合があり，両者が併存することもある．間質性肺炎の原因は様々で，吸入性疾患（塵肺や過敏性肺炎），薬剤，放射線などのほか，膠原病やサルコイドーシスなどの全身性疾患や遺伝性疾患に伴う場合がある．しかし，原因が特定できない場合も少なくない．

特発性間質性肺炎（idiopathic interstitial pneumonias, IIPs）は原因不明の間質性肺炎とも呼ばれているが，多彩な組織像を示す疾患群であり，特発性肺線維症（idiopthic pulmonary fibrosis；IPF），非特異性間質性肺炎（nonspecific interstitial pneumonia；NSIP），特発性器質化肺炎（cryptogenic organizing pneumonia；COP），急性間質性肺炎（acute interstitial pneumonia；AIP），剥離性間質性肺炎（desquamative interstitial pneumonia；DIP），呼吸細気管支炎を伴う間質性肺炎（respiratory bronchiolitis-associated interstitial lung disease；RB-ILD）およびリンパ球性間質性肺炎（lymphocytic interstitial pneumonia；LIP）の7つに分類されてきた．かつては，giant cell interstitial pneumonia（GIP）も原因不明の間質性肺炎に含まれていたが，GIPの大部分が超合金肺であることから原因不明の間質性肺炎から除かれた．2013年に発表されたIIPsの国際分類の改定では，6つの主要IIPs（IPF，NSIP，COP，AIP，DIP，RB-ILD）と2つのまれなIIPs（LIP，pleuroparenchymal fibroelastosis；PPFE［和名の上葉優位型肺線維症に相当］）とともに分類不能型（unclassifiable IIP）が加えられた

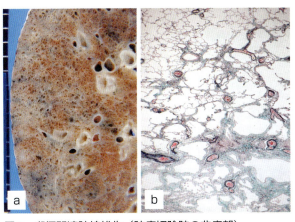

図2 喫煙関連肺線維化（肺癌切除肺の非癌部）
a：肉眼像（割面，実体像）胸膜直下から1～2cmの肺実質に繊細な線維化病変が広がる．b：組織像，図の下方が胸膜．細葉中心部（細気管支）周囲に繊細な線維化がみられ，星芒形の線維化を作り互いに結び合っている．胸膜直下では，一見蜂巣肺様の病変がみえる（elastica Masson 染色 Goldner 変法，弱拡大）．

分類に変更された[3]．それぞれの疾患は独特の組織形態を示す疾患であるが，各疾患の診断は臨床，画像，病理の総合診断によってなされる．

IIPsはいずれもまれな疾患であるが，その中では患者数が多く難治性なのがIPFであり，一般に高齢者，男性，喫煙者に多く発生し，病理学的には通常型間質性肺炎（usual interstitial pneumonia, UIP）パタンを示し，肺構造の破壊をきたし，両側下肺野の胸膜直下に蜂巣肺と呼ばれる特異な病変を認める．IPFは慢性，進行性で予後不良な疾患であり，臨床的にも病理学的にも独特の疾患である．

IPF以外のIIPsについては，疾患としての独立性に少なからず問題があり[4]，将来の分類改定の度にその位置づけや枠組みが変更される可能性があろうと思われる．すなわち，DIPとRB-ILDは喫煙と深く関連した疾患であり，COPの病変の場は基本的に肺胞腔であって，好酸球性肺炎と重なり合う部分がある．また，LIPの大部分はリンパ腫を含むリンパ増殖性疾患と考えられ，LIPという疾患の存在自体が疑問視されている．上葉優位型肺線維症（pleuroparenchymal fibroelastosis；PPFE）は臨床病理学的に他のIIPsとは際立った特徴のある疾患で，病理学的には肺胞腔内器質化／線維化を伴う肺胞虚脱であり，その意味で病理学的には間質性肺炎に位置づけることは問題がある．AIPは急性の経過を辿る疾患であって，他のIIPsが亜急性～慢性経過の疾患である点で大きく異なり，病理学的にはその多くがびまん性肺胞傷害（diffuse alveolar damage；DAD）であり，硝子膜形成と肺胞虚脱あるいは腔内器質化／線維化を特徴とし，原因は多岐にわたる．

非特異性間質性肺炎（nonspecific interstitial pneumonia；NSIP）には，細胞性胞隔炎主体のcellular NSIP（c-NSIP）と膠原線維の増加（線維化）と肺構造の破壊を示す fibrosing NSIP（f-NSIP）があり，後者はIPFと鑑別のむつかしい場合がある．原因不明のものが多いものの，肺病変先行型の膠原病が少なくない．NSIPの多くは何らかの背景疾患の肺病変である可能性がある．

石綿肺との鑑別については，IPFとf-NSIPが主な対象であるが，病変の全貌を慎重に観察すれば，病変の分布や病変の質から鑑別することは可能であろうと思われる．すなわち，石綿肺では小葉（細葉）中心に病変が形成されるのに対してIPFでは小葉辺縁に病変が局在し，NSIPでは汎小葉性病変である．また，石綿肺では線維化部に相当量の石綿小体の沈着が観察される．しかし，進行した石綿肺では蜂巣肺形成がみられ，線維化も広範囲にわたるためIPFや進行したf-NSIPとの鑑別は難しいことがある．とくに，外科的肺生検のような限られた範囲しか観察できない検体での診断は慎重でなければならない．曝露歴がはっきりしない場合には安易に石綿肺と診断すべきではない．

2）喫煙関連肺疾患

石綿の職業性曝露患者の一定数は喫煙者でもあり，喫煙関連肺病変を合併していることがある．また，喫煙関連肺疾患は一種の吸入性疾患でもあり小葉（細葉）中心性病変を形成することがあるため，石綿肺との鑑別に挙げられる．喫煙者の肺には線維化病変のみられることがあり（図2），線維化の程度が強い場合f-NSIPやIPF/UIPと鑑別の困難な形態を示す場合もあるが，丁寧に観察して小葉（細葉）中心性病変（細気管支壁の炎症や線維化）を見い出すこととともに喫煙関連所見（DIP like reactionなど）に注意すれば，石綿肺との鑑別は可能であろうと思われる．しかし，実際には石綿肺と喫煙の肺病変が併存している場合が少なくないために，どちら

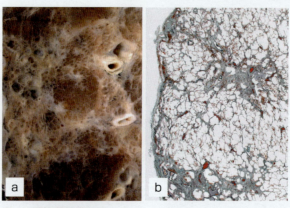

図3 慢性過敏性肺炎
a：肉眼所見（肺割面の実体像）肺実質の巣状の線維化が架橋化し，胸膜（左側）直下の線維化と連続する．胸膜直下では，一見蜂巣肺様の囊胞形成がみられる．b：組織像．細気管支壁およびその周囲肺組織を中心に線維化が認められ，架橋化している（elastica Masson 染色 Goldner 変法，弱拡大）．

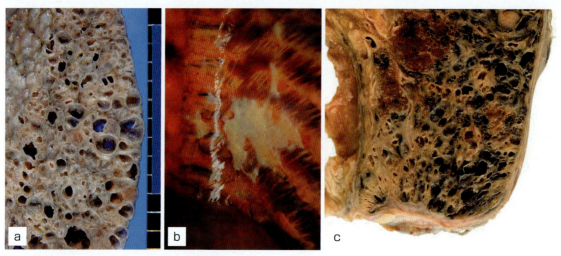

図4 肺線維症（IPF/UIP）と石綿肺の蜂巣肺
a：肺線維症（IPF/UIP）の蜂巣肺（肉眼像，割面）肺底部に，丸みを帯びた囊胞が胸膜直下からぎっしりと観察される．b：症例aの壁側胸膜に認められた，典型的な胸膜プラーク．c：石綿肺の蜂巣肺．文献1から引用．囊胞壁は薄いところから厚いところまであり，囊胞の形も様々で，大きさも不揃い．臓側胸膜の線維化を伴う．

と決めかねることも少なくない．

3）慢性過敏性肺炎

過敏性肺炎は，経気道的に吸入された抗原に対する免疫反応によって生じる肺病変である．急性過敏性肺炎（acute hypersensitivity pneumonitis）と慢性過敏性肺炎（chronic hypersensitivity pneumonitis, CHP）に分けられるが，石綿肺と鑑別を要するのは後者である．

急性過敏性肺炎の本質は，細気管支炎であり病変細気管支周囲に細胞性胞隔炎（cellular alveolitis）を伴い，後者は c-NSIP 類似である．細気管支腔内および壁内にはしばしば結合性の緩い小型の上皮細胞肉芽腫や異物型巨細胞が出現する．一方，CHPはUIP類似の線維化パターンを示す例から，独特の線維化（架橋線維化 bridging fibrosis）を示すものまで多彩である．すなわち，小葉（細葉）中心部の線維化病変と小葉（細葉）辺縁部の線維化病変を結ぶ線維化や小葉（細葉）中心線維化同士を結ぶ線維化が観察され，架橋状病変を形成する（図3）．この形の線維化病変が石綿肺との鑑別の難しい線維化パターンである．丁寧に観察して細気管支病変や細胞性胞隔炎，あるいは異物型巨細胞や abortive な肉芽腫を見い出すことができれば，CHPの可能

性が強く示唆される．診断の確定には生活歴の詳細な聴取や抗原検索が必須であり，石綿肺の職歴に匹敵する重要な鑑別点である．

おわりに

以上，石綿肺と鑑別すべきいくつかの代表的疾患や病態を述べたが，実際の鑑別はなかなか難しいことが多く，職歴，抗原曝露の可能性，喫煙歴，病気の経過，画像所見とその推移，胸膜プラークの有無などのすべてを慎重に勘案して診断すべきである．また，観察範囲の狭い外科的肺生検材料では最終診断に至らないことがあることも銘記して欲しい．まして，経気管支肺生検では，正確な診断はほぼ不可能であることもぜひ知っておいていただきたい．一方，蜂窩肺（蜂巣肺）形成に至ったIPF/UIPであっても肺の全体を詳細に観察すれば石綿肺と鑑別できる場合もあるので，肺の全貌をくまなく観察することが重要であると思われる（図4）．組織像だけでは鑑別困難でも，肉眼所見をきちんと観察すると石綿肺では臓側胸膜の病変を伴うことが多く，一方，原則として肺線維症IPF/UIPでは胸膜病変はないか軽い．また，蜂窩肺（蜂巣肺）についても石綿肺の蜂窩肺（蜂巣肺）は不完全で大小不同や丸みがないことが多い．これらの鑑別は組織標本の観察からは思い至らないこともあり，肉眼観察が重要である．

文献

1) Victor LR, Allen RG, Richard A, et al：Pathology of Asbestosis-An Update of the Diagnostic Criteria. *Arch Pathol Lab Med* **134**：462-480, 2010
2) Wolff H, Vehmas T, Oksa P, et al：Consensus report. Asbestos, asbestosis, and cancer, the Helsinki criteris for diagnosis and attribution 2014：recommendations. Scand J Work Environ Health Online-first-article doi：10.5271/sjweh. 3462, October 13, 2014
3) 岡本賢三：職業性肺疾患．病理と臨床 **23**：1117-1126, 2014
4) An Official American Thoracic Society/European Respiratory Society Statement：Update of the International Multidisciplinary Classification of the Idiopathic Interstitial Pneumonias. *Am J Respir Crit Care Med* **188**：733-748, 2013
5) 小橋陽一郎：特発性間質性肺炎（オーバービュー）．滝沢 始編：間質性肺炎を究める．112-120 メジカルビュー社，東京，2012
6) 武村民子：過敏性肺炎の病理－特発性間質性肺炎との鑑別－．病理と臨床 **32**：1007-1014, 2014

第Ⅰ章 石綿関連疾患の病理

石綿関連疾患の診断の新しいヘルシンキ・クライテリア

井内　康輝

はじめに

2014年2月11日～13日にフィンランドのヘルシンキで"石綿関連疾患国際会議"(International Conference on Monitoring and Surveillance of Asbestos-Relational Diseases)，いわゆるヘルシンキ会議が開催された．これは1997年のヘルシンキ会議において決められた石綿関連疾患の定義や診断基準を17年ぶりに見直すものであり，この間の新しい考え方や文献をもとに議論が展開された．時間的に十分な議論が行われたとはいい難いが，4つの分野に分れて"Recommendation"が採択され，これらの"Recommendation"はScandinavian Journal of Work Environment and Healthに2014年5月末に掲載された．また，討論内容の全文は"Asbestos, Asbestosis, and Cancer-Helsinki Criteria for Diagnosis and Attribution 2014"としてFinnish Institute of Occupational Healthから2014年12月末に刊行された．筆者は第4分野の"Pathology and Biomarkers"のmodulatorであったので，まず第1分野から第3分野については，それぞれ"Recommendation"の要点を抜粋し第4分野についてのみ全文を翻訳し，一部改変して報告したい．なお，先に述べた書の全文については別途翻訳本が作成される予定である．

1　第1分野から第3分野の"Recommendation"

1) 第1分野：CT screening for asbestos-related lung cancer

石綿肺がんのスクリーニングについては低線量CT検診の臨床試験を行うことを推奨する．その根拠としては，National Lung Screening Trial (NLST) において，低線量CTを用いた検診の結果，55歳から75歳までの高危険群で肺がんの死亡率が低下したことがあげられている．胸部X線検査によるスクリーニングでは，肺がん死亡率を下げることはできない．

2) 第2分野：Diagnostics and follow-up of asbestos-related disease

石綿曝露者の経過観察を胸部X線検査で行うことはほとんど有益性がなく，胸部CTを用いての非悪性石綿疾患や石綿関連肺がんの早期発見を推奨する．スパイロメトリー（3～5年間隔）や質問用紙の使用も奨められる．石綿肺の患者には，インフルエンザワクチンや肺炎球菌ワクチンの投与が奨められる．石綿曝露者にみられる肺や胸膜の病変については，国際比較のためにICOERDによる分類を用いることが奨められる．

3) 第3分野：New asbestos-related disease entities

IARC（2012）は喉頭がんが石綿を起因とするがんであるに十分な証拠があるとしている．卵巣がんについてもIARCは石綿関連がんとしているが，以前は腹膜中皮腫と卵巣がんの鑑別が厳密になされていないため，追加研究が必要である．大腸/直腸がんおよび胃がんについては十分な証拠がなく，石綿関連がんとすることはできない．慢性閉塞性肺障害（chronic airway obstruction）は，他の原因を考慮する必要があり，さらなる検討が必要である．後腹膜線維症については，疫学的証拠は不十分である．

2 第4分野：Pathology and Biomarkersのmodulatorの間でまとめられた見解

1997年のヘルシンキ会議後の20年間に，石綿肺あるいは石綿関連がんについては多くの知見の集積があり，バイオマーカーも開発された．中皮腫については，画像診断の進歩に伴って，その早期診断を可能にするバイオマーカーの開発や分子レベルの研究がなされた．これらをレビューすることが今回の目的である．

1）石綿曝露による肺がんの組織型

Roggliの1,051例の経験では，肺がんの6組織型の分布は，腺癌39.4％，扁平上皮癌27.5％，小細胞癌12.4％，大細胞癌12.4％，肉腫様癌6.2％，腺扁平上皮癌2.2％である．これら肺がんの90％以上は喫煙者ないし過去の喫煙者に生じ，組織型別にみると，腺癌の90％，扁平上皮癌の98％，小細胞癌の100％が喫煙者にみられている．

著者の1人（Roggli）が，2010年の分類によって定義された石綿肺があり，さらに石綿繊維の分析も行った76例の肺がん例を検討し，新しいWHO分類を用いて，組織学的分類を行った．その結果，石綿肺をもつ患者，石綿肺のない胸膜プラークのみの患者，胸膜プラークも石綿肺もない患者の肺がんの組織型の分布はほぼ同一であった．これによって，肺がんの組織型から，肺がんと石綿曝露との関連を立証することは難しいといえる．6つの組織型はいずれも，石綿曝露の結果として生じる．

WHO分類には，まれな肺がん，たとえば肺の肉腫，悪性リンパ腫，唾液腺型癌，悪性黒色腫，肺内胸腺腫，奇形腫，淡明細胞腫瘍，カルチノイド腫瘍なども含まれる．Clinらは，カルチノイド腫瘍と石綿曝露の間に関連があると報告しているが，残る腫瘍については，関連があるとする根拠はない．肉腫様癌の一種である肺芽腫も同様である．

石綿曝露者とそうでない人の肺がんの占拠部位，すなわち中枢型か末梢型かの割合についても差はない．

石綿曝露者の肺がんは下葉に多いという報告があるが，他の報告とは一致しない．いずれにしても，肺がんの分布から石綿曝露の関与を推測することは難しい．

2）石綿肺の組織学的診断基準

石綿小体は石綿曝露の指標となる．沈着は，肺実質のみでなく領域リンパ節にもみられる．鉄の被覆は少なくとも20μmの長さの繊維にみられる．他の鉱物繊維も同様に被覆され，ferruginous bodyあるいはpseudoasbestos bodyをつくる．これらは，光学顕微鏡で区別できるが，エリオナイトあるいは屈折性のセラミック繊維は石綿と同じように透過性のよい芯をもつ．Ferruginous bodyを鑑別するためには，分析電子顕微鏡の技術が必要である．

肺内の石綿繊維のごく一部が被覆されて石綿小体となるにもかかわらず，石綿小体の量と長さ5μm以上のamphibole繊維の沈着量の間には強い統計学関連がある．Amphibole繊維の中でも石綿小体を作る能力に差があり，それは，繊維の長さの分布によると思われる．たとえば，石綿繊維と石綿小体の関連は，市販されているanthophylliteに曝露された場合は，crocidoliteやamositeよりつよい．加えて被覆のプロセスの効率性に差がある．しかしながらchrysotile繊維と石綿小体の間には相関が乏しい．

肺の中では，石綿小体は間質でも肺胞腔内でも生じる．肺胞腔内でできる場合は，喀痰やBALにみられる石綿小体のソースとなる．肺実質の石綿小体の濃度と，喀痰やBAL中のそれにはかなりよい相関がある．

感度の高い定量的方法を用いると，石綿小体は先進国では住民のほとんどに認められる．一般人口集団では，BAL中での石綿小体の検出率は低く，喀痰検査でも見い出し難い．石綿の量的分析をする場合は，検査機関は適切な検出限界を決めることが重要である．また，石綿の種類あるいはそれら繊維の混在を判断することができる技術をもつ人材が検査機関には必要である．例えば，もし，石綿繊維の種類が異なる被覆効率をもつ場合，石綿小体の定量より，分析電顕による繊維分析が必要となる．

- 石綿小体，石綿繊維と石綿肺

1982年にCAP（College of American Pathologists）の石綿委員会は，石綿肺の最低限の組織学的基準を定義したが，それは呼吸細気管支の壁に石綿小体の

集簇を伴って明瞭な線維化をみることである．1997年のヘルシンキクライテリアでは，一歩すすめて，肺実質の1cm^{2}あたりに少なくとも2本の石綿小体が必要とした．近年，この基準はCAPとPPS（Pulmonary Pathology Society）の石綿委員会で採用された．さらに後者（PPS）では，びまん性の肺胞隔壁の線維化が石綿肺の診断が下される前提となるべきであり，線維化が細気管支壁に限られている例では，"asbestos airways disease"という用語が好ましいとされた．これらの基準は繊維のタイプと関係なく適用されるとした．

肺実質の石綿繊維量と間質線維化の程度との間にはよい相関があるとされる．その上，回帰研究では，線維化が起こる閾値が示されている．最もよい相関がみられるのは，長さ5μm以上の市販されるamphibole繊維の量との間である．同様の傾向は市販されていないamphibole繊維による石綿肺でもみられるが，これは症例数が少ない．Schneiderらは，線維化と市販されるamphibole繊維の量との間の回帰線に95％信頼区間を構築すれば，本物の石綿肺の例と石綿肺の組織学的基準をみたさないびまん性間質性肺疾患の例は，たとえ石綿曝露歴があったとしても区別できることを示した．これらの例の大半は末梢肺で下葉に強く，蜂窩肺の所見を示しやすく，fibroblastic fociがみつかるなどの定型的なUIPパターンを示す肺組織像を示した．結論としては，定型的なUIPパターンを示し，鉄染色で注意深く観察しても石綿小体がみつからない例は，繊維分析が必要ない．しかしながら，UIPパターンを示し，胸膜プラークないしは石綿小体がみられる例（2本/cm^{2}未満）では，経験の豊富な検査機関で繊維分析を行うことが推奨される．こうした例で石綿肺に匹敵する繊維量がみられた場合は石綿肺の可能性がある．

3）悪性中皮腫の病理組織学的診断のためのバイオマーカー

・中皮腫の診断

悪性中皮腫は胸膜，腹膜，心膜などの漿膜から生じる．最も頻度が高いのは胸膜であるが，他のがんも胸膜に発生したり，胸膜に転移するので中皮腫と混同されている．その上，中皮腫は組織像が多彩であるので，他のがんとの鑑別が難しい．

WHO分類では，中皮腫に4つの主な組織型をあげている．すなわち，上皮型（epithelioid），肉腫型（sarcomatoid），線維形成型（desmoplastic）そして二相型（biphasic）である．より頻度の低い亜型として，高分化乳頭型中皮腫（well-differentiated papillary mesothelioma），限局性悪性中皮腫（localized malignant mesothelioma），胸膜あるいは腹膜のアデノマトイド腫瘍（adenomatoid tumor）をあげている．鑑別診断をつける際には，画像診断あるいは外科材料採取時の外科医がみた腫瘍の肉眼像を知ることが最も役立つ．こうした情報があっても，病理医にとっては，小さな生検標本を扱う時などは，診断は困難である．そこで，鑑別診断を補助するために，種々のバイオマーカーが開発されてきた．

・一般的なガイドライン

中皮腫として100％の感度・特異度をもつマーカーは知られていないので，中皮腫の診断には抗体の組合せ（パネル）が通常用いられる．診断のためには，2つの陽性マーカー（中皮細胞のマーカー）と2つの陰性マーカー（癌腫のマーカー）を用いることが推奨される．これらのマーカーは標準化されていないので，それぞれの施設で，最善な陽性マーカーと陰性マーカーを決めることが推奨される．その際，使われるマーカーは少なくとも80％以上の感度・特異度を示すことが求められる．さらに，胸膜と腹膜では異なるマーカーを用いることが最善である．

・中皮細胞の陽性マーカー

中皮腫には特異的な免疫組織化学的染色のマーカーとして，calretinin, cytokeratin 5/6, WT1, D2-40, thrombomodulin, HBME-1, mesothelinなどが報告されている．Calretininは長い間（1996年以降），中皮細胞の特異的マーカーとして認められており，時の試練に耐えてきた．核の陽性像が最も特異的であり，典型例では核と細胞質の陽性像が観察される．著者の1人（Roggli）の200例以上の上皮型の胸膜および腹膜中皮腫の経験からは，calretininは98％の例で陽性で，通常びまん性に強陽性を示す．腫瘍が低分化になると，陽性例の割合は下がる．例えば二相型の胸膜および腹膜中皮腫では，calretininは92％の例で陽性であるが，多くの

例で弱陽性あるいは限局性に陽性である．36例の肉腫型中皮腫では，47％しか陽性にならず，しかも通常は限局性に陽性である．

　同様のことは他の陽性マーカーにもあてはまる．Cytokeratin 5/6（細胞質が陽性），WT1（核が陽性），D2-40（細胞膜が陽性）は，上皮型中皮腫では高い割合で陽性であり，肺腺癌の大多数では陰性である．著者の1人（Roggli）の経験では，これらのマーカーは上皮型の胸膜ないし腹膜中皮腫の89〜92％で陽性である．二相型の胸膜中皮腫では陽性の割合は78〜83％，二相型の腹膜中皮腫では50〜75％におちる．肉腫型中皮腫では，cytokeratin 5/6およびWT1の陽性例はまれで，これらのマーカーは有用ではない．興味あることにD2-40は肉腫型中皮腫でも一定の割合（Roggliの経験例では55％）で陽性である．

　肉腫型ないし線維形成型で最も有用なマーカーは，広いスペクトラムをもつcytokeratinである．肉腫型中皮腫の90％以上でcytokeratinは陽性であり，多くの例で，陽性像はびまん性でかつ中等度から高度である．他方，ほとんどの軟部組織肉腫はcytokeratinは陰性である．覚えておくべきことは，cytokeratinの染色は，肉腫型中皮腫と肺の肉腫様癌の鑑別には有用ではない，ことである．Cytokeratinは，紡錘形の悪性中皮細胞にも反応性中皮細胞（例えば線維性胸膜炎にみられる）にも陽性であるけれど，cytokeratinの染色は，悪性の指標となる紡錘形細胞の脂肪組織への浸潤を際立たせるのには有用である．

・中皮細胞の陰性マーカー

　中皮腫では陽性となるが，鑑別すべき他の腫瘍では陰性となるマーカーがあると同様に，種々の腺癌では陽性だが，中皮腫では陰性であるマーカーもある．これらの陰性のマーカーには，CEA，CD15（Leu M-1），BerEP-4，B72.3，MOC31，Bg8，TTF-1などがある．マーカーは部位（胸膜か腹膜か）や組織像によって選ばれる．胸膜腫瘍では，有用な陰性マーカーの組合せはCEAとTTF-1である．なぜなら肺腺癌は高い割合（Roggliの経験例では90％以上）でこれらは陽性であり，他方，上皮型の胸膜中皮腫は10％の例でのみCEAは陽性で，かつ典型的には限局性である．胸膜中皮腫のわずか0.5％でTTF-1は核に陽性（限局性）になるにすぎない．

　腹膜の腫瘍では，鑑別診断として肺腺癌があがることはほとんどない．より有用な陰性マーカーはBerEP-4とB72.3である．腹膜中皮腫の9％のみがBerEP-4で陽性（典型的には限局性），B72.3は全く陰性である．女性の腹膜中皮腫は，腹膜や卵巣の漿液性乳頭状腺癌と鑑別しなければならない．これらの多くは，中皮細胞マーカーに陽性である．そこで，女性の腹膜の悪性腫瘍ではERとPRの染色を加えることが推奨される．なぜなら，これらは漿液性乳頭状腺癌では一定の割合で陽性だが，中皮腫では陽性例はまれであるからである．

・良悪性の鑑別に用いるバイオマーカー

　種々の疾患や漿膜への傷害があると，その反応として中皮細胞の増殖がひき起こされる．ある場合には，これらの増殖は活発となり，中皮腫との区別が難しい．これまで述べてきた陽性・陰性マーカーはこの鑑別診断には役立たない．なぜなら，良性あるいは悪性の中皮細胞はともに陽性マーカーに染色され，陰性マーカーでは染色されないからである．この中皮細胞の良悪性の区別のためには，種々のバイオマーカーが提示されてきた．Glucose transporter-1（GLUT-1），epithelial membrabe antigen（EMA），p53，desminなどである．ある研究では，中皮腫はGlut-1，EMA，p53に陽性で，反応性中皮細胞ではこれらが陰性であると報告されている．同様に，反応性中皮細胞はdesminは陽性で，中皮腫はdesmin陰性とされている．これら4つのマーカーの組合せが提案されているが，現時点でルーティンに用いるには，その感度・特異度は十分ではない．より最近の研究では，p16/INK2Aのホモ欠失が良悪性の区別の信頼できるマーカーであることが示唆されている．

4）悪性中皮腫のスクリーニングと早期診断のためのバイオマーカー

　石綿関連労働者のスクリーニングにおいては，外科手術と放射線療法，化学療法の組合せで長期生存を望める早期段階で，この高悪性度の腫瘍を診断するために，悪性中皮腫の感度・特異度の高いマーカーが早急に必要とされている．一般人口における悪性中皮腫はまれな疾患であり（100万人対1〜2例），

スクリーニングは石綿繊維やエリオナイトへの曝露歴をもつ高危険率に限って行われる．理想的なスクリーニングは，非侵襲的に，経費が少なく，疾患の早期段階での患者の治療に有益であるべきである．この有益性は，リスク，費用，偽陽性の結果や明確な診断をえるための長いフォローアップ期間による身体的および精神的ストレスを上回る価値をもっていなければならない．この章では，悪性中皮腫のスクリーニングの現時点で知られている根拠，現時点での画像診断の限界，また，早期診断の感度・特異度が評価されてきた胸水や血清のバイオマーカーについてとりあげてみる．

・**悪性中皮腫のスクリーニングと早期発見の根拠**

20世紀中の世界的な石綿の商業的生産は，1975年に500万トンのピークに達し，WHOは1億2,500万人の労働者が石綿に曝露されたと推計している．ヨーロッパ，オーストラリア，南アフリカおよび米国では，1983年から2002年の間に石綿の商業生産は中止されたが，カナダ，ロシア，カザフスタン，ブラジルおよび中国での石綿の生産は続いている．ロシア，中国，ブラジル，インドおよびタイを含む発展途上国における石綿を含有する製品の持続的な生産と消費は，世界中での石綿関連疾患の現在および将来的な規模についての関心を高めている．職業的な曝露に加えて，家庭，職場，公共的な建物における石綿の存在と，自然に生じる石綿繊維および廃坑からの永続的な環境汚染が，現在の住居ないし生活環境での曝露をひき起こしている．胸膜悪性中皮腫の死亡率は現在，ヨーロッパ，オーストラリア，ニュージーランドで最も高いが，アジア，南アメリカ，東および南ヨーロッパで次第に高くなっていくと推測されている．

石綿繊維およびエリオナイトへの職業的あるいは住宅および生活環境での明瞭な曝露は，悪性中皮腫発生の高い危険因子である．悪性中皮腫の家族内発生も報告されているが，こうした例の一部は，石綿繊維への曝露を共有したことによる．石綿への曝露があるイタリアの地域，Casale Monferratoの住民における悪性中皮腫に，DNA修復遺伝子の高度な多型性がみられることが報告されている．BRCA-1-associated protein 1をコードする遺伝子である*BAP1*の家族性変異は，悪性中皮腫の発生が予測される2つの家系と，ぶどう膜の悪性黒色腫と悪性中皮腫の両方が認められた26人の患者中2人に認められた．

その他にも，様々な遺伝子異常や染色体異常が悪性中皮腫で見い出されている．例として*CDKN2A*がん抑制遺伝子部位の欠失や*NF2*遺伝子部位の変異や欠失があげられる．これらの変化は悪性中皮腫に特有なものではないが，*CDKN2A*遺伝子部位のホモ欠失をFISH法で見い出すことは，悪性中皮腫の早期の診断マーカーとして有用とされている．石綿曝露や悪性中皮腫に伴う特異的な遺伝子の発現は，これまでのところ知られていない．個々の例やある一群の例では，遺伝子発現プロファイルの多様性が，マイクロアレイのプラットフォームの差異，患者のサンプルからえられたRNAの不安定性，ホストの組織と腫瘍サンプルの混在などによってしばしば認められる．悪性中皮腫における分子レベルの変化を研究する新しい技術が，このまれな腫瘍の病態発生や進展に関する新たな情報を与えてくれるであろう．

悪性中皮腫の自然史は，石綿への曝露からの長い潜伏期間（通常30〜40年）で特徴づけられる．早期の非浸潤期での診断はまれにしかできないが，その理由は，呼吸困難，体重減少，胸痛などの症候が非特異的であるからである．収集された3,400例でみると，平均生存期間は6〜12カ月である．なぜなら，悪性中皮腫は通常，腫瘍がすでに胸膜表面にびまん性に拡がり，胸壁や縦隔，心嚢に進展して，外科的な完全摘除ができない進行期で診断されるからである．早期で診断されて胸膜肺全摘術（EPP）を受けた後に放射線療法と化学療法が行われた176例でも，2年後の生存率は38％，5年後は15％である．感度や特異度の高い血清あるいは胸水のバイオマーカーが，臨床的早期での悪性中皮腫の発見や治療を可能にすることが期待される．

・**悪性胸膜中皮腫のスクリーニングにおける画像診断の限界**

石綿への曝露は，胸膜の非悪性疾患，すなわち，胸膜プラーク，びまん性胸膜線維化，円形無気肺，良性石綿胸水などをひき起こす．これらの非悪性疾患は，石綿曝露から10年程度で生じる．両側の胸膜プラークは石綿あるいはエリオナイトへの曝露の

指標となる．

　胸膜プラークあるいは他の非悪性胸膜病変を生じた石綿曝露者のすべてがそうではないが，これらの人々は，石綿関連悪性腫瘍を生じる危険性が高い．胸水は悪性中皮腫の最初の所見となりうるが，肺炎，肺塞栓，心疾患，腎疾患などの非悪性病変や，肺がんや転移がんを含む他の悪性腫瘍も，胸水がたまる頻度が高い原因である．数多くの非侵襲的な画像診断技術が胸水や胸膜病変を発見できるが，いずれもが悪性中皮腫の早期診断にとって有利な面と不利な面をもつ．CTスキャンは，胸膜の肥厚や胸水貯留の発見には胸部X線検査より感度が高いが，放射線への被曝が，石綿曝露者が繰り返してスクリーニングを受ける場合には問題となる．イギリスでは，胸部X線検査による石綿曝露者のスクリーニングは，悪性中皮腫のスクリーニングとしては有効でないとされている．ヨーロッパやカナダでの石綿を扱う労働者の低線量CTスキャンも，早期病変の発見には有用でないと報告されている．超音波検査は，胸水や悪性腫瘍の発見には高い感度を示すが，広くは用いられてはいない．CTスキャンとPETを組み合わせた検査が肺がんの病期の判定に用いられているが，悪性中皮腫のスクリーニングには有用でない．なぜなら，炎症性病変が偽陽性の結果を示すからである．MRIは現時点で限定された空間解像力をもつが，動きによって人工産物が生じることや，造影剤に対するアレルギー反応が起こるために，繰り返して行われるスクリーニングでの利用は制限されている．Bioluminescent, fluorescentあるいはナノテクノロジーを基盤とした多機能プローブを使った最善で新しい画像技術が開発中である．これらのプローブがより安全で，経費の安い石綿曝露における悪性中皮腫の非侵襲的スクリーニングおよび早期診断をもたらすかもしれない．

- **悪性中皮腫の早期診断のための胸水のバイオマーカー**

　胸水診断に用いられている現在のアルゴリズムでは，心疾患，肝疾患，慢性腎疾患をもつ患者を除くすべての胸水患者について，胸腔穿刺と胸水の検査が行われる．胸水の細胞診は悪性腫瘍の診断にとって簡便なスクリーニングの手段であるが，残念なことに，556例あるいは815例を対象とした2つの大規模な研究でも，悪性中皮腫の診断における細胞診の感度は56～68％にすぎない．フローサイトメトリーやFISHという新しい技術によって*p16/INK2A*遺伝子部位の欠失を見い出すことと細胞診を組み合わせると，胸水を用いた悪性中皮腫の早期診断の感度・特異度は改善するかもしれない．しかしながら，悪性中皮腫の全例で胸水を伴うわけではないし，肉腫型中皮腫の腫瘍細胞は通常剥離しない．IMIG（International Mesothelioma Interest Group）では，細胞診は臨床所見および画像所見とともに，組織生検による病理組織学的な確認を行うことを推奨している．

　胸水中の可溶性バイオマーカーについては，悪性中皮腫の早期診断に有用か否かが検討されてきている．1999年から2007年の間において行われたいくつかの研究で，悪性中皮腫の早期診断および非腫瘍性胸水や胸膜の転移性悪性腫瘍との鑑別に胸水のバイオマーカーが有用か否かについて検討された．これらのバイオマーカーには，サイトケラチンフラグメント21-1，組織ポリペプチド抗原（サイトケラチンのフラグメントに一致する），細胞表面抗原（CA15-3，CA19-9），CEA，ヒアルロン酸などが含まれる．胸水や血清に応用されたこれらのバイオマーカーのいずれもが，悪性中皮腫の診断に十分な感度・特異度を示さなかった．Gueugnonらは，101例の患者（非悪性胸水，転移性腺癌，病理組織学的に近年診断された悪性中皮腫をもつ）について，マイクロアレイ解析を行い，C-C motif chemokine（CCL2）の発現上昇とgalectin-3の発現低下がバイオマーカーとなる可能性があることを示した．CCL2あるいはmonocyte chemoattractant protein-1は前腫瘍性ケモカインであり，3つの主な組織型の悪性中皮腫患者の胸水中のレベルは，転移性腺癌あるいは悪性胸水をもつ患者のレベルより有意に高かった．しかしながら，CCL2の感度は96％であるが，特異度は50％未満である．Galectin-3はLGALS3の遺伝子産物であり，腫瘍の浸潤や転移に関連する多機能蛋白である．Galectin-3のレベルは転移性腺癌の患者に比べて悪性中皮腫では有意に低い．この感度は100％であるが，特異度は67％である．Blanquartらは近年，CCL2, galectin-3とSMRPの組合せによって悪性中皮腫の患者と転移

性腺癌あるいは非悪性胸水をもつ患者を鑑別できることを報告した．106例の解析では，1例のみが偽陽性，6例が偽陰性と判断された．近年，275例の胸水患者について，細胞診とSMRPのレベルで悪性中皮腫と非悪性胸水あるいは胸膜転移との鑑別を試み，2つのマーカーの組合せが悪性中皮腫の診断を向上させている．これらの胸水のマーカーが血清を用いた悪性中皮腫の早期診断と同様の感度・特異度を示すか否かを評価するためにさらなる研究が必要である．

・悪性中皮腫のスクリーニングおよび早期診断のための血清のバイオマーカー

2000年に開催された石綿関連疾患のスクリーニングの進歩に関する国際的なエキスパートの最新の会議において，いくつかの血清バイオマーカーが悪性中皮腫のスクリーニングおよび早期診断に有用な候補として議論された．悪性中皮腫の非侵襲的な早期診断のための血清あるいは細胞学的マーカーに関する最近のレビューでは，SMRPが最も広く評価されていると結論された．しかしながら，これらの著者は，その診断行為が早期診断に適切かについて考慮していない．メソテリンは正常の中皮細胞に発現され，悪性中皮腫の上皮型の患者でも，50〜60％のみでSMRPレベルの上昇をみるにすぎない．メソテリン遺伝子のプロモーターは，悪性中皮腫の一部と同様に正常の胸膜中皮細胞ではメチル化されている．これが悪性中皮腫の血清バイオマーカーとしてSMRPの感度が低い理由である．加えて，メソテリンはある種の卵巣がん，膵がんでも過剰発現される．SMRPレベルは年齢とともに上昇し，また腎機能の低下でレベルが上昇することが知られている．SMRPレベルの単一のベースライン評価が，石綿曝露者長期のスクリーニングにより有効かもしれない．血清あるいは血漿のSMRPレベルは，上皮型悪性中皮腫の外科的切除後の再発の発見には有用かもしれない．

Megakaryocyte potentiating factor（MPF）はメソテリンに由来するサイトカインであり，上皮型の悪性中皮腫の患者の50〜70％で血清レベルの上昇がみられる．MPFの血清レベルは，肺がんを含む他の胸膜・肺疾患でも上昇する．このバイオマーカーについては，大規模な石綿曝露者群を用いてのさらなる評価が必要である．SMRPとMPFの組み合わせについては，近年の研究で診断の改善につながっていない．

Osteopontinは，細胞外の細胞接着蛋白であり，サイトカインとして機能し腫瘍の転移を促進する．血清中のosteopontinのレベルは，胸膜プラークや肺線維化を示す石綿曝露者では，悪性中皮腫の患者と同じレベルで高くなる．しかしながら，osteopontinは血清や血漿中のトロンビンによって分解されやすいので，慢性炎症，非悪性胸水や，肺，乳腺，卵巣，胃腸，前立腺のがんの患者でもosteopontinレベルは上昇する．

より近年，悪性中皮腫の3つの患者コホートにおいて，fibulin-3のレベル上昇が見い出された．この新しいバイオマーカーは，早期の悪性中皮腫の発見に高い感度と特異度をもつようである．しかしながらこの研究は，前向きの長期研究で評価され，非悪性胸水をもつ石綿曝露者において確認されなければならない．

・期待されるバイオマーカー

石綿曝露者や悪性中皮腫患者の末梢血のmicroRNA（miRNA）のマイクロアレイ・プロファイリングや血清のプロテオミクスを基盤としたスクリーニングは，悪性中皮腫の早期診断の新しいバイオマーカーとして研究されてきた．循環血中のmicroRNAは，悪性中皮腫患者の血漿で上昇することが見い出された．血漿や血清中のmicroRNAレベルの定量は技術的に問題があり，溶血のために判断が難しい．これらの新しいバイオマーカーについては，より大規模な石綿曝露群での研究が求められる．悪性中皮腫細胞の表面に発現されるN-glycosylated proteinのプロテオミクス解析は，悪性中皮腫の新しい付加的蛋白バイオマーカーになるかもしれない．新しい電気化学的な表面インプリンティング法が，ELISA法の代用として近年開発され，悪性中皮腫のモデル血清バイオマーカーとしてのhyaluronan-linked protein 1（HAPLNI）として用いられている．HAPLNIあるいはcartilage link protein（CRTL1）は，悪性中皮腫で強く発現されており，宿主と腫瘍の相互関係および腫瘍細胞の増殖・浸潤を促進する上で重要かもしれない．この血清蛋白は，biocompatible, biodegradable polymeric nanoparticles を基盤とした多機能診断あるいは治療に役立つプローブとしての可能性をもち，さらに，早期悪性中皮腫の高感度な画像診断や，早期治療のための抗がん剤を標的にとどけることを可能にする可能性をもつ．

5) アスベスト曝露が原因となる肺がんのマーカー

何万もの遺伝子や蛋白の発現レベル，遺伝子のコピー数，DNA のシークエンスやエピジェネティックな遺伝子変化を，迅速にかつ同時にスクリーニングできる技術の発達が，かつて未知だった石綿に関連する分子レベルの変化を見い出すことを可能にしてきた．これらの技術を使う研究においては，最初に試みるにあたって慎重な計画が必要である．これには，曝露の評価や，患者の他の特性の標準化，さらに大規模な患者群での所見の疫学的な正当性の確認が含まれる．研究対象の規模は，適切な患者材料は簡単には入手できないことや，すべての分子レベルの技術は今でも，かなり時間と高額な費用がかかる，という事実から制限される．臨床的に使えるマーカーとするには，分子レベルのアッセイにおいて，妥当性の確認，方法の標準化，異なるマーカーの組み合わせが必要である．培養細胞や動物のデータを用いる実験的研究が，機序に関する情報を与える上で必要である．

石綿関連の分子レベルのアッセイの感度・特異度の計算は明解ではない．なぜなら，個々のがんが真に石綿関連であるか否かが分らないからである．その上，量反応関係の決定には，細かな曝露歴あるいは肺内の石綿小体量あるいは石綿繊維量が利用できることが求められる．ある試験を評価する唯一の方法は，多施設における国際的な前向き研究によって，現在の基準と比較することである．このような分子レベルのアッセイがすべての研究で成功した時，石綿関連肺がんの認識を飛躍的に高めることができる．加えて，通常は認識することができない石綿関連肺がん，例えば低曝露の喫煙者ないし非喫煙者の肺がんを拾い出すことができ，あるいは喫煙者の肺がんにおける石綿の影響を除外できるであろう．

肺がんの多くの分子レベルの変化が，石綿への曝露に伴われる．次いで，これらのマーカーは肺がんの特異な石綿影響の証拠をもち，そして感度，特異度，石綿曝露と関連する量反応関係に関する予備的な情報のもとで細かくレビューされる．何人かの研究者は，石綿に曝露した喫煙者には 3p14, 3p21 の LOH と，TP53 と KRAS の変異の頻度が高いことを見い出したが，2 つの癌原物質の影響を分けることはできていない．加えて，近年見い出された変化，例えば，microRNA の石綿に関連した変化や ADAM28 のような遺伝子発現は，いまだ正当に評価されていない．

・AI と 2p16 の欠失

2p21-p16.3 の染色体領域は，ゲノムワイド遺伝子コピー数や遺伝子発現プロファイルによって見い出された肺がんにおける石綿に関連した 18 の変化の一つとして知られていた．その上，A549 や Beas-2B 肺がん細胞株の遺伝子発現アレイを応用したある実験的研究では，crocidolite 繊維を作用させると，2p22 の遺伝子発現の変化をひき起こすことが示された．いくつかの他の 2 番染色体の変化，たとえば 2p24 にある MYCN 部位の増幅や 2p21-1-p14 の逆転から起こる EML4-ALK の融合遺伝子などが肺がんで見い出されている．これらの変化と石綿への曝露が関連するという情報はない．

Kettunen らは，石綿の標的となるコア領域を限定するために，また，石綿曝露のあるなしにかかわらず，205 人の肺がんにおけるこの領域の変化の頻度をみるために，さらなる 2p22-2p16 の研究を行った．彼らは肺がんにおける 2p16 のコピー数の減少とアレルの欠失（allelic imbalance, AI）が明らかに肺の石綿繊維量の多い（500 万 /g 乾燥肺重量）例にみられることを示した．2p16 の DNA の喪失は，FISH 法によって高度曝露者の肺がんの 22％において，低曝露者（100 万から 500 万未満 /g 乾燥肺）の 17％，非曝露者の 9％に見い出された．この所見はすべての組織型の（数は少ないが）肺がんにみられている．それに続く多数例の研究では，2p16 の AI と欠失の感度・特異度を過去の石綿曝露歴の分った人で調べ，AI の感度は，マイクロサテライトマーカーを用いて，中等度曝露者で 50〜69％，高度曝露者で 56〜75％に見い出されるとされた．2p16 の欠失は FISH 法で，感度は 8〜10％とされたが，特異度は，AI は 54〜63％であった．FISH 法では 2p16 の欠失は 99％の特異度があるとされた．結論

として，肺がんにおける 2p16 の欠失は，同じ領域の AI より，過去の石綿曝露との関連性に，より特異度が高いといえる．なぜなら，FISH 法を用いると 2p16 の欠失がある肺がんはまれであり，石綿曝露によるこの変化の感度は低く，一方特異度は大変高いからである．

・9p21.3/p16 の欠失

9p21.3 領域にある p16/CDKN2A がん抑制遺伝子は，肺がんではプロモーター領域のメチル化あるいは遺伝子の点突然変異によってサイレンス化されている．9p21.3 のホモ欠失は，悪性中皮腫で頻度の高い変化であり，中皮細胞増殖の良悪性の鑑別のマーカー，あるいは予後因子であることが示されてきた．肺がんでは，p16/CDKN2A のプロモーター領域の過剰メチル化は，喫煙とつよい相関があるにもかかわらず，ホモ欠失は，喫煙者や過去の喫煙者より非喫煙者において高い頻度でみられることが示されてきた．点突然変異は喫煙者のみにみられる．Kraunz らは，喫煙歴や曝露歴をアンケートで調査した 171 例の肺がん例を用いて，石綿への曝露のない人より曝露のある人にホモ欠失の頻度が高いことを見い出したが，統計学的有意差はなかった．Andujar らは，喫煙習慣や石綿曝露（肺の石綿小体数の定量を含む）の詳細な情報の分った 75 例の肺がん患者の p16/CDKN2A の不活性化の機序を調べた．彼らは，年齢や累積したタバコの消費量を調整した後，石綿非曝露者より石綿曝露者にホモ欠失や LOH の頻度が高いことを示した．石綿曝露者の肺がんは，悪性中皮腫（40％と 19％）と同様のホモ欠失（50％）やメチル化（24％）の頻度を示す．一方，非曝露者の肺がんは，反対の頻度（24％と 49％）であることを示した．我々の知識では，石綿関連肺がんにおける 9p21.3 のホモ欠失や LOH（AI）の感度や特異度を調べる試みはなされていない．このことは，おそらく同様の方法を用いたいくつかの研究データをあわせることによって達成されるであろう．

・9q33.1 のコピー数の変化

石綿曝露者と非喫煙者の肺がんの間で，9q33.1-34.3 の遺伝子コピー数が違うことは，年齢，性別，喫煙歴やがんの組織型分布をマッチさせた以前の研究で明らかにされている．9q33.1 領域には，"deleted in bladder cancer 1（DBC1）" と呼ぶがん抑制遺伝子があり，非小細胞肺がんでは，ホモ欠失あるいはメチル化によってしばしばサイレンス化されていることが知られる．9q の変化はまた，悪性中皮腫でも知られている一方，欠失は 9q33.1 で始まることが知られ，この領域は，石綿で誘導される DNA 障害にとっての breakpoint hotspot の可能性があることが示されている．

Nymark らは，9q33.1-34.3 の allelic imbalance（AI）を 15 のマイクロサテライトマーカーを用い，52 例の肺がんで調べ，石綿曝露者および非曝露者 95 例の肺がんについて，同じ領域のコピー数の変化を FISH 法で調べた．石綿への曝露は，肺の繊維数で調べて 3 つのグループに分けた．すなわち，乾燥肺 1g あたり 0 〜 50 万，100 万から 999 万，1,000 万以上の 3 グループである．9q33.1-q34.3 の AI は石綿曝露者の 100％（17/17），非曝露者の 64％（14/22）にみられたが，最も有意差が明らかだったのは 9q33.1 であった．また FISH 法で調べた 9q33.1 のコピー数の変化は，石綿曝露者でより頻度が高く，量反応関係もみられた．9q33.1 の変化と石綿曝露との関係は，肺がんのすべての組織型でみられたが，非小細胞肺癌では獲得より欠失の方がより頻度が高かった．一方，小細胞癌では欠失と獲得は等しく生じていた．この研究では，polyploidy が非曝露者の肺がんより曝露者の肺がんでより頻度高くみられた．

Nymark らは肺がんと石綿の関連における 9q33.1 の感度・特異度を評価するために，患者材料を多数集め最適なマイクロサテライトマーカーを用いると，感度は 60 〜 63％，特異度は 63％であるという一方，FISH のプローブ RP11-440N22 は，感度 28 〜 35％，特異度 80％と報告している．

・19p13 の欠失

肺がんにおける 19p13 の欠失は，ゲノムワイド遺伝子コピー数と発現プロファイルにおいて，すべてのゲノム領域の中で石綿曝露と最もよく相関する．この領域の allelic imbalance（AI）は腺癌を除く組織型で石綿曝露と相関するが，19p13 の欠失を FISH 法でみると，すべての組織型で石綿と相関する．最も相関のつよい AI 領域（D19S216）が見い出されたが，ここは肺がんの 19p13 の最小の減少領域の境界であり，石綿繊維による breakpoint hotspot を含むと推測される．Ruosaari らは，*in vitro* で BEAS-2B 細胞を用いて crocidolite がセントロメアのない染色体断片化をひき起こし，まれな 19p フラグメントの増加を起こすことを観察した．19p13 領域はがん抑制遺伝子 *KEAP1* を含んでいるが，この遺伝子は redox 感受性のある NRF2 の重要な調節因子である．

Nymark らはさらに，118 例の肺がんについて 9p13 の欠失を，100 例以上のがんと正常組織について，9p13 の AI を調べた．その結果，9p13 の AI と石綿曝露については感度 61～68％であり，マイクロサテライトマーカーと曝露レベルによるとし，特異度は 60～62％とした．FISH のプローブ RP11-333F10 を用いると，感度は 22～24％，特異度は 96％であった．

調べられた 19p13，9q33.1，2p16 のほとんどすべての感度は，500 以上の肺内繊維数の患者群で低繊維群に比べて高く，このことはおそらく低曝露者にみる肺がんでは，石綿の役割は低いことを示唆している．Nymark らが 3 つの領域の結果をまとめてみると，肺内の繊維数と AI あるいはコピー数の変化のいずれかあるいは 3 つの領域の少なくとも 2 つの領域の変化との間に，明瞭な量反応関係があることが分った．これらの領域の FISH 法による結果とあわせると，特異度は 100％に達するが，感度は低いままにとどまった．すべての領域の AI の感度は 74～76％，特異度は 89％であった．

おわりに

"ヘルシンキ・クライテリア"はこれまで，石綿関連疾患の診断について，最もよく用いられている規準である．今回の改正は 1997 年のそれを大きく変えるものではなく，それを補完していく性格をもつ．石綿曝露に起因する病態あるいは疾病の発生機序については，未だ不明確な点が多く，そのことが診断規準を曖昧にしていることは否定できない．今後の研究の一層の進展が求められ，その成果によって診断基準がさらに有用なものになることを望みたい．

第 I 章 石綿関連疾患の病理

石綿小体の定量と分析
―低侵襲・簡便・高精度な新定量法の紹介を含めて―

河原　邦光

はじめに

石綿（Asbestos，アスベスト）の問題が，大きく取り上げられるようになった契機は，2005年6月に，クボタ旧神崎工場（兵庫県尼崎市）で，多数の工場労働者やその周辺の住民が，石綿暴露による悪性中皮腫や肺癌によって死亡していることを伝えた報道であった．さらに同年8月には，ニチアス（旧日本アスベスト）王子工場（奈良県王寺町）においても，従業員ならびに元従業員58名が石綿関連疾患にて死亡していることが明らかになった．これらの結果を受け，同年10月に発表された厚生労働省の中間報告では[1]，多くの全国の病院，障害者施設，特別養護老人ホーム，保育所などにおいて，4,226施設で石綿の吹き付けが行われていた状況が判明した．そして，それ以降も，中皮腫労災および救済法認定数，中皮腫死亡数は年々増加しており[2]，かかる「石綿災禍」が，過去にない規模の災害・公害であることが示唆された．

これらの状況に対して，わが国では，2006年2月3日に成立したいわゆる「石綿新法」[3]によって，石綿の健康被害の補償や救済に，さまざまな法律や制度が措置されることとなった．対象となる石綿関連疾患は，石綿肺，肺がん，中皮腫および胸膜疾患（胸膜プラーク，胸膜炎とその後遺症によるびまん性胸膜肥厚，円型無気肺など）である[4]．その後，平成24年3月29日には，労働者災害補償保険法による認定基準が改正された[5]．特に肺癌については，石綿曝露作業が10年に満たない場合には，石綿曝露作業への従事期間が1年間以上であることに加えて，石綿小体（asbestos body，以下ABと呼ぶ）または石綿繊維の定量が必要であることが明記され

た（表1）[5]．

本稿では，ABならびにその定量法の概要を述べるとともに，著者らが開発した低侵襲・簡便・高精度な気管支肺胞洗浄液（bronchoalveolar lavage fluid；BALF）からのABの定量法の詳細について報告する．

1　石綿（アスベスト）の定義と種類

石綿とは，天然に産する鉱物群のうちで高い抗張力と柔軟性を持つ繊維性鉱物の集合（asbestiform）をなすものの"俗称"であるとともに[6]，昔から産業界で使ってきた繊維状鉱物の総称であり[7]，一つの鉱物の名称ではない[6,7]．なお，ここで使用した「繊維状」という言葉は，「顕微鏡レベルで，アスペクト比（長さと幅の比率）が3あるいはそれ以上の粒子」と定義されている[7]．また，実際の石綿繊維の定量に際しては，WHO1997の基準である「長さ5μm以上，幅が3μm以下で，アスペクト比が3以上の繊維」[8]が使用されている．

これら石綿は，耐熱性・耐薬品性・絶縁性などのきわめて優れた性質を有しているため，建設資材，電気製品，自動車や家庭用品など約3,000種を超えるもので使用され，「奇跡の鉱物」や「魔法の鉱物」と呼ばれてきた[6]．この「奇跡の鉱物」，「魔法の鉱物」が，いわゆる"クボタ騒動"を契機として，「死の粉じん」[9]へと評価が変わってしまった訳である．

石綿は，結晶構造と化学組成の違いをもとに，蛇紋石族の1種類と角閃石族の5種類の計6種類に分類されている（表2）．6種類の石綿の中では，角閃石族のクロシドライト（crocidolite，青石綿），アモサイト（amosite，褐石綿），および蛇紋石族のクリソタイル（chrysotile，温石綿・白石綿）の3種

表1 石綿による疾病の新しい認定基準について（第2　認定要件　2　肺癌より）

（平成24年3月29日　基発0329第2号）

> 2. 肺がん
> 石綿ばく露労働者に発症した原発性肺がんであって，次の（1）から（6）までのいずれかに該当するものは，最初の石綿ばく露作業（労働者として従事したものに限らない．）を開始したときから10年未満で発症したものを除き，別表第1の2第7号7に該当する業務上の疾病として取り扱うこと．
> （1）石綿肺の所見が得られていること（じん肺法に定める胸部エックス線写真の像が第1型以上であるものに限る．以下同じ．）．
> （2）胸部エックス線検査，胸部CT検査等により，胸膜プラークが認められ，かつ，石綿ばく露作業への従事期間（石綿ばく露労働者としての従事期間に限る．以下同じ．）が10年以上あること．ただし，第1の2の（3）の作業に係る従事期間の算定において，平成8年以降の従事期間は，実際の従事期間の1/2とする．
> （3）次のアからオまでのいずれかの所見が得られ，かつ，石綿ばく露作業への従事期間が1年以上あること．
> 　ア　乾燥肺重量1g当たり5,000本以上の石綿小体
> 　イ　乾燥肺重量1g当たり200万本以上の石綿繊維（5μm超）
> 　ウ　乾燥肺重量1g当たり500万本以上の石綿繊維（1μm超）
> 　エ　気管支肺胞洗浄液1ml中5本以上の石綿小体
> 　オ　肺組織切片中の石綿小体又は石綿繊維
> （4）次のア又はイのいずれかの所見が得られ，かつ，石綿ばく露作業の従事期間が1年以上あること．
> 　ア　胸部正面エックス線写真により胸膜プラークと判断できる明らかな陰影が認められ，かつ，胸部CT画像により当該陰影が胸膜プラークとして確認されるもの．
> 　胸膜プラークと判断できる明らかな陰影とは，次の（ア）又は（イ）のいずれかに該当する場合をいう．
> 　（ア）両側又は片側の横隔膜に，太い線状又は斑状の石灰化陰影が認められ，肋横角の消失を伴わないもの．
> 　（イ）両側側胸壁の第6から第10肋骨内側に，石灰化の有無を問わず非対称性の限局性胸膜肥厚陰影が認められ，肋横角の消失を伴わないもの．
> 　イ　胸部CT画像で胸膜プラークを認め，左右いずれか一側の胸部CT画像上，胸膜プラークが最も広範囲に描出されたスライスで，その広がりが胸壁内側の1/4以上のもの．
> （5）第1の2の石綿ばく露作業のうち，（3）のア，イ若しくは（4）のいずれかの作業への従事期間又はそれらを合算した従事期間が5年以上あること．ただし，従事期間の算定において，平成8年以降の従事期間は，実際の従事期間の1/2とする．
> （6）第2の4の要件を満たすびまん性胸膜肥厚を発症している者に併発したもの．

表2　石綿の種類と石綿名と化学組成式

種類		石綿名	化学組成式
石綿 Asbestos	蛇紋石（じゃもんせき）族 Serpentines	クリソタイル（温石綿・白石綿　Chrysotile）	$Mg_3Si_2O_5(OH)_4$
	角閃石（かくせんせき）族 Amphiboles	アモサイト（褐石綿　amosite）	$(Mg, Fe)_7Si_8O_{22}(OH)_2$
		クロシドライト（青石綿　crocidolite）	$Na_2Fe_3^{2+}Fe_2^{3+}Si_8O_{22}(OH)_2$
		アンソフィライト（fibrous anthophylite）	$Mg_7Si_8O_{22}(OH)_2$
		トレモライト（fibrous tremolite）	$Ca_2Mg_5Si_8O_{22}(OH)_2$
		アクチノライト（fibrous actinolite）	$CA_2(Mg, Fe)_5Si_8O_{22}(OH)_2$

類が主にわが国において使用されてきた．ただし，近年は，通称で"石綿"といった場合には，全世界の産業用石綿製品の99%を占めるクリソタイルを指すことを知っておかねばならない[6]．曝露した石綿の種類によって，石綿関連疾患の発症のポテンシャルが異なるため，これらの種類の区別はきわめて重要である[10]．

2　ABについて

肺内に吸入された比較的長い石綿繊維は，肺胞マ

クロファージの貪食・運搬作用を受けずに，そのまま長期間にわたって肺内に滞留する．そのうちの一部は，多数のマクロファージの作用で，亜鈴状の形態を示す AB を形成する．この亜鈴状の形態は，石綿繊維の表面に鉄質蛋白（フェリチンやヘモジデリンなど）が付着することによって形成される．すなわち，AB は石綿繊維を中心に形成された含鉄小体 ferruginous body である．肺内に AB が存在する場合には，AB を形成していない石綿繊維も何倍かは存在する．そして，この AB は，位相差顕微鏡や生物顕微鏡でも同定が容易なため，石綿曝露を調べる際のよい指標とされている[11, 12]．

Churg らは，AB について，肺組織を消化し，電子線解析とエネルギー分散型 X 線分光法を実施してAB であることを確認した症例を用いて，AB の光学顕微鏡下の形態について詳細に記載している[13, 14]．すなわち，典型的な AB は，1）側面が平行な直線状の透明な石綿繊維の芯（core）を有していること，2）芯の幅は約 $0.5\mu m$ であること，3）芯はさまざまな程度に分節した黄金色〜褐色の形状を示す鉄染色陽性の含鉄物質（上述の鉄質蛋白）で覆われていること，4）芯の両端はしばしばこれらの含鉄物質で瘤状になっていること（上述の亜鈴状形態に相当），5）芯の表面を覆う含鉄物質は分節状を示すことが多いが，時おり分節状ではなく，均一で途切れのない鞘状の形態を示す場合があること，6）通常の AB は，長さが $20\sim50\mu m$ で，幅は $2\sim 5\mu m$ であるが，それ以上長い AB も，短く断片状になった AB も存在すること，の以上6点の特徴を有する明らかにしている[13]．

さらに，形状については，上述した典型的な亜鈴状の形態に加えて，芯である石綿繊維の部分的な断裂によって鋭角〜直角に分岐を示す AB，細い角閃石繊維またはクリソタイル繊維を芯にした彎曲を示す AB あるいは馬蹄状・環状にまでの著しい彎曲を呈する AB，高度の含鉄物質の沈着によって芯が石綿繊維であることが確認できなくなってしまった AB などについても記載している[13, 14]．ちなみに，この含鉄物質の覆いが鞘状を示すものは形成初期の AB であり，この後に分節状を呈するようになるとされている[13]．長さについては，$10\mu m$ 未満から，$250\mu m$ に及ぶことを明らかにし[14]．さらに，5〜 $10\mu m$ 未満の長さの AB においては含鉄物質が表面を覆うことがまれであることも報告している[14]．これらについては，後述の"低侵襲・簡便・高精度な新しい BALF からの AB 定量法（河原法）"の生物顕微鏡下で観察した図 5, 6 を参考にして頂きたい．

AB と鑑別すべき他の含鉄小体として，1）層状珪酸塩 Sheet silicate（滑石 talc, 雲母 micas），2）石炭 Coal/ 炭素 Carbon, 3）鉄 Iron, 4）金紅石 Rutile, 5）飛散灰 Fly ash, 6）毛沸石 Erionite, の6種から形成された含鉄小体を挙げている[13]．これらについては，1）の層状珪酸塩の場合は，黄色のプレートを形成し，芯は黄色の繊維性であること，2）の石炭／炭素の場合は黒色のプレートを形成し，芯は不整な繊維性あるいは小型の円形を示すこと，3）の鉄の場合は小型で円形の構造物を形成し，芯は黒色で粗な球状を呈すること，4）の金紅石の場合は細い黒色の繊維性の芯を有すること，5）の飛散灰の場合は小型円型の小体を形成し，芯は充実状からレース状を呈しその色調は黄色〜黒色を呈すること，などの点で鑑別される[13]．特に，AB と 1）〜 5）との鑑別においては，石綿小体が透明で側面が平行な直線状の芯を有していることが重要な鑑別点である．6）の毛沸石 Erionite の形成する含鉄小体については，形態学的には AB との鑑別は困難である[13]．そして，この 6）に挙げた毛沸石と石綿のみが，悪性中皮腫の原因として疫学的に立証されている[15]．わが国で最近急増している悪性中皮腫の発生要因は大部分が石綿である[15]が，この毛沸石による悪性中皮腫の発生[16]が現在注目されつつあることは，悪性中皮腫の診療に携わる者は知っておくべきであろう．

この AB は，病理組織診断で使用される Hematoxylin-Eosin 染色組織標本（以下病理組織標本と呼ぶ）においても，生物顕微鏡下で確認が可能である．しかし，病理組織標本においては，切片の厚みは $3\sim 4\mu m$ であるため，幅が $1\sim 2\mu m$，長さが $5\sim 20\mu m$ の AB を検出する確率はきわめて低い．

病理組織標本における評価については，1997 年に開催された The International Expert Meeting on Asbestos, Asbestosis and Cancer（石綿，石綿肺，

表3 職業性石綿曝露陽性の石綿繊維・小体数の基準
（ヘルシンキクライテリア1997からの抜粋）

1. 乾燥肺1g当り10万ヶ以上の角閃石族石綿繊維（5μm超）
2. 乾燥肺1g当り100万ヶ以上の角閃石族石綿繊維（1μm超）
3. 乾燥肺組織1g当り1,000本以上の石綿小体
   （湿肺組織では1g当り100本以上の石綿小体）
4. 気管支肺胞洗浄液1ml当り1本以上の石綿小体

およびがんについての国際専門家会議）でまとめられた"石綿に関する診断と原因特定に関する基準"である The Helsinki Criteria（以下ヘルシンキクライテリア 1997)[17]（表3）において，高濃度の職業的石綿ばく露を受けた石綿肺症例では，病理組織標本1cm^{2}あたりに2本以上のABが確認されることが記載されている[12, 17]．さらに，この点について廣島らは，病理組織標本1cm^{2}あたり0.5本以上のABが存在する症例の82%は，肺内石綿AB濃度が5,000本以上に相当すること，すなわち高濃度の石綿曝露者に相当することを明らかにしている[18]．しかしながら，これらのデータは，石綿肺が認められるような高濃度レベルの石綿曝露を受けた患者においては，ABを病理組織標本中に確認できる確率は高いが，低濃度レベルでは病理組織標本を用いた評価は難しいことを意味している[12]．なお，本稿で後述する"職業的石綿曝露の判定のためのAB定量法の現状"の中では，この病理組織標本を用いた評価方法については含めていない．

3 石綿曝露の判定のためのABの定量法の現状

石綿小体の定量法には，乾燥肺からの定量とBALFからの定量の2法がある．わが国では，乾燥肺からの定量が主に用いられ，BALFからの定量はほとんど実施されていない．

乾燥肺からの定量については，肺組織をあらかじめ消化してABの濃度を濃縮し，セルロースエステルメンブレンフィルターに吸引濾過し，それをスライドグラスに貼り付け，位相差顕微鏡下で定量する方法が用いられている（図1）．本稿では，神山らの論文[11]，著書[12]に従って解説を行う（以下従来法と呼ぶ）．

BALFからの定量については，文献的には現在までに2つの異なった方法が過去に報告されてきた．1番目は，BALFを消化後に，セルロースエステルメンブレンフィルターに吸引濾過し，それをスライドグラスに貼り付け，位相差顕微鏡でABを定量する concentration technique[19]であり，上述の従来法がBALFに応用されたものである[11, 12]．2番目は，BALFを遠心分離し，サイトスピン標本を作製し，生物顕微鏡下にABを定量する cytocentrifuge technique[20]である．ただし，BALFを用いたいずれの方法も，低侵襲な定量法であるものの，後述するさまざまな問題のため，わが国では通常は実施されていない．

しかしながら著者らは，2008年に，2番目に述べた cytocentrifuge technique[20]を改良し，簡便で高精度なBALFからのAB定量法を開発した（以下河原法と呼ぶ）[23]．後述するBALFからの定量について述べた部分では，この河原法について述べる．

1）乾燥肺からのABの定量

(1) 肺組織処理方法（図1）[11, 12]．

対象とする肺組織は腫瘍などを除いた肺実質を用いる．肺の中では，上葉から下葉に向かうほど肺内石綿量は増加するため，下葉の採取が望ましい．

まず，①ホルマリン固定された肺組織などを1～2g採取し，メスにて2～3mmに細切する．パラフィンブロック材料の場合は，脱パラフィン処理後に細切する．細切資料の湿重量を秤量した後に，110°Cの乾燥機に数時間入れて乾燥させ，乾燥重量も精秤する．次に，②秤量後の乾燥資料を50mLポリ製遠沈管に入れ，組織消化液（クリーン99K-200®：20％次亜塩素酸ソーダ＋5％KOH＋表面活性剤，クリーンケミカル株式会社）を30ml加え，60°C中の乾燥機中に数時間放置する．この消化処理後に，③上記の遠沈管を3,000rpmで30分間遠沈し，上澄を棄却し，蒸留水を30ml加え洗浄する．さらに，④この操作を計3回繰り返し，3回目の遠沈の洗浄後に，⑤50mlのガラス資料瓶に資料混濁液を入れ，蒸留水を加えて約50mlに定容化する．つづいて，⑥定溶化した資料混濁液から精密ピペットで1～5mlを50mlコニカルビーカーに分取し，蒸留水で20～50mlに希釈し，セルロースエステル・メンブランフィルターに吸引濾過し，フィルター上に残留物を捕集する．次に，⑦このフィルターをメスで正確に半切し，半分したフィルターの資料面をスライ

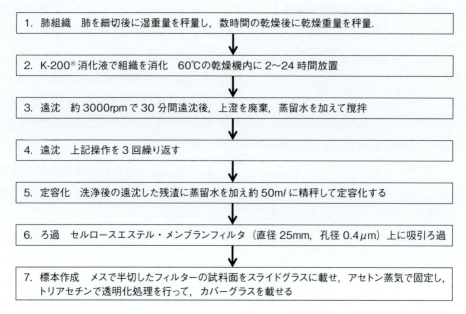

図1 従来法における乾燥肺からの位相差顕微鏡用標本の作製方法

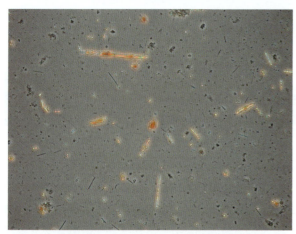

図2 位相差顕微鏡下に観察されたABと石綿繊維
橙色の鉄質蛋白で覆われた石綿小体の背景に，多数の針のような暗調の石綿繊維が存在する（無染色，対物 UPlanFL N × 40/0.75 Ph2）.

ドグラスに向けて載せ，アセトン蒸気にて固定する．その上にトリアセチンを滴下しカバーガラスを載せ観察標本が完成する．

(2) AB定量方法[11,12]

①位相差顕微鏡を用いて，ABが200本までフィルター標本内を連続的，系統的に定量し，観察総視野数を記録する（図2）．②乾燥試料重量，分取率，観察視野数といったデーターも元に，1g乾燥試料重量あたりのAB濃度を計算する．AB濃度（石綿小体数/g乾燥肺）＝計数した石綿小体数/（分取率×肺試料乾燥重量）となる．分取率は，定容化した試料液からフィルターへ分取した割合を示す．③最後に，各計数における検出下限値（その計数において1本のABが検出された場合の濃度）を計算する．なお，実際には，ABに加えて，石綿繊維の定量も実施する．定量する繊維は，比較的大きなものとなるが，曝露判定に際しての補助的データーとなる．これついても，AB同様に，上記の方法で定量を実施する．

(3) 石綿曝露レベルの評価と本法の限界[11,24]

本定量法で得られたAB濃度を用いた石綿曝露レベルの評価は表4に示した内容であり，5,000本/g（乾燥肺）が職業曝露の目安の値となる（表4）.

本法の観察視野内では，ABの芯としてアモサイトとクロシドライトは最も頻繁に確認される．しかし，クリソタイルを芯とするABは，その使用量の多さ[6]に反してまれにしか確認されない．これは，角閃石系石綿とは異なって，クリソタイルのみが表面電荷が陽性のため，生体液の影響で溶解しやすいことや，表面に鉄蛋白を吸着しにくいためと考えられている．本法には，このようにクリソタイルの評価に限界があることを知っておかねばならない．

2）低侵襲・簡便・高精度な新しいBALFからのAB定量法（河原法）

BALFからのABの定量は患者に低侵襲な定量法である．しかしながら，BALFの処理は，BAL検査を日常的に取り扱っている専門施設の検査室以外では，手技に熟練を要するため，実施が難しいこ

表4 肺組織中の石綿小体濃度による石綿曝露レベルの評価(文献24)

肺組織中のAB濃度 〔AB数/g(乾燥肺)〕	石綿曝露レベル
< 1,000	一般住民レベル (職業曝露の可能性は低い)
1,000〜5,000	職業曝露の可能性が強く疑われるレベル
> 5,000	職業曝露があったと推定できる

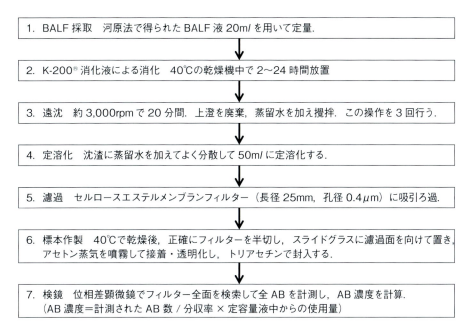

図3 暫定法でのBALFからのAB定量法

とや,cytocentrifuge technique[20]において定量の感度の問題を指摘されてきたこと[19]もあって,わが国ではほとんど実施されていない.

著者らが開発したcytocentrifuge techniqueの変法である河原法は,2008年に開発・論文化した定量法である[23].河原法の開発後に行われた2年間の環境省委託事業研究[21,22]が組まれ,この研究の中で,河原法と,暫定的に施行した従来法の変法(以下暫定法)(図3)におけるBALFからのAB定量値との相関を調べたところ,両者に高度の相関が存在し,河原法が高精度の定量法であることが証明された.以下に河原法の詳細を述べる.

(1) BALF採取方法(図4)[23]

BALは"びまん性肺疾患における気管支肺胞洗浄法(BAL)の手技と応用に関する指針"[25,26]に準じて行う.BALFの洗浄は,腫瘍の局在する肺葉以外の患側肺の中葉または舌区で行い,それが不可能な場合には対側肺の中葉または舌区で実施する.BALFは,無菌的生理食塩水(0.9%)を1回量50mlで3回洗浄し,総量150mlとする.なおBALFへのガーゼを用いた濾過は,ABが捕捉されるため実施しない.回収されたBALF3本のうち,第1液は喀痰・気管支粘液などの混入を考慮し使用せず,第2・3液を一括処理し分析に使用する.なお洗浄液回収率が25%を下回った場合には検討対象外とする.

(2) BALFの総細胞数算定と細胞標本作製(図4)[23]

BALFを,遠心分離(2,200rpm,5分)し,上清と沈渣に分離.その沈渣に,動物細胞培養用培地のRPMI1640(Invitrogen社)液を1〜2ml程度加え,遠心分離を1,800rpm,5分で,2回繰り返して洗浄する.洗浄後に,RPMI1640液で2〜4mlの細胞浮遊液を作成し,ベルゲルチュルンク計算板で細胞数を計測し,細胞浮遊液の濃度を求め,回収された総細胞数ならびにBALF1mlあたりの細胞数を算出する.つづいて,$2〜3×10^5$/ml濃度のサイトスピン用細胞浮遊液を,20%牛胎児血清(Fetal Bobine Serum,以下FBS)を含有したRPMI1640

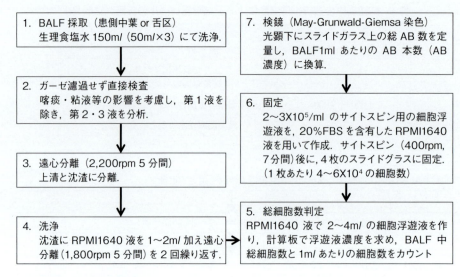

図4 河原法のAB定量手順

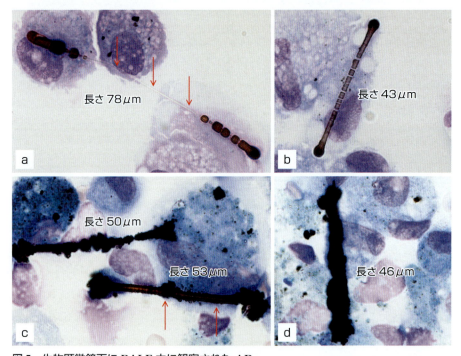

図5 生物顕微鏡下にBALF中に観察されたAB
a：中央に透明で側面が平行な直線状の石綿繊維の芯（↓）を認める（May-Grünwald-Giemsa染色，対物×100）．b：石綿繊維表面を覆う鉄質蛋白の規則的な分節と両端の瘤の形成（May-Grünwald-Giemsa染色，対物×100）．c：粗い分節を示すAB．右側のABの中には透明な石綿繊維の芯を確認できる（↑）（May-Grünwald-Giemsa染色，対物×100）．d：極端に石綿繊維の表面を覆う鉄質蛋白が厚くなり，芯である石綿繊維が確認できない．含鉄小体であるが，石綿小体であるかどうかは不明である（May-Grünwald-Giemsa染色，対物×100）．

液を用いて作成する．サイトスピン用のチェンバーに200uℓの細胞浮遊液を入れ，遠心分離（400rpm, 7分）し，スライドグラス標本を4枚作成する．これらのスライドグラス1枚あたりの細胞数は4〜6×10⁴に相当する．4枚のスライドグラスにMay-Grünwald-Giemsa染色を行う．

(3) ABの定量（図4）[23]

May-Grünwald-Giemsa染色標本4枚の全視野を光学顕微鏡下に観察し，4枚の標本上の総AB本数を定量する．ABの形態的な判定はChurgらの報告[13, 14]に基づいて行う（図5, 6）．つづいて，この総AB本数からBALF1mℓあたりのAB本数（以

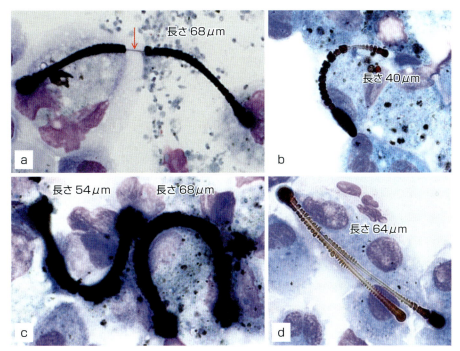

図6 生物顕微鏡下に BALF 中に観察された AB（その2）
a：細い石綿繊維（↓）を中心に形成された弯曲した AB（May-Grünwald-Giemsa 染色，対物×100）．b：かなり弯曲した AB（May-Grünwald-Giemsa 染色，対物×100）．c：馬蹄状を呈する AB（May-Grünwald-Giemsa 染色，対物×100）．d：石綿繊維が縦に裂けて，それぞれの表面を鉄質蛋白が覆った AB（May-Grünwald-Giemsa 染色，対物×100）．

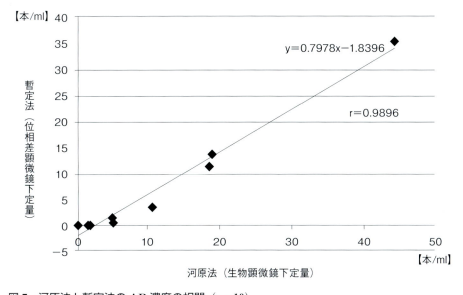

図7　河原法と暫定法の AB 濃度の相関（n = 10）

下 AB 濃度）を計数する．AB 濃度が 1 本 /ml 以上の場合を，ヘルシンキクライテリア1997（**表3**）に記載された職業的石綿暴露陽性症例と判断した．

（4）河原法と通常の BAL[25, 26] との手順の相違点[23]

本法では，サイトスピン用浮遊液の背景濃度，AB の定量時のスライドグラス上の細胞数は，びまん性肺疾患における気管支肺胞洗浄法（BAL）の手技と応用に関する指針[26] に準じているが，この細胞数が，細胞同士の重なりも少なく，AB のみならず，AB の背景の細胞の観察に最適と考えている．サイトスピン時の遠心分離の設定についても，上記指針に準じて400rpm，7分間としている．ただし，背景の細胞を完全に破壊して AB のみを観察するこ

表5 河原法と従来法の比較

	河原法	従来法
定量対象	BALF	肺組織
使用機器	生物顕微鏡	位相差顕微鏡
患者への侵襲	低	高
検査室内の定量時間	2時間	1～2日（overnight）
定量可能施設	BALF分析が可能な施設で日常業務の中で実施可能．ただし，石綿小体の鑑別に技師の習熟は必要．	専門的な定量技術を持った技師が必要．

とを目的とするならば，2,000rpm程度に設定してもよいと思われる．また，当センターでは通常のBALのサイトスピン標本の作製は2枚であるが，本法では定量時のトラブルを避けるため4枚で行っている．

しかしながら，サイトスピン用細胞浮遊液を作成する際に，FBSを加える操作は，通常のBALでは行わない．この操作は，細胞遠心操作の際に，FBSを加えることによって，スライドグラスへのABの接着が強固となり，May-Grünwald-Giemsa染色施行時にABの剥離を押さえることを考慮して行っている．

さらに本法では，びまん性肺疾患のBALの際に行っているガーゼを用いた濾過は行わない[25, 26]．ガーゼ濾過を行うcytocentrifuge techniqueの報告もあるが[20]，われわれはガーゼ濾過の実施が感度に影響を与えると判断し，実施するべきではないと判断した．

(5) 河原法と暫定法との相関

平成21年度・22年度に，それぞれ環境省委託事業である石綿小体等計測技術の普及啓発に関する調査と気管支肺胞洗浄液を用いた石綿小体計測技術の確立に関する調査業務[20, 21]が実施され，その中で同一BALF検体を用いた河原法と暫定法での定量の比較（図3）が行われ，両法の相関が検討された．

得られたAB濃度の計測値について，河原法の計測値（X）と従来法変法の計測値（Y）の相関を検討したところ，高い相関を確認できた（図7）．相関式はY = 0.7978x-1.8396であった．

(6) 河原法と肺組織を用いた従来法との比較検討

現在のAB定量法の主流である肺組織を用いた従来法と比較すると（表5），河原法は，定量対象がBALFであって，肺組織を用いないため，低侵襲な定量法である．また，使用する顕微鏡も生物顕微鏡であり，BALが実施可能な施設であれば容易に実施できる簡便な方法である．また，位相差顕微鏡を用いた従来法・暫定法に比べて定量時間も大幅に短縮できる．さらに，われわれ以前のcytocentrifuge techniqueで指摘されていた低AB濃度での定量精度においても問題は認められなかった[19]．開発者として本法の今後一層の普及を期待したい．

(7) 河原法のAB定量の限界について[21]

平成21年度・22年度の環境省委託事業研究の中で，河原法と暫定法との相関を15例について検討した．22年度に検討した症例の中で，問題のある症例が2例認められた．1例目は，BALF回収率が36.1％の症例で，河原法ではAB濃度が8.01本/ml，暫定法では0本/mlであった．暫定法では，ABがほとんど認められなかった訳である．これについては，BALFの均一化に問題があったと考えている．現在，河原法ではスライドガラス標本4枚を作成して定量を行っているが，均一化に問題が生じるようであれば，4枚以上の観察標本の作製が必要であろう．この点については，今後も症例を重ねて明らかにしていきたい．2例目は，BALF回収率が37.1％の症例で，河原法ではAB濃度が0本/ml，暫定法では0.5本/mlであった．この症例では，暫定法で長さ20μm未満のABを少数認めたが，河原法では，これらをABと認識できず，石綿繊維と判断した．このように，長さが20μm未満の短い石綿小体の場合には，ABと認識できない可能性があり，この点は本法におけるAB定量の限界と考

えられた．

　また先に述べた肺組織を用いた従来法では，クリソタイルを芯とした石綿小体の評価に限界があることを既に述べたが，本定量法では生物顕微鏡を使用するため，石綿繊維の種類の区別は，位相差顕微鏡を用いた従来法以上に難しい点には留意していただきたい．

おわりに

　本稿では石綿ならびに石綿小体の概要から，石綿小体の定量と分析の現状を解説し，最後にわれわれの開発した低侵襲・簡便・高精度な新定量法の詳細を述べた．本稿が石綿関連疾患の診療に携わる先生方に少しでもお役に立つことができれば，著者として望外の喜びである．

謝辞

　本稿の執筆に至るまでには，東洋大学経済学部 神山宣彦先生，独立行政法人労働者健康福祉機構神戸労災病院中央検査部 松本省司先生より多大な御支援を頂きました．両先生には，平成21・22年度の環境省委託事業である「石綿小体等計測技術の普及啓発に関する調査」と「気管支肺胞洗浄液を用いた石綿小体計測技術の確立に関する調査業務」（いずれも代表研究者は神山宣彦）において，そして事業終了後も引きつづき御協力を頂いています．また，本稿で使用した図2は，調査業務の際に，松本省司先生より御供与頂いた撮影写真です．本稿を終えるにあたり深謝致します．また，当センター臨床検査科の川澄浩美，安江智美両技師には，現在も石綿小体の定量をお引き受け頂いています．重ねて深謝致します．

文　献

1) 厚生労働省所管公共施設吹付けアスベスト等使用実態調査の中間報告について（http://www.mhlw.go.jp/new-info/kobetu/roudou/sekimen/topics/051004-1.html）
2) ＜2010年8月版＞石綿と健康被害 石綿による健康被害と救済給付の内容＜第5版＞独立行政法人環境再生保全機構（http://www.jaish.gr.jp/information/asbestosken-ko.pdf）
3) 石綿による疾病の労災認定基準の改正について（http://www.mhlw.go.jp/houdou/2006/02/h0209-1.html）
4) 森永謙二 編：［増補新装版］石綿ばく露と石綿関連疾患 基礎知識と補償・救済，第Ⅱ部 石綿関連疾患の医学的解説，第1章 石綿による健康障害の歴史，三信図書，東京，91-96，平成20年
5) 平成24年3月29日付け基発第0329第2号「石綿による疾病の認定基準」（http://www.mhlw.go.jp/new-info/kobetu/roudou/gyousei/rousai/dl/061013-4c.pdf）
6) 石綿鉱物科学編集委員会編：アスベスト―ミクロサイズの静かな時限爆弾―，第1章 アスベストとは何か，東北大学出版，仙台，5-22，2006
7) 森永謙二 編：［増補新装版］石綿ばく露と石綿関連疾患 基礎知識と補償・救済，第Ⅰ部 石綿の基礎知識，第1章 石綿の種類と特性，三信図書，東京，17-24，平成20年．
8) WHO (1997)：Determination of airborne fibre number concentrations, A recommended Method, by phase-contrast optical microscopy (membrane filter method), Geneva (http://www.who.int/occupational_health/publications/en/oehairbornefibre1.pdf)
9) 宮本憲一，森永謙二，石原一彦 編：終わりなきアスベスト災害 地震大国日本への警告，岩波ブックレット No.801，岩波書店，東京，2011
10) 森本泰夫，堀江祐範：アスベストおよびアスベスト曝露の現状，中野孝司（編），胸膜全書 胸膜疾患のグローバルスタンダード，医薬ジャーナル社，大阪，368-374，2013
11) 神山宣彦：中皮腫における石綿曝露状況の分析法．病理と臨床 **22**：667-680，2004
12) 森永謙二 編：［増補新装版］石綿ばく露と石綿関連疾患 基礎知識と補償・救済，第Ⅰ部 石綿の基礎知識，第4章 石綿の医学的所見，第3節 石綿小体と石綿繊維，三信図書，東京，9-87，平成20年
13) Crouch E, Churg A：Ferruginous bodies and the histologic evaluation of dust exposure. *Am J Surg Pathol* **8**：109-116, 1984
14) Churg AM, Warnock ML：Asbestos and other ferruginous bodies：their formation and clinical significanc. *Am J Pathol* **102**（Review）：447-456, 1981
15) 森永謙二：石綿関連疾患．日職災医誌 **53**：134-140，2005
16) Carbone M1, Baris YI, Bertino P, et al：Erionite exposure in North Dakota and Turkish villages with mesothelioma. *Proc Natl Acad Sci USA* **108**：13618-13623, 2011
17) Consensus report (1997)：Asbestos, asbestosis, and cancer：the Helsinki criteria for diagnosis and attribution. *Scand J Work Environ Health* **23**：311-316, 1997
18) 廣島健三：組織切片上の石綿小体数と石綿小体濃度．平成23年度石綿関連疾患に係る医学的所見の解析調査業務（病理組織標本における石綿小体計測及び胸腔鏡所見による認定基準の見直しに関する調査編）報告書，

平成23年度環境省請負業務, 東京女子医科大学, 16-22, 平成24年
19) De Vuyst P, Dumortier P, Moulin E, et al：Diagnostic value of asbestos bodies in bronchoalveolar lavage fluid. *Am Rev Respir Dis* **136**：1219-1224, 1987
20) Vathesatogkit P, Harkin TJ, Addrizzo-Harris DJ, et al：Clinical correlation of asbestos bodies in BAL fluid. *Chest* **126**：966-971, 2004
21) 平成21年度環境省委託事業 被認定者等に関する医学的所見に係る解析調査報告書, 石綿小体等計測技術の普及啓発に関する調査 神山宣彦, 井上義一, 河原邦光, 藤原也寸志, 田村猛夏, 徳山猛, 松本省司
22) 河原邦光, 松本省司：平成22年度環境省委託事業 被認定者等に関する医学的所見に係る解析調査報告書 気管支肺胞洗浄液を用いた石綿小体計測技術の確立に関する調査業務, 4-4. 本調査の暫定BALF中石綿小体計測法について, 35-44, 2011
23) 河原邦光, 川澄浩美, 永野輝明・他：光学顕微鏡を用いた気管支肺胞洗浄液中の石綿小体の簡便な計量方法について—肺癌を含めた肺腫瘍35症例での検討. 臨床病理 **56**：290-296, 2008
24) 森永謙二 編：［増補新装版］石綿ばく露と石綿関連疾患 基礎知識と補償・救済, 第Ⅰ部 石綿の基礎知識 第3章 石綿曝露の機会, 41-54, 三信図書, 東京, 平成20年
25) 厚生省特定疾患「びまん性肺疾患」調査研究班編：びまん性肺疾患における気管支肺胞洗浄法（BAL）の手技と応用に関する指針, 1991
26) 米田良蔵：BAL法の手技. 田村昌士 編, 気管支肺胞洗浄［BAL］法の臨床ガイドライン, 克誠堂出版, 東京, 14-24, 1995

第 I 章 石綿関連疾患の病理

石綿代替製品への曝露の病理

高田 礼子

はじめに

石綿（アスベスト）は，耐熱性，耐摩擦性，耐薬品性などの工業的に優れた特質を有し，主に建材（吹付け材，保温・断熱材など），摩擦材（ブレーキライニング，クラッチフェーシング），シール材（ガスケット，ジョイントシートなど）として幅広い用途に利用されてきた．しかし，肺がん，中皮腫といった発がん性の問題から，わが国でも 2006 年 9 月から一部の代替困難なシール材などを除く石綿の製造・使用などが禁止され，非石綿製品への代替化が全て可能となった 2012 年 3 月には石綿の製造・使用などが全面禁止された．そのため，近年多くの石綿代替繊維が様々な用途に使用されており，石綿代替製品の製造・使用などの過程で石綿代替繊維に曝露する可能性がある．このうち，国際がん研究機関（IARC）でグループ 2B（ヒトに対して発がんの可能性がある）に分類されているリフラクトリーセラミックファイバー（以下，セラミック繊維）[1] について，厚生労働省の化学物質リスク評価検討会（2014年）にて詳細リスク評価を行った結果，国内のセラミック繊維の製造取扱事業場で米国産業衛生専門家会議（ACGIH）の曝露限界値 TLV-TWA（0.2 繊維/cm^3）を超える曝露濃度が認められたことから[2]，2015 年に特定化学物質障害予防規則の措置対象物質に追加され，健康障害防止措置が義務付けられることとなった．その他の石綿代替繊維についても，生体影響に関する十分な検証がなされずに使用されているものも多いのが現状である．

本稿では，石綿代替繊維として汎用されている人造鉱物繊維を中心に，石綿代替繊維の生体影響とそのメカニズム，有害性とくに発がん性評価について概説する．

1 石綿代替繊維の種類と用途

石綿代替製品に使用される繊維は，表 1[3] に示すように様々な種類があり，天然繊維と人造繊維に大別される．代表的な繊維の用途については以下の通りである[3]．

1) 天然繊維

天然鉱物繊維として，ウォラストナイト，セピオライト，アタパルジャイト（パリゴルスカイト）など天然に産出する繊維状鉱物が知られている．このうち，ウォラストナイトは，繊維状ケイ酸カルシウム鉱物であり，セラミック原料，塗料，ゴムなどの充填剤のほか，建材，摩擦材にも利用されている．セピオライトとアタパルジャイトは，ともに繊維状粘土鉱物であり，吸着剤，触媒担体，充填剤，増粘剤などのほか，建材や摩擦材にも使用されている．また，天然有機繊維としてセルロース繊維があり，断熱材などに利用されている．

2) 人造繊維

人造繊維として，人造鉱物繊維，ウィスカなどの無機繊維，炭素繊維，合成有機繊維などが製造されている．

（1）人造鉱物繊維（Man-Made Mineral Fiber；MMMF）

主としてガラス，天然岩石その他の鉱物から製造され，原料および製造法の違いにより，ガラス繊維（ガラス長繊維，グラスウール，特殊用途ガラス微細繊維），ロックウール・スラグウール，セラミッ

表1　石綿代替繊維の種類

天然繊維	人造繊維
天然鉱物系（アスベスト以外） 　ウォラストナイト 　セピオライト 　アタパルジャイト（パリゴルスカイト） 　ゼオライトなど 天然有機系 　セルロース繊維など	人造鉱物（非晶質）繊維 　ガラス繊維 　　ガラス長繊維 　　グラスウール 　　特殊用途ガラス微細繊維 　ロックウール，スラグウール 　セラミック繊維（リフラクトリーセラミックファイバー）など ケイ酸カルシウム繊維 　ゾノトライト，トバモライト ウィスカ 　塩基性硫酸マグネシウムウィスカ 　チタン酸カリウムウィスカ 　炭化ケイ素ウィスカなど 炭素繊維 合成有機系 　アラミド繊維 　ビニロン（ポリビニルアルコール）繊維 　ポリプロピレン繊維など

文献3 表9-1を一部改変

ク繊維などに分けられる．ほとんどは非結晶質の繊維であり，人造非晶質繊維（Man-made Vitreous Fiber；MMVF）とも呼ばれる．

　ガラス繊維は，製造法によってガラス長繊維（ガラスフィラメント）およびグラスウールに分けられる．ガラス長繊維は，繊維径が3～19μmの長柱状の無アルカリガラスの繊維で，電気絶縁材，繊維強化プラスチック（浴槽，タンク，ボートなど），不燃繊維布（カーテンなど）などに使用されている．一方，グラスウールは，アルカリガラスを原料とした比較的短い繊維で，繊維径が7μm以下の先端が細くなった柔軟な繊維であり，建築物の天井，壁などの断熱材，吸音材，ボイラー，タンク，ダクトなどの保温材などに使用されている．さらに，グラスウールには，繊維径が3μm以下の特殊用途ガラス微細繊維（マイクロファイバー）があり，航空機・宇宙産業用断熱材，フィルターのろ過材などに利用されている．

　ロックウール・スラグウールは，欧米ではミネラルウールと総称され，それぞれ原料が異なる．ロックウールは，玄武岩などの軟質の岩石を溶融して製造される非晶質繊維で，スラグウールは，鉄や銅の精錬工程での副産物である鉱滓残渣（スラグ）から製造される非晶質繊維である．現在，日本でロックウールと呼ばれるものはスラグウールに当たる．ロックウール・スラグウールは，繊維径7μm以下の柔軟な繊維であり，鉄骨などの耐火被覆用吹付け材，建築物などの断熱材，吸音材，ボイラー・タンク・ダクトなどの保温材などに使用されている．

　セラミック繊維（リフラクトリーセラミックファイバー）は，アルミナ，シリカ，ジルコニアなどを主成分とした平均繊維径が2～4μmの長柱状の非晶質繊維である．主として工業窯炉などの断熱材や高温用ガスケット・シール材などとして使用される．

（2）ケイ酸カルシウム繊維

　人造結晶質繊維の一種であり，ゾノトライトやトバモライトが知られている．おもに保温材や耐火板に使用されている．

（3）ウィスカ

　単結晶繊維であり，チタン酸カリウムウィスカ，硫酸マグネシウムウィスカ，炭化ケイ素ウィスカなどが知られている．このうち，チタン酸カリウムウィスカは，樹脂の強化・補強材，ブレーキ摩擦材，断熱・耐熱材，ろ過材など，硫酸マグネシウムウィスカは，樹脂強化材，難燃材，塗料などの増粘材，ろ過材など，炭化ケイ素ウィスカは，ろ過材，耐熱材，宇宙航空機関係のエンジン周辺部品やガスタービン，窯業・炉材の補強材のようなセラミックス複合材などに利用されている．

（4）炭素繊維

　原料によりPAN（ポリアクリロニトリル）系，ピッチ系（石油系および石炭系）などに大別される．

PAN系は繊維径が5～7μmの長繊維であり，ピッチ系には繊維径が7～10μmの長繊維と12～18μmの短繊維がある．高強度で耐熱性，耐薬品性にも優れ，ガスケット，摩擦材のほか，航空宇宙，スポーツ用品，精密機械などに用いられる樹脂や金属の複合強化剤として，幅広く利用されている．

（5）合成有機繊維

アラミド繊維やビニロン（ポリビニルアルコール）繊維，ポリエチレン繊維，ポリ塩化ビニル繊維，ポリプロピレン繊維などが知られている．このうち，アラミド繊維は，繊維径が12～14μmの長繊維であり，パラ系とメタ系に分類される．タイヤやベルトなどのゴム補強材，フィルター，防弾服や防護服，ブレーキパッドなどの摩擦材，ガスケットやセメント，プラスチック補強材などに使用されている．ビニロン繊維は，繊維径が短繊維では10～15μm，長繊維では10～660μmと比較的太い繊維で，セメントやコンクリートの補強材，ゴム・プラスチック補強材，ロープ，漁網など幅広い分野で利用されている．

2　石綿代替繊維の生体影響に関わる因子

石綿代替繊維の生体影響に関わる因子は，石綿と同様に，吸入曝露量（曝露濃度および期間）のほかに，繊維サイズや体内滞留性などが挙げられる．以下に示すような繊維の物理化学特性は，生体影響を予測する上で有用な情報となる．

1）繊維サイズ

繊維サイズは，吸入による肺内沈着，体内滞留性に影響し，呼吸器系の炎症，線維化，発がん性などの生体影響に関わる因子である．

吸入可能なサイズの繊維であるかどうかが重要であり，繊維の直径が3μm以下の細い繊維は気管支より末梢に到達可能である．とくに直径が1μm以下と細い繊維では，長さが100μm程度と長くても肺胞に到達可能である．また，吸入された繊維の排泄作用の一つとして肺胞マクロファージによる貪食作用がある．そのため，繊維長が約20μm以上の長繊維では，肺胞マクロファージが繊維を完全に貪食できないため，肺内滞留性が高くなりやすい．さらに，生体影響に関しては，胸腔内あるいは腹腔内注入により中皮腫などの腫瘍発生率をみる動物発がん実験の結果から，直径0.25μm以下，長さ8μm以上の細くて長い繊維はとくに強い発がん性があるといわれている[4]．

2）繊維の体内滞留性

呼吸器系に沈着した繊維の排泄には，気管支上皮の粘液線毛運動や肺胞マクロファージの貪食作用といった生理学的過程と，繊維の溶解や断片化などの物理化学的過程がある．呼吸器系の炎症，線維化，発がんなどの生体影響には，肺胞マクロファージが完全に貪食できないような長繊維（とくに繊維長が20μm以上）が長期間にわたり体内に滞留することが重要となる．

（1）繊維の溶解性

繊維の体内滞留性を規定する因子の一つに繊維の溶解性がある．溶解性の高い繊維は，肺内で細胞外液に触れて溶解するか，断片化し短くなって排泄される．したがって，溶解性が低い繊維の方が体内滞留性は高くなる．人造鉱物繊維の場合，溶解性は構成成分と関連し，アルカリ金属またはアルカリ土類金属の酸化物の重量含有率が高くなると溶解しやすくなり，酸化アルミニウムの含有率が高くなると溶解しにくくなるとされている．生体内溶解性の目安として，EU指令97/69/EC[5]では，Σ（Na_2O, K_2O, CaO, MgO, BaO）（重量％）が用いられており，18％以下の場合，ヒトに対する発がんの可能性があると考えられる．

繊維の溶解性を測定する *in vitro* 試験として，生体内環境に類似した化学組成をもつ溶液（Gamble液など）を繊維の中に通過させ，溶解した繊維の構成成分を測定する方法がある．短繊維は，肺胞マクロファージにより貪食され，ファゴライソゾーム内で酸性（pH4.5～5）環境下にさらされるが，滞留性が問題となる長さ20μm以上の長繊維は，マクロファージによる貪食が不完全であり，pH7.4程度の細胞外液にさらされる．そこで，体内滞留性が問題となる繊維の溶解性は，pH7.4の生体擬似液で測定した際の溶解定数 K_{dis}（$ng/cm^2/h$）を目安とすることができる．

石綿および人造非晶質繊維の溶解性，動物での短

表2 繊維の溶解性,短期吸入試験の滞留性,長期吸入試験の肺病変[1]

繊維		溶解性 pH7.4 K_{dis} (ng/cm^2/h)	20μm以上の繊維の半減期（日）	長期吸入試験	
				肺線維化	肺腫瘍
Crocidolite	アスベスト	<1	817	+	+
Amosite	アスベスト	<1	418	+	+
MMVF32	特殊用途ガラス微細繊維	9	79	+	+
RCF1a	セラミック繊維	3	55	+*	+*
MMVF33	特殊用途ガラス微細繊維	12	49	+	+/−
MMVF21	ロックウール	20	67	+	−
MMVF10	グラスウール	300	37	−	−
MMVF11	グラスウール	100	9	−	−
MMVF22	スラグウール	400	9	−	−

注）RCF1aは，RCF1から非繊維性の粒子を減らした試料．
*印はRCF1の吸入試験結果．＋/−はハムスターで腫瘍発生，ラットで腫瘍発生なし．

期吸入試験での肺内滞留性と，長期吸入試験の肺病変，発がん性の有無との関連を表2に示す[1]．石綿（クロシドライト，アモサイト）は，pH7.4での溶解定数 K_{dis} (ng/cm^2/h) が1以下と溶解性が低く，短期吸入試験における長さ20μm以上の繊維の半減期は1年以上と非常に長く，肺内滞留性が高かった．一方，石綿代替繊維のうち，特殊用途ガラス微細繊維やセラミック繊維のような難溶性繊維では，グラスウール・スラグウールのような溶解性繊維に比較して，K_{dis} (ng/cm^2/h) は3〜12と低く，長さ20μm以上の長繊維の肺内半減期が長く，肺内滞留性が高かった．

（2）繊維の肺内滞留性

肺胞マクロファージが完全に貪食できない長さ20μm以上の長繊維の肺内滞留性を評価する方法として，ラットを用いた気管内注入試験あるいは短期吸入試験が行われている[6]．

気管内注入試験ではラットに被験物質の懸濁液を気管内注入し，短期吸入試験ではラットに1日6時間，5日間連続で被験物質のエアロゾルを吸入曝露する．いずれの試験でも，曝露終了後1日から12カ月後まで動物を定期的に解剖し，繊維の肺内蓄積量を経時的に測定する．肺内に蓄積した繊維数およびサイズ分布について走査型電子顕微鏡などを用いて計測後，繊維の肺内滞留性の指標として長さ20μm以上の繊維の半減期を求める．

人造鉱物繊維について，EU指令 97/69/EC[5] では長さ20μm以上の繊維の半減期が気管内注入試験で40日以内，5日間の短期吸入試験で10日以内であれば，肺内滞留性が低いと判断し，発がん性のラベルはしない．

表2[1] に示す通り，肺の線維化および腫瘍発生の増加を認めた石綿（クロシドライト，アモサイト）は，溶解性が低く，長さ20μm以上の繊維の半減期が1年以上と非常に長くなっている．石綿代替繊維でも，特殊用途ガラス微細繊維やセラミック繊維のような難溶性繊維は，長さ20μm以上の繊維の半減期も長く，長期吸入試験で肺の線維化，さらに腫瘍発生が認められている．このように溶解性が低く，体内滞留性の高い繊維は，動物だけでなく，ヒトに対しても呼吸器影響，発がん性を有する可能性が考えられる．

3）その他の物理化学的特性（表面性状など）

繊維状物質による発がん性などの生体影響には，繊維と細胞の物理的相互作用も関連するといわれている．とくに，繊維の表面性状は酸化ストレスや炎症にも関連しており，繊維表面の鉄はフリーラジカル産生を促進し，DNA損傷や遺伝子変異などにも関連すると考えられている[7]．

3 石綿代替繊維の生体影響のメカニズム

石綿代替繊維を吸入した際の生体影響として，おもに肺の炎症・線維化などの呼吸器影響，肺がん・中皮腫などの発がんが問題となる．これらの生体影

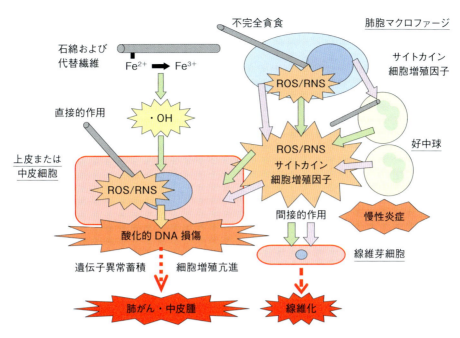

図1 酸化ストレスと石綿および代替繊維による発がん機構（文献8の図5を一部改変）

響の発現に関わる共通のメカニズムとして，繊維の標的細胞への直接的作用と，マクロファージの不完全貪食により生じる炎症を介した間接的作用がある．とくに，活性酸素種（reactive oxygen species；ROS）や活性窒素種（reactive nitrogen species；RNS）は，生体影響の初期段階から重要な役割を果たすと考えられている（図1[8)][9)]）．

1）肺線維化のメカニズム

石綿繊維や石綿代替繊維などの外因性因子による肺の線維化には，肺胞上皮細胞の傷害から始まる以下のようなメカニズムが関与しており，酸化ストレスや炎症が重要な役割を果たしている[10)]．

繊維による直接的作用として，肺胞上皮細胞では，ROS（H_2O_2, O_2^-）やRNS（NO, $ONOO^-$）によりDNA，脂質，蛋白が傷害され，様々な細胞反応が引き起こされる．一方，間接的作用として，滞留性が高い長繊維がマクロファージの貪食作用により排除されずに炎症が遷延し，マクロファージや好中球などの炎症細胞でのROS/RNSの生成が持続することが関与する[9)]．

ROSはシグナル伝達経路を活性化し，NF-κB，AP-1などの転写因子を介してinterleukin（IL）-1，IL-6，IL-8，tumor necrosis factor（TNF）-α，transforming growth factor（TGF）-βなど炎症や線維化に関わるサイトカイン・ケモカインなどの転写を促進させる[9, 10)]．このことにより，上皮の傷害部位での炎症細胞や線維芽細胞の動員が起きる．ROSにより活性化されたTGF-βは，筋線維芽細胞を誘導し，線維芽細胞を活性化することで，膠原線維などの細胞外基質の産生を促進し，線維化において重要な役割を果たしている[11)]．

線維化の過程で，肺胞上皮細胞においては，ROS/RNSだけでなく，TNF-α，FasやTGF-βなどにより，アポトーシス経路が活性化される．これに対して，線維芽細胞では，1-phosphatidylinositol-3 kinase（PI3K）/AKTシグナルの活性化などによりアポトーシス抵抗性が高くなると考えられる[11, 12)]．肺胞上皮細胞がアポトーシスになり，基底膜が露出もしくは破壊されると，それを修復するために線維芽細胞が動員され，膠原線維などの細胞外基質を産生する．正常では，上皮細胞が再生されることで細胞外基質は再吸収され，下層の線維芽細胞はアポトーシスに陥る．しかし，酸化ストレスが持続し，肺胞上皮細胞の修復が妨げられると，動員されたアポトーシス抵抗性の線維芽細胞による細胞外基質の蓄積が続くため，線維化が進展すると考えられる[11)]．

2) 発がんのメカニズム

発がん過程においても，肺の線維化と同様に，酸化ストレスと炎症は重要な役割を果たしている．以下のように，繊維の標的細胞（上皮細胞や中皮細胞）に対する直接的作用とマクロファージや好中球などの炎症細胞を介した間接的な作用があると考えられている[9]．

一次的遺伝毒性は，石綿代替繊維の標的細胞への直接的作用により生じ，ROSによる酸化的DNA損傷がある．また，細胞内に取り込まれた長繊維が細胞分裂装置の紡錘体に作用することによる染色体異常も生じる[13]．一方，二次的遺伝毒性は，滞留性の高い長繊維により生じた慢性炎症が関与しており，マクロファージ，好中球などの炎症細胞から持続的に放出されるROS/RNSを介した酸化的DNA損傷などがある[9]．酸化的DNA損傷が持続した結果，発がん関連遺伝子の点突然変異，欠損が生じると考えられる．ラットへの人造非晶質繊維の腹腔内投与実験では，大網における酸化的DNA損傷のマーカーである8-hydroxy-2'-deoxyguanosine（8-OHdG）生成量は，投与量に依存して増加しており，腹腔内の炎症との関連が認められた[14]．なお，ラットへの石綿（クロシドライト）の腹腔内投与では，突然変異として8-OHdGにより誘発されるG：C→T：Aトランスバージョンがもっとも多く観察されている[15]．発がん過程では，炎症に伴って産生されたTGF-β，platelet-derived growth factor（PDGF）などの細胞増殖因子[16]が，細胞内シグナル伝達系を介し，変異細胞の増殖を促進させ腫瘍化に関わり，さらに腫瘍細胞の増殖・浸潤などにも関与すると考えられる．このように，石綿代替繊維の遺伝毒性においては，炎症を介した二次的遺伝毒性が重要とされており，繊維による発がんには閾値があると判断されている[17, 18]．

ヒトの中皮腫では，比較的高い頻度で異常が認められるがん抑制遺伝子として，9p21に存在する$p16^{INK4a}$，$p14^{ARF}$と22q12に存在するneurofibromatosis 2（$NF2$）などが知られている[19, 20]．$p16^{INK4a}$は，RB蛋白を介する経路により細胞周期を制御し，$p14^{ARF}$は，p53蛋白を介する経路により細胞周期の制御やアポトーシス誘導に関与する．$p16^{INK4a}$，$p14^{ARF}$の異常により細胞周期制御が破綻し，DNA損傷が修復されないままDNA複製，細胞分裂が起き，アポトーシスが誘導されずに異常な細胞が増殖し続けることが，中皮腫発生に関与すると考えられる．石綿代替繊維による中皮腫発生に関しても同様に考えられており，$Nf2$ヘテロ接合性（$Nf2^{+/-}$）マウスへのセラミック繊維の腹腔内投与により，中皮腫を発生した動物では$Nf2$のLOHによる対立遺伝子の不活化，さらに，$p16^{Ink4a}$，$p19^{Arf}$（ヒトの$p14^{ARF}$に相当）の欠失が高頻度に認められた[21]．

4　石綿代替繊維の有害性とその評価

1) 有害性評価法

石綿代替繊維の有害性評価法には，繊維のサイズ，溶解性などの物理化学的特性の測定，遺伝毒性などの*in vitro*試験，ラットなどの実験動物を用いた繊維の肺内滞留性，線維化能，発がん性などをみる動物試験，ヒトの健康影響に関する疫学研究がある[22]．

疫学研究は，ヒトを対象に健康障害とその要因との関連性を明らかにする研究手法であり，有害性評価でもっとも説得力のある証拠となる．しかし，がんなどの疾患での潜伏期間の長さ，ヒトでの曝露量の推定の曖昧さ，喫煙，石綿など他の環境要因との交絡，曝露要因への感受性の多様性などの問題があり，疫学研究のみで有害性を同定するのは困難である場合が多い．そこで，*in vitro*試験，動物試験の結果をあわせて総合的に有害性を評価していく．ただし，動物試験から得られた有害性のデータをヒトに外挿する場合には，曝露量のほかに，ヒトと動物の間の被験物質に対する感受性，生体での作用機序などの種差についても考慮しなければならない．

（1）遺伝毒性試験

DNA損傷の検出法として，酸化的DNA損傷やプラスミドDNAの切断を解析する方法があり，繊維表面特性の評価に有用である．また培養細胞のDNA損傷を検出する試験として，コメットアッセイが汎用されている．染色体異常誘発性の試験系として，染色体の構造異常や数的異常などを調べる染色体異常試験と小核試験が行われる．動物実験で発がん性を示すセラミック繊維では，染色体異常試験や小核試験が陽性であることが報告されている[1, 2]．

遺伝毒性試験は，発がんの初期段階しか評価できず，また炎症細胞から放出される ROS/RNS や細胞増殖因子などの二次的な作用も評価できない．そのため，単純に遺伝毒性試験結果からがん原性を予測することは難しく，後述のラットやマウスを用いた長期間の動物試験の結果をもとに評価される．

(2) 長期(慢性)吸入試験

長期吸入試験は，生理的な曝露経路で行い，信頼性の高い結果が得られるが，多額の費用を要し，被験物質も大量に必要となる．動物（おもにげっ歯類）に1日6時間，週5日，104週間にわたり，被験物質のエアロゾルを吸入曝露し，経過観察した動物の病理組織学的検索を実施する．とくに，繊維の場合には，肺腫瘍および中皮腫の発生率，肺の線維化を評価する．また定期解剖を行い，肺内の繊維の蓄積量も測定する．曝露濃度として滞留性が高いとされる繊維長 20μm 以上の繊維数濃度が重要である[6]．

表2[1]に示すように，長期吸入試験で肺腫瘍が認められた繊維では肺の線維化が認められていることが多いことから，動物実験で肺の線維化が明らかである繊維は発がんの潜在的能力がある可能性が推測される．ただし，ラットの吸入曝露試験では，曝露濃度が高く，肺内の蓄積量がマクロファージの貪食による排泄能力より過剰になった場合に，毒性が低い物質でも肺の線維化，腫瘍発生が引き起こされることがあるため，注意が必要である[23]．

(3) 胸腔内または腹腔内注入

動物（おもにラット）の胸腔あるいは腹腔内に被験物質の懸濁液を一定量注入し，生涯にわたり胸膜あるいは腹膜中皮腫の発生率をみる試験である．長期吸入試験よりも簡便で感度が優れているため，発がん性試験として実施されることが多い．さらに，肺に比較して試料に含まれる非繊維状粒子による影響が少ないこと，発がん性が高い場合には注入後1年以内に腫瘍発生がみられることなどの利点もある[24]．しかし，結果を評価するにあたり，繊維が非生理的な経路で胸膜，腹膜に到達すること，胸腔，腹腔内では肺のような生体防御機構が働かないことなどの問題点もある．

ラット腹腔内注入試験は，IARC などの石綿代替繊維の発がん性評価[1]で動物試験における発がん性の証拠として採用されており，これまでに胸腔内

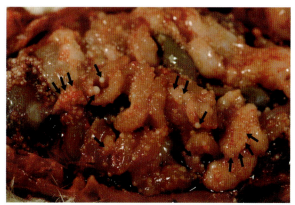

図2　ラット腹膜中皮腫の肉眼所見[25]
ラットへの炭化ケイ素ウィスカの腹腔内注入による．腹膜表面に多数の結節状の腫瘤形成（矢印）が認められ，血性腹水が貯留していた．

注入試験に比べて多くの研究報告がある．人造鉱物繊維の場合，腹腔内注入試験の投与量は1個体あたり WHO 繊維（アスペクト比3以上，長さ>5μm，幅<3μm）1×10^9 本が推奨されている[6]．一方，胸腔内注入試験は，腹腔内注入試験よりも発がん性が偽陽性である結果が出にくい利点があるため行われている．

図2にラットへの炭化ケイ素ウィスカの腹腔内注入による腹膜中皮腫発生例を示す[25]．腹腔内注入後の腹膜では炎症が持続し，投与1カ月後以降，線維化が進行し，投与後6カ月では中皮腫の発生が高率に認められた．腫瘍は，初期には腹膜面に多発性の小結節としてみられ，腹膜に沿って進展した．さらに進行すると腫瘍は著しく肥厚し，隣接臓器への局所浸潤がみられ，血性腹水が貯留する例も認められた．中皮腫の組織型として，上皮型，肉腫型，二相型がみられた．このように，石綿代替繊維の投与によりラットで発生した中皮腫では，ヒトの中皮腫に類似した特徴が認められた．

2) IARC の発がん性評価

2002年に IARC で，人造非晶質繊維（ガラス長繊維，グラスウール，特殊用途ガラス繊維，ロックウール・スラグウール，セラミック繊維）の発がん性について評価されている[1]．これらの評価は，以下の3分野について，それぞれ研究データの発がん性の証拠を4段階（十分，限定的，不十分，なし）に分類して行われた．

(1) ヒトの発がん性に関する研究：石綿代替繊維

第Ⅰ章 石綿関連疾患の病理

表3 人造非晶質繊維の発がん性評価

人造非晶質繊維	発がんの証拠 ヒト疫学データ	発がんの証拠 動物実験*	発がん分類
ガラス長繊維	不十分	不十分	3
グラスウール	不十分	限定的	3
特殊用途ガラス微細繊維（マイクログラスウール）	不十分	十分	2B
ロックウール	不十分	限定的	3
スラグウール	不十分	限定的	3
セラミック繊維	不十分	十分	2B

*十分：腹腔内注入試験と長期吸入試験で発がん性あり
　限定的：腹腔内注入試験で発がん性あり
　不十分：データが不十分
　なし：腹腔内注入試験，長期吸入試験で発がん性なし

IARC, 2002[1]

の製造作業者を対象とした疫学研究．

（2）動物実験における発がん性に関する研究：長期吸入試験あるいは気管内注入試験による肺腫瘍（腺腫およびがん），胸膜中皮腫の発生率の検討，胸腔内注入あるいは腹腔内注入試験による胸膜または腹膜腫瘍（中皮腫など）の発生率の検討．

発がん性評価では，長期吸入試験および腹腔内注入試験の結果をもとに，吸入試験と腹腔内注入試験の両方で発がん性が認められれば発がん性は「十分」と判断し，腹腔内注入試験のみで発がん性が認められた場合には発がん性は「限定的」，両方の発がん性のデータが不十分であれば，発がん性は「不十分」，両方で発がん性が認められなければ発がん性は「なし」と評価された．

（3）発がん機構に関するデータ：繊維の肺内滞留性，肺の線維化，がん化・線維化に関する遺伝子発現，遺伝毒性（変異原性，染色体異常誘発試験）など．

これまでの疫学研究から，人造非晶質繊維製造作業者において，繊維の物理的な刺激による皮膚や眼の粘膜の刺激症状[26]，吸入による上気道の粘膜の刺激症状（喉の異物感，咳や痰など）[27]が生じることが知られている．また，セラミック繊維について，欧米の疫学研究では胸部X線写真上の胸膜プラーク所見との関連も報告された[28]．しかし，欧米の疫学研究では，ガラス長繊維，グラスウール，ロックウール・スラグウールの発がん性を示す十分な証拠は現時点では認められておらず[29, 30]，特殊用途ガラス微細繊維，セラミック繊維の発がん性について十分に評価できる信頼性のある疫学研究は報告されていなかった．

動物実験における発がん性（表3）について，特殊用途ガラス微細繊維およびセラミック繊維は，長期吸入試験での肺腫瘍発生率の増加と腹腔内注入試験での腹膜腫瘍発生率の増加が認められており，発がん性は十分な証拠があると判断された．しかし，ガラス長繊維では，発がん性を示す十分な証拠が認められていない．また，グラスウール，ロックウール・スラグウールでは，長期吸入試験で肺腫瘍発生率の増加は認められなかったが，腹腔内注入試験で腹膜腫瘍発生率の増加が認められ，動物における発がん性は限定的と判断された．

よって，特殊用途ガラス微細繊維およびセラミック繊維は，ヒトでの研究は不十分だが，動物実験において十分な発がん性があることから，グループ2B（ヒトに対して発がんの可能性がある）に分類された．一方，ガラス長繊維，グラスウール，ロックウール・スラグウールについては，グループ3（ヒトに対する発がん性については分類できない）と判断された（表3）．

さらに2014年には，炭化ケイ素繊維およびウィスカの発がん性について評価が行われた[31]．その結果，炭化ケイ素繊維はグループ2Bに分類されたのに対し，炭化ケイ素ウィスカは動物実験における十分な発がん性，繊維の物理化学的特性，発がん機構に関するデータに基づいて，グループ2A（ヒト

表4 石綿代替品の有害性評価

繊維		有害性
アタパルジャイト	長繊維 短繊維	高 低
ウォラストナイト		低
ゾノトライト		低
人造非晶質繊維（グラスウール・ガラス繊維，ミネラルウール，特殊用途ガラス微細繊維，セラミック繊維）	高滞留性 低滞留性	高 低
ハチタン酸カリウム繊維（チタン酸カリウムウィスカ）		高
硫酸マグネシウムウィスカ		低/不確定
グラファイトウィスカ		不確定
炭素繊維		低
セルロース繊維	（吸入性）	低 （不確定）
パラ-アラミド繊維		中
ポリエチレン，ポリ塩化ビニル，ポリビニルアルコール繊維		不確定
ポリプロピレン繊維		不確定

WHO Workshop, 2005[32]

に対しておそらく発がん性がある）に分類されることとなった．そのほか，天然鉱物繊維であるウォラストナイト，セピオライト，アタパルジャイト（ただし長繊維はグループ2B），合成有機繊維であるパラ-アラミド繊維についても，現時点ではグループ3に分類されている．

3）WHOワークショップでの有害性評価

2005年11月にクリソタイル代替品の有害性評価に関するWHOワークショップがIARCと合同で開催された．そこでは14種類の代替品について，疫学，動物実験，遺伝毒性，繊維の吸入性・体内滞留性など発がん性に関するデータをもとに，専門家の討議により，ヒトへの有害性を3グループ（高，中，低）に分け，情報が不十分なものについては不確定と評価された（表4）[32]．

すでにIARCで発がん性評価が行われている人造非晶質繊維（グラスウール・ガラス繊維，ミネラルウール，特殊用途ガラス微細繊維，セラミック繊維）[1]については，疫学データは混合曝露で，研究デザインの限界があることから，有用ではないと判断された．動物での吸入試験，腹腔内注入試験では有害性が様々であることから，滞留性試験結果をもとに，滞留性の高い繊維は有害性が高く，滞留性の低いものは有害性が低いと評価された．

そのほか，有害性が高い可能性があると評価されたのは，アタパルジャイトの長繊維（ただし，短繊維は有害性が低い）とハチタン酸カリウム繊維（チタン酸カリウムウィスカ）である．有害性が中等度と判定されたのは，パラ-アラミド繊維である．有害性が低いと判定されたのは，ウォラストナイト，ゾノトライト，セルロース繊維（ただし，吸入性繊維の有害性は不確定），炭素繊維であり，硫酸マグネシウムウィスカについては，低いあるいは不確定のどちらであるか合意に達しなかった．そのほかの繊維は有害性が不確定とされた．

(1) 天然鉱物繊維

アタパルジャイトは，作業場で発生する繊維の平均長は$0.4\mu m$以下と短い．しかし，動物の長期吸入試験において長繊維では腫瘍発生が認められ，短繊維では認められなかったという結果から，ヒトへの有害性は長繊維で高く，短繊維で低いとされた．

ウォラストナイトは，吸入性繊維であるが，職業性曝露では主に短繊維が見られる．遺伝毒性試験では陽性だが，動物の腹腔内注入試験では腫瘍発生が認められず，ヒトへの有害性は低い可能性があるとされた．

(2) ゾノトライト

限られた腹腔内注入試験において腫瘍発生が認められず，気管内注入試験でも炎症および線維化が認められなかった．ゾノトライトはウォラストナイトと化学組成が類似しており，ウォラストナイトよりも肺から速やかに排泄されることから，ヒトへの有害性は低いとされた．

(3) ウィスカ

八チタン酸カリウム繊維（チタン酸カリウムウィスカ）は，作業場では吸入性繊維が発生すること，動物の腹腔内注入試験では2種類の動物で，高率に濃度依存性に中皮腫発生が認められたこと，遺伝毒性と肺内滞留性があることから，ヒトへの有害性は高い可能性があるとされた．

硫酸マグネシウムウィスカは，長期吸入試験や気管内注入試験で腫瘍発生が認められていない．また，限られた短期吸入試験の結果でも影響が認められず，肺から速やかに排泄される．しかしヒトへの有害性については，低いあるいは不確定のどちらであるか合意に達しなかった．

グラファイトウィスカは吸入性サイズであり，吸入試験では半減期が長いが，他に有用な情報がなかったことから，ヒトへの有害性については不確定とされた．

(4) 炭素繊維

作業場で発生する繊維のほとんどが非吸入性であり，動物の吸入試験結果で肺の線維化が認められなかったことから，ヒトへの有害性が低いとされた．

(5) 天然有機繊維

セルロース繊維はほぼ非吸入性であり，ヒトへの有害性は低いとされた．ただし，吸入性繊維については有害性を評価するのに使用できるデータがなかったため，有害性は不確定とされた．

(6) 合成有機繊維

パラ-アラミド繊維は，発がん性のある繊維と類似のサイズの吸入性繊維が発生すること，動物の長期吸入試験で肺の線維化などの呼吸器病変が認められたことなどから，ヒトへの有害性が中間であると分類された．

そのほかの合成有機繊維であるポリエチレン，ポリ塩化ビニル，ポリビニルアルコール繊維は，吸入性繊維について有害性に関するデータが不十分であるため，ヒトへの有害性は不確定とされた．

また，ポリプロピレン繊維については，作業場では吸入性繊維が発生し，動物の気管内注入試験では吸入性繊維が高い滞留性を示した．しかし，動物実験のデータは有害性を評価するのに十分でないとされ，ヒトへの有害性は不確定とされた．

5 石綿代替繊維の生体影響

主な石綿代替繊維の発がん性評価および有害性評価の概要については，前述の通りである．そのなかで，IARCでグループ2Bに分類[1]され，厚生労働省の化学物質のリスク評価委員会での詳細リスク評価[2]の結果，労働者の健康障害のリスクが高く，健康障害防止措置が義務付けられることとなったセラミック繊維（リフラクトリーセラミックファイバー）と，2014年のIARCでの発がん性評価[31]にてグループ2Aに分類されることとなった炭化ケイ素ウィスカを取り上げて，肺内滞留性に関する研究，動物実験での発がん性に関する研究，ヒトの健康影響に関する疫学研究を中心に述べる．

1）セラミック繊維

セラミック繊維は，他の人造非晶質繊維に比べて *in vitro* 試験での溶解性は低く，ラット短期吸入試験における長繊維の肺内滞留性は高い傾向にあった（表2）[1]．さらに，セラミック繊維はヒトの肺でも滞留性が高いことが報告されている．セラミック繊維曝露歴のある作業者の肺組織で長さ5μm以上のセラミック繊維の滞留が認められ，曝露開始から20年以上経過している作業者でもセラミック繊維が検出された[33]．

ラット長期吸入試験では，複数のセラミック繊維について，肺腫瘍（癌および腺腫）発生率（7～13％）の有意な増加ならびに少数例の中皮腫発生が認められた[34]．さらに，ハムスター長期吸入試験において中皮腫発生率（41％）の有意な増加がみられ，十分な発がん性が示された[35]．一方，ラット腹腔内注入試験においても，中皮腫を含む腹膜腫瘍の発生が繊維の長さと投与量に依存して認められた[36]．なお，肺がん発生の増加が認められたラット長期吸入試験では，セラミック繊維曝露群で肺の線維化を合併しており[34,37]，中皮腫が発生したハ

ムスターの吸入試験では，セラミック繊維曝露群で軽度の肺の線維化および軽度から中等度の胸膜の線維化が認められた[35]．セラミック繊維の発がんでは，炎症を介した二次的遺伝毒性が重要であり，セラミック繊維による発がんには閾値があると判断されている[2, 18]．ラット長期吸入試験において肺腫瘍発生率の量反応関係を検討した結果[37]，30mg/m^3（187 WHO繊維/cm^3）の曝露濃度で腫瘍発生率が有意に増加しており，無毒性量（NOAEL）は16mg/m^3（120 WHO繊維/cm^3）と判断された[2, 18]．前述の通り，ラットの吸入曝露試験では，曝露濃度が高く，肺内の蓄積量がマクロファージの貪食による排泄能力より過剰になった場合に，毒性が低い物質でも肺の線維化，腫瘍発生が引き起こされることがあるため，解釈に注意が必要である．

欧米のセラミック繊維製造作業者の疫学研究では，セラミック繊維の曝露と皮膚，眼の刺激症状，呼吸器症状（喘鳴，息切れ）との関連が認められた[38]．一方，じん肺，肺機能低下との関連については，限られた報告しか認められていない．しかし，セラミック繊維の累積曝露量と胸部エックス線写真上の胸膜肥厚所見，おもに石綿曝露に特異性の高い医学的所見とされている胸膜プラークとの有意な関連が報告されている[28, 33]．アメリカのセラミック繊維製造工場作業者のコホート研究では，石綿曝露歴がない作業者でセラミック繊維の累積曝露が63～110繊維×月/cm^3，110繊維×月/cm^{3}以上の場合，胸膜肥厚病変の割合が8.5%，11.6%と高く，オッズ比が7.2倍，10.3倍と有意に増加していた[33]．しかし，発がんに関しては，アメリカのセラミック繊維製造作業者の疫学調査で呼吸器がんのリスクの増加は認められておらず[39]，現時点ではセラミック繊維曝露による肺がんおよび中皮腫死亡に関する明らかなリスクの増加は認められていない[18, 40]．

以上のように，動物実験での発がん性に関する知見に加えて，セラミック繊維曝露歴がある作業者での肺内滞留性の高さ，石綿曝露に特異性の高い胸膜プラークとセラミック繊維曝露との関連などから，セラミック繊維は石綿に比べて弱いもののヒトへの発がん性を有する可能性が懸念されている．これまでに，国内の製造取扱事業場での初期および詳細リスク評価結果[2]から，セラミック繊維の秤量，投入，研磨，切断，梱包，巻取作業などでACGIHの曝露限界値TLV-TWA（0.2繊維/cm^3）を超える曝露濃度が認められたことが報告された．このようにセラミックの製造・取扱作業については健康障害のリスクが高いことから，特定化学物質障害予防規則等に基づく作業環境管理，呼吸用保護具の使用，特殊健康診断の実施など健康障害防止措置が義務付けられることとなった．今後，セラミック繊維曝露による健康障害防止のため，繊維の物理化学的特性に基づいてより有害性が低い繊維への代替化と曝露防止対策の徹底が重要である．

2）炭化ケイ素ウィスカ

炭化ケイ素ウィスカの溶解性はアモサイトと同程度に低く[41]，短期吸入試験による肺内滞留性，気管内注入試験による長繊維の肺内滞留性が高いデータが得られている[42]．

ラット吸入試験では，アモサイトと同程度の肺の線維化と肺がん，中皮腫発生が認められている[43]．また，ラット胸腔内注入試験では，2種類のウィスカでクロシドライトより高率な胸膜中皮腫発生がみられ[44]，腹腔内注入試験でもアモサイトと同程度の中皮腫発生[36]あるいはクリソタイルの約2倍の発がん性を示唆する中皮腫発生[45]が認められたことから，動物実験での十分な発がん性はあると考えられる．

炭化ケイ素ウィスカを製造・取扱う作業者に関するヒト疫学研究は報告されていない．しかし，炭化ケイ素の製造工程で副産物として生成される炭化ケイ素繊維による呼吸器影響が懸念されることから，炭化ケイ素製造作業者を対象とした疫学研究が行われている．このうち，ノルウェーの炭化ケイ素製造作業者を対象とした疫学調査では，慢性閉塞性呼吸器疾患（喘息，肺気腫，慢性気管支炎）の死亡リスクが約2倍[46]，肺がん罹患リスクが約2倍に増加したことが報告された[47]．ただし，閉塞性呼吸器疾患の死亡リスクの増加には，従事期間が15年未満の作業者では炭化ケイ素粒子の累積曝露量，従事期間が15年以上の作業者では結晶質シリカ（主にクリストバライト）の累積曝露量がもっとも重要な要因であり[48]，炭化ケイ素繊維の累積曝露との関連は明らかではない．一方，肺がん罹患リスクの増

加には，炭化ケイ素繊維とクリストバライトの累積曝露量が重要な要因であることが示唆された[49]．

このように炭化ケイ素繊維に関しては，結晶質シリカ曝露の交絡があるため結果の解釈に注意を要するが，肺がんの罹患との関連が報告されている．人造繊維である炭化ケイ素ウィスカに関しても，繊維の肺内滞留性が高く，動物での発がん性に関する十分な知見が得られていることから，疫学研究データは報告されていないが，ヒトへの発がん性の可能性が懸念される．2014年のIARCの発がん性評価[31]では，炭化ケイ素ウィスカは炭化ケイ素繊維（グループ2B）よりも強いグループ2Aに分類されることとなり，炭化ケイ素ウィスカによる健康障害防止のために十分な曝露防止対策を行う必要がある．

まとめ

近年，石綿代替繊維が幅広い用途で利用されており，石綿代替製品の製造・使用などの過程で石綿代替繊維に曝露する可能性が生じている．これまでの知見から，繊維の生体影響に関わる因子としては，曝露量以外に，繊維サイズ，構成成分，溶解性，体内滞留性，表面性状などが挙げられる．生体影響とくに発がんの機序については，まだ解明されていない点も多いが，炎症細胞を介した酸化ストレスなどの間接的な作用が重要な役割を果たしていると考えられる．現在使用されている石綿代替繊維の物理化学的特性は多様である．石綿代替繊維のなかには，IARCの発がん性評価でグループ2Aおよび2Bとされているものも存在するが，石綿代替繊維の生体影響に関して十分なデータがないまま使用されているものも多いのが現状である．石綿代替繊維の物理化学的特性から有害性が高いことが予測される場合には，健康障害予防のためのリスク評価と適切な曝露防止対策の実施が求められる．

文献

1) IARC：Man-made vitreous fibres：IARC monographs on the Evaluation of Carcinogenic Risks to Humans, 81, Lyon, IARC Press, 2002
2) 厚生労働省 化学物質のリスク評価検討会：リスク評価書 リフラクトリーセラミックファイバー（Refractory ceramic fibers），No.69（詳細），2014
3) 高田礼子：アスベスト代替品は生体にどんな影響を与えるか，アスベスト汚染と健康被害（森永謙二編著），第2版，日本評論社，東京，156-177，2006
4) Stanton MF, Layard M, Tegeris A, et al：Relation of particle dimension to carcinogenicity in amphibole asbestoses and other fibrous minerals. *J Natl Cancer Inst* **67**：965-975, 1981
5) European Union：Commission Directive 97/69/EC of 5 December 1997 adapting to technical progress for the 23rd time Council Directive 67/548/EEC on the approximation of the laws, regulations and administrative provisions relating to the classification, packaging and labelling of dangerous substances. Official Journal of the European Union. L343：19-24, 1997
6) European Chemicals Bureau：Methods for the Determination of the Hazardous Properties for Human Health of Man Made Mineral Fibres（MMMF）（Bernstein DM, Riego Sintes JM eds），Report EUR 18748 EN, European Commission Joint Research Centre, Italy, 1999
7) Weitzman SA, Graceffa P：Asbestos catalyzes hydroxyl and superoxide radical generation from hydrogen peroxide. *Arch Biochem Biophys* **228**：373-376, 1984
8) 高田礼子：線維化・癌化のメカニズム―酸化ストレスの役割．日本胸部臨床 **68**（Suppl）：S63-S72, 2009
9) Shukla A, Gulumian M, Hei TK, et al：Multiple roles of oxidants in the pathogenesis of asbestos-induced diseases. *Free Radic Biol Med* **34**：1117-1129, 2003
10) Walters DM, Cho HY, Kleeberger SR：Oxidative stress and antioxidants in the pathogenesis of pulmonary fibrosis：a potential role for Nrf2. *Antioxid Redox Signal* **10**：321-332, 2008
11) Bargagli E, Olivieri C, Bennett D, et al：Oxidative stress in the pathogenesis of diffuse lung diseases：A review. *Respiratory Medicine* **103**：1245-1256, 2009
12) Fattman CL：Apoptosis in pulmonary fibrosis：too much or not enough? *Antioxid Redox Signal* **10**：379-385, 2008
13) Hesterberg TW, Barrett JC：Induction by asbestos fibers of anaphase abnormalities：mechanism for aneuploidy induction and possibly carcinogenesis. *Carcinogenesis* **6**：473-475, 1985
14) Schürkes C, Brock W, Abel J, et al：Induction of 8-hydroxydeoxyguanosine by man made vitreous fibres and crocidolite asbestos administered intraperitoneally in rats. *Mutat Res* **553**：59-65, 2004
15) Unfried K, Schürkes C, Abel J：Distinct spectrum of mutations induced by crocidolite asbestos：clue for 8-hydroxydeoxyguanosine-dependent mutagenesis *in vivo*. *Cancer Res* **62**：99-104, 2002

16) Walker C, Everitt J, Barrett JC：Possible cellular and molecular mechanism for asbestos carcinogenicity. *Am J Ind Med* **21**：253-273, 1992
17) Greim H, Borm PH, Schins R, et al：Toxicity of fibres and particles. Report of the workshop held in Munich, Germany, 26-27 October 2000. *Inhal Toxicol* **13**：737-754, 2001
18) European Commission：Recommendation from the Scientific Committee on Occupational Exposure Limits for Refractory Ceramic Fibres. SCOEL/SUM/165 European Commission, Employment, Social Affairs and Inclusion, 2011
19) Cheng JQ, Jhanwar SC, Klein WM, et al：p16 alterations and deletion mapping of 9p21-p22 in malignant mesothelioma. *Cancer Res* **54**：5547-5551, 1994
20) Cheng JQ, Lee WC, Klein MA, et al：Frequent mutations of NF2 and allelic loss from chromosome band 22q12 in malignant mesothelioma：evidence for a two-hit mechanisms of NF2 inactivation. *Genes Chromosmes Cancer* **24**：238-242, 1999
21) Andujar P, Lecomte C, Renier A, et al：Clinicopathological features and somatic gene alterations in refractory ceramic fibre-induced murine mesothelioma reveal mineral fibre-induced mesothelioma identities. *Carcinogenesis* **28**：1599-1605, 2007
22) 高田礼子, 神山宣彦：繊維状微粒子の有害性評価法. バイオマテリアル **24**：345-352, 2006
23) Oberdorster G：Toxicokinetics and effects of fibrous and nonfibrous particles. *Inhal Toxicol* **14**：29-56, 2002
24) Pott F：Detection of mineral fibre carcinogenicity with the intraperitoneal test-Recent results and their validity. *Ann occup Hyg* **39**：771-779, 1995
25) 高田礼子, 網中雅仁, 山内 博：アスベストによる中皮腫の誘発：実験的アプローチ. 臨床検査 **52**：973-977, 2008
26) Heisel EB, Hunt FE：Further studies in cutaneous reactions to glass fibers. *Arch Environ Health* **17**：705-711, 1968
27) Milby TH, Wolf CR：Respiratory tract irritation from fibrous glass inhalation. *J Occup Med* **11**：409-410, 1969
28) Lockey JE, LeMasters GK, Levin L, et al：A longitudinal study of chest radiographic changes of workers in the refractory ceramic fiber industry. *Chest* **121**：2044-2051, 2002
29) Marsh GM, Buchanich JM, Youk AO：Historical cohort study of US man-made vitreous fiber production workers：Ⅵ. Respiratory system cancer standardized mortality ratios adjusted for the confounding effect of cigarette smoking. *J Occup Environ Med* **43**：803-808, 2001
30) Boffetta P, Kjaerheim K, Cherrie J, et al：A case-control study of lung cancer among European rock and slag wool production workers, Final Report, IARC Internal Report No.00/004, IARC, Lyon, Dec, 2000
31) Grosse Y, Loomis D, Guyton KZ, et al: Carcinogenicity of fluoro-edenite, silicon carbide fibres and whiskers, and carbon nanotubes. *Lancet Oncol* **15**：1427-1428, 2014
32) WHO/IPCS：WHO workshop on mechanisms of fibre carcinogenesis and assessment of chrysotile asbestos substitutes 8-12 November 2005, Lyon, France, Summary consensus report, 2006
33) Lockey JE, Roggli VL, Hilbert TJ, et al：Biopersistence of refractory ceramic fiber in human lung tissue and a 20-year follow-up of radiographic pleural changes in workers. *J Occup Environ Med* **54**：781-788, 2012
34) Mast RW, McConnell EE, Anderson R, et al：Studies on the chronic toxicity (inhalation) of four types of refractory ceramic fiber in male Fischer 344 rats. *Inhal Toxicol* **7**：425-467, 1995
35) McConell EE, Mast RW, Hesterberg TW, et al：Chronic inhalation toxicity of a kaolin-based refractory ceramic fiber (RCF) in Syrian golden hamsters. *Inhal Toxicol* **7**：503-532, 1995
36) Miller BG, Searl A, Davis JMG, et al：Influence of fiber length, dissolution and biopersistence on the production of mesothelioma in the rat peritoneal cavity. *Ann Occup Hyg* **43**：155-166, 1999
37) Mast RW, McConnell EE, Hesterberg TW, et al：Multiple-dose chronic inhalation toxicity study of size-separated kaolin refractory ceramic fiber in male Fischer 344 rats. *Inhal Toxicol* **7**：469-502, 1995
38) Trethowan WN, Burge PS, Rossiter CE, et al：Study of the respiratory health of employees in seven European plants that manufacture ceramic fibres. *Occup Environ Med* **52**：97-104, 1995
39) LeMasters GK, Lockey JE, Yiin JH, et al：Mortality of workers occupationally exposed to refractory ceramic fibers. *J Occup Environ Med* **45**：440-450, 2003
40) Walker AM, Maxim D, Utell MJ：Are airborne refractory ceramic fibers similar to asbestos in their carcinogenicity? *Inhal Toxicol* **24**：416-424, 2012
41) Searl A, Buchanan D, Cullen RT, et al：Biopersistence and durability of nine mineral fibre types in rat lungs over 12 months. *Ann Occup Hyg* **43**：143-153, 1999
42) Akiyama I, Ogami A, Oyabu T, et al：Clearance of deposited silicon carbide whisker from rat lungs from inhaled during a 4-week exposure. *J Occup Health* **45**：31-35, 2003
43) Davis JMG, Brown DM, Cullen RT, et al：A comparison of methods determining and predicting the pathogenicity of mineral fibres. *Inhal Toxicol* **8**：747-770, 1996

44) Johnson NF, Hahn, FF：Induction of mesothelioma after intrapleural inoculation of F344 rats with silicon carbide whiskers or continuous ceramic filaments. *Occup Environ Med* **53**：813-816, 1996

45) Adachi S, Kawamura K, Takemoto K：A trial on the quantitative risk assessment of man-made mineral fibers by the rat intraperitoneal administration assay using the JFM standard fibrous samples. *Ind Health* **39**：168-174, 2001

46) Romundstad P, Andersen A, Haldorsen T：Non-malignant mortality among Norwegian silicon carbide smelter workers. *Occup Environ Med* **59**：345-347, 2002

47) Romundstad P, Andersen A, Haldorsen T：Cancer incidence among workers in the Norwegian silicon carbide industry. *Am J Epidemiol* **153**：978-986, 2001

48) Bugge MD, Føreland S, Kjærheim K, et al：Mortality from non-malignant respiratory diseases among workers in the Norwegian silicon carbide industry：associations with dust exposure. *Occup Environ Med* **68**：863-869, 2011

49) Bugge MD, Kjærheim K, Føreland S, et al：Lung cancer incidence among Norwegian silicon carbide industry workers：associations with particulate exposure factors. *Occup Environ Med* **69**：527-533, 2012

第Ⅱ章

リスクコミュニケーション

第 II 章 リスクコミュニケーション

石綿関連疾患の補償と救済の現状

古谷　杉郎

 1　石綿健康被害補償・救済制度の概要

1）労災保険・労災時効救済及び公害等救済制度

2005年夏のクボタ・ショックに対応するためのアスベスト問題に関する関係閣僚会合は，同年12月27日の第5回会合でまとめた「総合対策」で，「石綿による健康被害者の間に隙間を生じないよう迅速かつ安定した救済制度を実現」するとした[1]．このために翌2006年に制定・施行されたのが，石綿健康被害救済法である[2]．

この法律によって実際には二つの救済制度がつくられた．一つは，死亡した労働者の遺族であって，時効（死亡から5年）により労災保険法に基づく遺族補償給付の支給を受ける権利が消滅したものに特別遺族年金を支給するもので，厚生労働省が所管する（「時効救済」）[3]．もう一つは，日本国内において石綿を吸入することにより対象となる疾病にかかり療養中の者及びこれら疾病に起因して死亡した者の遺族に救済給付を支給するもので，環境省が所管し[4]，独立行政法人環境再生保全機構が業務を実施するが[5]，労災保険や時効救済等他の制度による給付等が行われる場合には支給されない（並行して申請することは可能であるが，両者で認定された場合には救済給付の支給額が調整される．本来は労働者以外の住民・自営業者等を想定したものであり，「公害等救済」制度ということもできよう）[6]．

後者はまた，療養中の被害者本人に医療費・療養手当を支給する制度（被害者が死亡した場合には遺族に葬祭料，および既支給給付の合計額が特別遺族弔慰金の額に満たない場合にのみその差額を救済給付調整金として支給．「生存中救済」）と，認定の申請を行わずに死亡した被害者の遺族に特別遺族弔慰金を支給する制度（「死亡後救済」）に分けることができ，「死亡後救済」はさらに法「施行前死亡」の場合と法施行後における「未申請死亡」の場合に分けることができる．「未申請死亡救済」制度は2008年の法改正によって追加されたものである．

具体的な給付額を含めた，労災保険及び各々の救済制度の概要は，表1にまとめてある．各制度に関するより詳しい情報は，参考資料に示した厚生労働省，環境省，環境再生保全機構のホームページで入手することができる．

給付に関しては，労災保険の療養補償給付の額は被害者の得ていた収入（給付基礎日額）によって異なり，労災保険及び時効救済の遺族に対する年金の額はさらに遺族の数（1～4人以上）によって異なる．生存中救済の場合の実績は，2012年度末までの救済件数合計3,584件（労災等との重複分除く）のうちほぼ半数にあたる1,774件に対して3,088,157,000円の救済給付調整金が支払われており（平均174万円）[7]，これらに対する医療費・療養手当を合わせた既支給合計額は平均106万円ということになる（合わせて特別遺族弔慰金の額の280万円．＋199,000円の特別葬祭料で給付のすべてで，死亡後救済の場合と同額である）．労災保険・生存中救済とも，被害者がどの程度の期間療養中の給付を受けられたかについてのデータは公表されていないものの，とりわけ中皮腫の場合にその期間はきわめて短いものであることが予想される．

なお，制定時の石綿健康被害救済法では，時効救済と死亡後救済は法施行後3年間限りの時限措置とされていたが，被害者団体等による要請を踏まえて2008年と2011年に議員立法による法改正によって

表1 石綿健康被害補償・救済制度の概要

対象/制度	労働者		住民・自営業者等	
	労災保険	時効救済	生存中救済	死亡後救済
根拠法	労災保険法		石綿健康被害救済法	
実施機関	厚生労働省/労働基準監督署		環境省/環境再生保全機構	
受付窓口			機構事務所,地方環境事務所,保健所	
財源	労災保険特別会計		石綿健康被害救済基金	
救済対象	被害者と死亡後遺族	遺族	主として被害者	遺族
被害者に対する給付	休業補償(給付基礎日額の80%)・療養補償(100%)	ー	療養手当(月103,870円)・医療費(自己負担分)	ー
遺族に対する給付	一律300万円+年金153〜245日分または一時金1,000日分	年金240〜330万円または一時金1,200万円	199,000円の葬祭料+救済給付調整金(既支給付合計<280万円の場合のみ)	280万円の特別遺族弔慰金+199,000円の特別葬祭料
対象疾病	①中皮腫,②肺がん,③石綿肺,④びまん性胸膜肥厚,⑤良性石綿胸水,⑥その他業務に起因することの明らかな疾病	①中皮腫,②肺がん,③石綿肺,④びまん性胸膜肥厚,⑤良性石綿胸水	①中皮腫,②肺がん,③石綿肺,④びまん性胸膜肥厚(③④は「著しい呼吸機能障害を伴うもの」)	
申請・請求期限	療養・休業補償→2年以内	ー	医療費→3年以内	ー
	遺族補償→5年以内	2016.3.26以前死亡で労災時効の5年を過ぎた場合→2022.3.27まで	葬祭料・救済給付調整金→2年以内	○中皮腫・肺がん <施行前死亡者> 2006.3.26以前死亡→2022.3.27まで 2008.11.30以前死亡→2023.12.1まで <未申請死亡者> 2008.12.1以降死亡→15年以内 ○石綿肺・びまん性胸膜肥厚 <施行前死亡者> 2010.6.30以前死亡→2026.7.1まで <未申請死亡者> 2010.7.1以降死亡→15年以内

申請・請求期限の延長が図られたために,若干複雑になっているので注意していただきたい.

2) 対象疾病と認定・判定基準

対象となる疾病は,労災保険の場合,(1) 中皮腫,(2) 肺がん,(3) 石綿肺,(4) びまん性胸膜肥厚,(5) 良性石綿胸水の5疾病が明示され,また,包括的救済規定といわれる (6) その他業務に起因することの明らかな疾病であることを個別に立証することができれば他の疾病であっても補償される余地が確保されているが,(6) に基づく実績はまだないと思われる.

他の救済制度の場合は限定的であり,対象疾病を拡大するためには石綿健康被害救済法施行令の改正が必要になる.時効救済では最初から上記5疾病が対象とされているが,救済給付(生存中救済・死亡後救済)では,当初は中皮腫と肺がんの2疾病のみであったものが,2010年の施行令の改正によって,(3) 著しい呼吸機能障害を伴う石綿肺,(4) 著しい呼吸機能障害を伴うびまん性胸膜肥厚が追加された.

労災保険では,労働基準監督署長が決定を行うための労災認定基準が行政通達で示されており,時効救済の場合にもこれが準用される.現行の労災認定基準は,厚生労働省労働基準局長通達−平成24年3月29日付け基発第0329第2号「石綿による疾病の認定基準について」であり,運用上の留意事項を示した補償課長通達−同日付け基労補発第0329第1号「石綿による疾病の認定基準の運用等について」も示され,リーフレットも作成されている[8].

一方,公害等救済(生存中救済・死亡後救済)では,中央環境審議会の意見を聴いて環境大臣が医学

的判定を行うものとされ，同審議会石綿健康被害救済小委員会によって「医学的判定に関する考え方」が示されて環境省環境保健部長による施行通知が出されるとともに，同審議会石綿健康被害判定小委員会が「医学的判定に係る資料に関する留意事項」を作成して判定の実務に当たっている．判定基準という場合には保健部長通知が該当するが，現行のものは平成25年6月18日付け環保企発第1306182号であり[9]，環境再生保全機構のリーフレットでも解説されている[10]．

具体的に中皮腫についてみれば，中皮腫の診断の確からしさが担保されれば救済給付（公害等救済）の対象と判定され，さらに石綿ばく露作業の従事期間が1年以上，または，胸部エックス線写真で第1型以上の石綿肺所見があり，かつ，最初の石綿ばく露作業開始から発症まで10年以上経過していれば，労災保険及び時効救済の対象にもなりうる．これによって，少なくとも中皮腫であればすべて＝「隙間ない救済」の実現を担保することが意図されているわけである．

他の疾病については，中皮腫の場合よりも複雑であり，参考資料に示した情報や本書の他の稿も参照していただきたい．

現在の認定・判定基準が万全のものであるわけではないということは指摘しておきたい．最新の知見に基づいてたえず改善されるべきものであり，実際に改訂が重ねられているだけでなく，とりわけ肺がんの労災認定基準に関しては行政訴訟で国の業務外認定が取り消される事例も相次いでいる．労災認定基準と公害等救済判定基準の間及び対象疾病の範囲の整合性も確保されているとはいえない．また，I-5で紹介されている新しいヘルシンキ・クライテリアでふれられた上記（1）〜（5）以外の疾病等をわが国で補償・救済対象に組み入れることも早急に検討されるべきであろう．

2　石綿健康被害補償・救済の状況

1）救済対象患者数の推計と「隙間ない救済」の検証

前述のとおり，石綿健康被害救済法は，「石綿による健康被害者の間に隙間を生じないよう迅速かつ安定した救済制度の実現」をめざしたものであった．

表2は，環境省が制度発足時に行った救済対象患者数の推計方法とその根拠を示したものである．これは，2010年5月21日の中央環境審議会第7回石綿健康被害救済小委員会ではじめて公表されたもので，その時点での「評価等」も記載してあるが（実績は省略）[11]，「改めて行う」とされている新たな将来推計はいまだ示されていない．

2011年6月20日に環境大臣に答申された中央環境審議会の建議「今後の石綿健康被害救済の在り方について」は，「労災保険制度との連携強化に関しては，石綿健康被害救済制度，労災保険制度等における認定者と中皮腫死亡者との関係等の情報についても，認定状況とともに，定期的に公表していくことが重要である」と指摘した[12]．

2012年12月5日の第11回石綿健康被害救済小委員会に提出された「二次答申の対応状況」では，上記指摘に対して「環境再生保全機構が毎年度公表している『石綿健康被害救済制度運用に係る統計資料』の平成24年度版から，労災保険制度等における認定者数の情報も含めて掲載することを検討中」と報告されたが[13]，いまだ実行されていない．そのため，独自に「隙間ない救済」の実現状況を検証することにしたい．

2）補償・救済状況の検証に用いたデータ

まず，検証に用いるデータを確認しておく．

（1）死亡者数−分母にあたる補償・救済されるべき被害者数については，中皮腫はすべてが「隙間なく」補償・救済されるものであるが，罹患者数のデータが得られないため，死亡者数を用いる．具体的には，2013年9月5日に厚生労働省が発表した，「都道府県（21大都市再掲）別にみた中皮腫による死亡数の年次推移（平成7〜24年）人口動態統計（確定数）より」[14]，および，平成6（1994）年以前については，環境省が制度発足当時に行った推計方法（表2）に従った．わが国の中皮腫による死亡者数は，1995年の500人から2012年には1,400人と，増加を続けている．

石綿による肺がん死亡者数については，表2の「制度発足時の推計方法」では中皮腫の「1.0倍」とされているが，ヘルシンキ・クライテリア等でも示されている国際的な科学的コンセンサスといえる中皮

第Ⅱ章 リスクコミュニケーション

表2　環境省による制度発足時の対象患者数の推計及び評価等

	制度発足時の推計方法	根拠	評価等
全国の中皮腫患者数	・「石綿の使用量170トンにつき1名の中皮腫患者が発生する」と仮定 ・潜伏期間を38年［編注：36年後発病＋2年後死亡］と仮定	Tossavainen氏の論文（2004）（米英独等11か国（日本を含まない）の70年代早期の石綿使用量（単年）と95年以降の中皮腫罹患・死亡者数（単年）のデータを分析し使用量170トンに中皮腫1名との推計をしたもの）	・患者数将来推計は改めて行う
全国の石綿肺がん患者数	中皮腫の1.0倍	・諸外国の職業曝露者に関する報告（1～2倍）や労災制度の認定実績（0.7倍）を参考とした ・職業曝露以外の者では職業曝露者より肺がん/中皮腫の比は低いと想定されたが，救済制度における曝露状況別の対象割合が不明であったため，仮に1.0としたもの	・肺がんの申請数は少ないため，医療機関への啓発等に引き続き取り組む
労災と石綿救済法の対象者の割合	中皮腫，肺がんとも5割ずつ	・イギリスの業務災害障害給付においては，中皮腫による全死亡者の約5割が対象となっている ・肺がんについては資料がなかったため，仮に5割とした	・救済法中皮腫被認定者の約半数が職業曝露以外の者であり，職業曝露以外の者は職業曝露者より肺がん/中皮腫の比が低いとみられる．このため，肺がんについては，救済制度の割合は5割より小さいと考えられる

腫の「2.0倍」と仮定する．

（2）労災保険・時効救済・船員保険－厚生労働省はクボタ・ショックの後2006年から毎年6・7月頃に「石綿による健康被害に係る給付の請求・決定状況（速報値）」を公表するようになっている（2013年は6月25日[15]）．これは，請求・支給決定年度別データである．

一方，年末に上記の確定値[16]及び「石綿ばく露作業による労災認定等事業場一覧表」[17]を公表することもなんとか定着している．被害者団体の強い要請を受けて，この前者には，死亡年別データが含まれている．船員保険の支給決定年度別データは，労災認定等事業場とともに参考として公表されている船舶所有者一覧表記載の当年度船員保険法支給決定件数合計の値を用いる．

（3）公害等救済（生存中救済・死亡後救済）－環境再生保全機構が毎年公表している「石綿健康被害救済制度運用に係る統計資料」による[6]．

これには，平成21年度版から，「労災等認定」との重複分を含めたものと除いたものの二つのデータが示されるようになった．「労災等」とは，「労働者災害補償（「保険」の間違いだろう）制度，国家公務員災害補償制度，地方公務員災害補償制度，旧3公社（日本国有鉄道，日本専売公社，日本電信電話公社）の災害補償制度，船員保険制度等．法に基づく特別遺族給付金の支給も労災等に含む」とされている．本来は，これらの制度も検証作業に含めたいのだが，系統的なデータが入手できないために，断念せざるを得ない．

3）中皮腫の決定年度別補償・救済状況（表3）

表3～7に，中皮腫，石綿肺がん，石綿肺，びまん性胸膜肥厚，良性石綿胸水の決定年度別の補償・救済状況を示す．公害等（生存中・施行前死亡・未申請死亡）救済件数については，各年度の欄には，労災等認定との重複分を含めた認定件数を掲げ，「重複分」の欄に，2012年度末時点までに判明した労災等認定との重複（「労災等でも認定された」）件数を示した．

中皮腫についていえば，労災認定第1号は1978年で，以降クボタ・ショック前－2004年度までの27年間の累計労災認定件数が502件であったものが，2005年度は1年間で502件，2006年度は1,001件と，2年足らずのうちに4倍へと激増．以降，2007年度500件，2008年度559件，2009年度536件，2010年度498件，2011年度544件，2012年度522

表3 中皮腫：決定年度別の補償・救済状況

年/年度	死亡者数	労災保険	時効救済	船員保険	生存中救済	死亡後救済（施行前）	死亡後救済（未申請）	補償・救済合計
～1994	3,685	83						83
95～04	7,013	419		4				423
2005	911	502		19				502
2006	1,050	1,001	570		627	1,538		3,755
2007	1,068	500	46	8	525	279		1,358
2008	1,170	559	47	7	566	458	5	1,642
2009	1,156	536	53	4	461	619	111	1,784
2010	1,209	498	12	4	533	66	68	1,181
2011	1,258	544	11	6	498	64	75	1,198
2012	1,400	522	144	6	584	308	100	1,664
労災等重複					△879	△191	△24	△1,094
合計	19,920	5,164	883	58	2,915	3,141	335	12,496
救済率	100.0%	25.9%	4.4%	0.3%	14.6%	15.8%	1.7%	62.7%
分担率		41.3%	7.1%	0.5%	23.3%	25.1%	2.7%	100.0%
				48.9%			51.1%	
死亡年判明2012年以前		5,064	45		2,179	3,141	335	10,764
死亡年不明＋生存等		983	13		736	0	0	1,732

件で，労災認定件数の2012年度末までの累計は5,164件となった．労災保険以外では，2012年度末までの累計で，船員保険58件，時効救済883件．生存中救済は累計3,794件であるが，労災等認定との重複879件（23.2%）を差し引くと，正味2,915件．死亡後救済（施行前）は，累計3,332件−重複分191件（5.7%）＝正味3,141件．死亡後救済（未申請）は，累計359（平成24年版統計資料の累計では358）件−重複分24件（6.7%，同前23件）＝正味335件．公害等救済合計では，累計7,485件−重複分1,094件（14.6%）＝正味6,391件である．2012年度末時点までの補償・救済の総累計は，重複分を除いて12,496件になっている．

目立つのは，2008年度と12年度における死亡後救済（施行前）および12年度における時効救済の増加である．これは，08年度に環境再生保全機構，11年度に厚生労働省が各々，法務局などに保管されている死亡届を基に中皮腫で死亡した者の遺族に対する救済制度の周知事業を行った結果である．闘病中の本人にではなく死亡後遺族に対してになってしまうわけではあるが，すべての救済対象事案に補償・救済制度を周知することは，「隙間ない救済」実現をめざした具体的努力の一つと評価できる．し かし，継続して実施していく方針はいまだどちらからも示されていない．周知事業がなかったら，中皮腫死亡が増加し続けているにもかかわらず，補償・救済件数は減少していたのではないかという懸念も残る．

4）肺がんの決定年度別補償・救済状況（表4）

石綿肺がん（表4）の労災認定第1号は1973年とされ，以降クボタ・ショック前−2004年度までの32年間の累計労災認定件数が354件であったものが，2005年度は213件，2006年度は783件と，中皮腫同様に激増した．以降，2007年度502件，2008年度503件，2009年度480件，2010年度424件，2011年度400件，2012年度402件で，労災認定件数の2012年度末までの累計は4,061件となった．労災保険以外では，2012年度末までの累計で，船員保険52件，時効救済508件．生存中救済は累計830件であるが，労災等認定との重複216件（26.0%）を差し引くと，正味614件．死亡後救済（施行前）は，累計143件−重複分24件（16.8%）＝正味119件．死亡後救済（未申請）は，累計88件−重複分17件（19.3%）＝正味71件．公害等救済合計では，累計1,061件−重複分257件（24.2%）＝正味804件で

表4 肺がん：決定年度別の補償・救済状況

年/年度	死亡者数	労災保険	時効救済	船員保険	生存中救済	死亡後救済（施行前）	死亡後救済（未申請）	補償・救済合計
～1994 推計	7,370	120						120
1995～2004	14,026	234						234
2005	1,822	213		14				213
2006	2,100	783	272		172	52		1,293
2007	2,136	502	49	10	117	41		719
2008	2,340	503	65	9	142	28	2	749
2009	2,312	480	51	4	113	9	27	684
2010	2,418	424	25	7	96	9	23	584
2011	2,516	400	23	3	92	2	20	540
2012	2,800	402	23	5	98	2	16	546
労災等重複					△216	△24	△17	△257
合計	39,840	4,061	508	52	614	119	71	5,425
救済率	100.0%	10.2%	1.3%	0.1%	1.5%	0.3%	0.2%	13.6%
分担率		74.9%	9.4%	1.0%	11.3%	2.2%	1.3%	100.0%
			85.2%			14.8%		
死亡年判明2012年以前		3,063	37		389	119	71	3,679
死亡年不明＋生存等		1,506	15		225	0	0	1,746

合計（中皮腫・石綿肺がん）

年/年度	死亡者数	労災保険	時効救済	船員保険	生存中救済	死亡後救済（施行前）	死亡後救済（未申請）	補償・救済合計
～1994 推計	11,055	203						203
1995～2004	21,039	653		4				657
2005	2,733	715		33				715
2006	3,150	1,784	842		799	1,590		5,048
2007	3,204	1,002	95	18	642	320		2,077
2008	3,510	1,062	112	16	708	486	7	2,391
2009	3,468	1,016	104	8	574	628	138	2,468
2010	3,627	922	37	11	629	75	91	1,765
2011	3,774	944	34	9	590	66	95	1,738
2012	4,200	924	167	11	682	310	116	2,210
労災等重複					△1,095	△215	△41	△1,351
合計	59,760	9,225	1,391	110	3,529	3,260	406	17,921
救済率	100.0%	15.4%	2.3%	0.2%	5.9%	5.5%	0.7%	30.0%
分担率		51.5%	7.8%	0.6%	19.7%	18.2%	2.3%	100.0%
			59.9%			40.1%		
死亡年判明2012年以前		8,127	82		2,568	3,260	406	14,443
死亡年不明＋生存等		2,489	28		961	0	0	3,478

ある．

決定年度別の補償・救済合計件数だけでなく，労災保険，時効救済および生存中救済の各件数についても，2009，2010，2011年度と3年連続して減少していたのが，2012年度はわずかに持ち直した．中皮腫死亡事例に対する周知事業が多少は影響したのかもしれない．

2012年度末時点までの補償・救済の総累計は，

表5　石綿肺：決定年度別の補償・救済状況

年／年度	労災保険	時効救済	新法生存中救済	死亡後救済（施行前）	死亡後救済（未申請）	補償・救済合計
2010		5	5	24	0	34
2011	68	5	4	5	0	82
2012	74	0	7	6	1	88
労災等重複			0	△2	0	△2
合計	142	10	16	33	1	202

表6　びまん性胸膜肥厚：決定年度別の補償・救済状況

年／年度	労災保険	時効救済	船員保険	生存中救済	死亡後救済（施行前）	死亡後救済（未申請）	補償・救済合計
2010	35	0	1	9	7	0	52
2011	51	0	1	16	2	0	70
2012	39	0	1	14	1	1	56
労災等重複				0	0	0	0
合計	125	0	3	39	10	1	178

表7　良性石綿胸水：決定年度別の補償・救済状況

年／年度	労災保険	船員保険	補償・救済合計
2010	37	1	38
2011	42		42
2012	45	1	46
合計	124	2	126

重複分を除いて5,425件．中皮腫の総累計12,496件と比較するとその43.4％にとどまっている．国際的コンセンサスである2倍（200％）どころか，環境省が制度発足時に想定した1倍（100％）にも遠く及ばない状況が続いている．

後にみるように，認定率についても肺がんは中皮腫と比較して著しく低く，また，「取下げ」件数も多い．さらには，都道府県別の格差も大きいだけでなく，拡大傾向がみられる．こうした事態を一大事ととらえて対策を講ずることが不可欠だと考えている．まず何よりも「中皮腫と比較しても石綿肺がんの補償・救済が不十分」という認識を持ったうえで，石綿肺がんの認定・判定基準の内容と運用の大幅な改善，肺がん症例についてアスベスト曝露との関係についての医療現場に対する認識および対応を抜本的・包括的に改善するようなアプローチ，中皮腫の場合の全死亡事例に対する周知事業に匹敵するような周知事業の立案・実行等々，多様な対策をいまのうちに講じていくことが必要であろう．

5）他の石綿健康被害の決定年度別補償・救済状況（表5〜7）

公害等救済では，2010年7月1日から，著しい呼吸機能障害を伴う石綿肺及び著しい呼吸機能障害を伴うびまん性胸膜肥厚が新たに指定疾病に追加されたが，労災保険・時効救済の対象になっている良性石綿胸水はまだ対象とされていない．

時効救済では，良性石綿胸水は対象とされてはいるものの，これまで請求・認定件数とも0である．

また，時効救済については，制度発足以来，中皮腫・石綿肺がんだけでなく，石綿肺・びまん性胸膜肥厚についてもデータが公表されてきたが，労災保険について，びまん性胸膜肥厚・良性石綿胸水のデータが公表されるようになったのは，2009年12月3日の公表からのことである．

6）中皮腫の死亡年別補償・救済状況（表8，図1）

次にいよいよ検証作業の本番である死亡年（年度ではなく暦年）別の補償・救済状況をみよう．

表8 中皮腫：死亡年別の補償・救済状況（2012年度末時点）

死亡年	死亡者数	労災保険・時効救済	船員保険	労災等合計	救済率	生存中救済	死亡後救済（施行前）	死亡後救済（未申請）	公害等救済合計	救済率	補償・救済合計	救済率	未救済
1963													
1964													
1965													
1966													
1967													
1968	67				0.0%					0.0%		0.0%	67
1969	68				0.0%					0.0%		0.0%	68
1970	64				0.0%					0.0%		0.0%	64
1971	95				0.0%					0.0%		0.0%	95
1972	134				0.0%					0.0%		0.0%	134
1973	138				0.0%		2		2	1.4%	2	1.4%	136
1974	168	1		1	0.6%		2		2	1.2%	3	1.8%	165
1975	258	1		1	0.4%				0	0.0%	1	0.4%	257
1976	176				0.0%		2		2	1.1%	2	1.1%	174
1977	260				0.0%				0	0.0%	0	0.0%	260
1978	184	1		1	0.5%		3		3	1.6%	4	2.2%	180
1979	62	3		3	4.8%		1		1	1.6%	4	6.5%	58
1980	64	3		3	4.7%		2		2	3.1%	5	7.8%	59
1981	70	3		3	4.3%		2		2	2.9%	5	7.1%	65
1982	79	4		4	5.1%		9		9	11.4%	13	16.5%	66
1983	88	3		3	3.4%		5		5	5.7%	8	9.1%	80
1984	88	6	1	7	8.0%		4		4	4.5%	11	12.5%	77
1985	111	6		6	5.4%		5		5	4.5%	11	9.9%	100
1986	101	9		9	8.9%		9		9	8.9%	18	17.8%	83
1987	137	10		10	7.3%		17		17	12.4%	27	19.7%	110
1988	149	16		16	10.7%		28		28	18.8%	44	29.5%	105
1989	133	9		9	6.8%		23		23	17.3%	32	24.1%	101
1990	167	13		13	7.8%		21		21	12.6%	34	20.4%	133
1991	163	26		26	16.0%		25		25	15.3%	51	31.3%	112
1992	174	39		39	22.4%		28		28	16.1%	67	38.5%	107
1993	232	44		44	19.0%		41		41	17.7%	85	36.6%	147
1994	256	52		52	20.3%		41		41	16.0%	93	36.3%	163
1994以前小計	3,685	249	1	250	6.8%		270		270	7.3%	520	14.1%	3,165
1995	500	69		69	13.8%		90		90	18.0%	159	31.8%	341
1996	576	93		93	16.1%		122		122	21.2%	215	37.3%	361
1997	597	93	1	94	15.7%		134		134	22.4%	228	38.2%	369
1998	570	122	1	123	21.6%		109		109	19.1%	232	40.7%	338
1999	647	136	2	138	21.3%		159		159	24.6%	297	45.9%	350
2000	710	177	1	178	25.1%		183		183	25.8%	361	50.8%	349
2001	772	172	2	174	22.5%		223		223	28.9%	397	51.4%	375
2002	810	168	1	169	20.9%		324		324	40.0%	493	60.9%	317
2003	878	264	5	269	30.6%		381		381	43.4%	650	74.0%	228
2004	953	262	2	264	27.7%		523		523	54.9%	787	82.6%	166
2005	911	328	4	332	36.4%		507		507	55.7%	839	92.1%	72
2006	1,050	408	5	413	39.3%	209	116	23	348	33.1%	761	72.5%	289
2007	1,068	418	2	420	39.3%	258		40	298	27.9%	718	67.2%	350
2008	1,170	431	4	435	37.2%	348		47	395	33.8%	830	70.9%	340
2009	1,156	315	3	318	27.5%	338		65	403	34.9%	721	62.4%	435
2010	1,209	458	5	463	38.3%	321		51	372	30.8%	835	69.1%	374
2011	1,258	441	4	445	35.4%	336		57	393	31.2%	838	66.6%	420
2012	1,400	460	2	462	33.0%	369		52	421	30.1%	883	63.1%	517
1995〜2012年小計	16,235	4,815	44	4,859	29.9%	2,179	2,871	335	5,385	33.2%	10,244	63.1%	5,991
2012年以前合計	19,920	5,064	45	5,109	25.6%	2,179	3,141	335	5,655	28.4%	10,764	54.0%	9,156
2013		16		16					0		16		
合計		5,080	45	5,125		2,179	3,141	335	5,655		10,780		

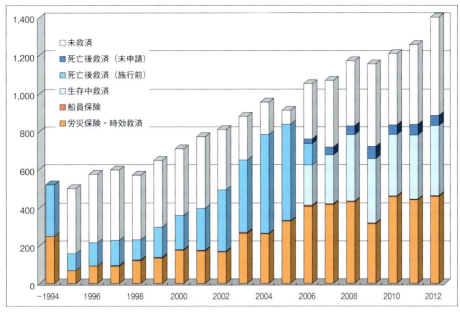

図1 中皮腫：死亡年別の補償・救済状況（2012年度末時点）

表8は，2012年度末時点における中皮腫の死亡年別の補償・救済状況である．この表の公害等救済には，労災等認定との重複分は含まれていない．

前述のとおり，補償・救済の対象（分母）となる死亡者数は，1995年以降は人口動態統計により，1968～1994年以前は推計値．1929年以前のアスベスト輸入量のデータがないために（その38年後の），1967年以前の死亡者数は推計されていない．

もっとも古い認定事例は，死亡後救済（施行前）の1973年死亡であり，時効救済で1974年死亡事例がみられる．しかし，1986年までは補償・救済合計で1桁，1995年までは2桁台で，死亡者数に対する補償・救済合計件数の比率＝救済率は，1994年以前の小計では14.1％（＝520/3,685件）にとどまっている．

中皮腫死亡者数が推計ではなく，人口動態統計により確認できる1995～2012年の18年間についてみると（図1も参照），死亡者小計16,235件のうち，2012年度末までに労災保険給付・時効救済を受けたものが4,815件，船員保険44件，生存中救済2,179件，死亡後救済（施行前）2,871件，死亡後救済（未申請）335件－合計10,244件で，救済率は10,244/16,235＝63.1％という結果になった．最も救済率の高いのは2005年の92.1％で，最低は1995年の31.8％と，死亡年別の救済率のばらつきは非常に大きい．死亡者数が推計値である1994年以前も含めた2012年までの合計でみると，救済率は54.0％という状況である．

死亡年別の救済率で，2010年69.1％，2011年66.6％，2012年63.1％と，減少傾向がみられている．周知事業による中皮腫救済件数増加の結果，死亡年別救済率も全般的に増加したが，「隙間ない救済」の実現からは遠いといわざるを得ない．

なお，表8の「2012年以前合計」欄の数字が表3の「死亡年判明2012年以前」欄の数字であり，表3において「合計」と「死亡年判明2012年以前」の差を「死亡年不明＋生存等」欄に記載している－表4と表9においても同じである．

表3では，「分担率」として，2012年度末時点までに補償・救済を受けた総件数に対する，各制度による補償・救済件数が占める割合を示している．労災保険＋船員保険＋時効救済を「労災補償等」，生存中救済＋死亡後救済（施行前）＋死亡後救済（未申請）を「公害等救済」として各々くくると，中皮腫では，両者がおおよそ半々となっている．

死亡年別の状況でみると，合計で労災補償等5,109件と公害等救済5,655件で47.5％と52.5％．1995年以降では，労災補償等の占める割合で，2007年の58.5％から2004年の33.5％までのばらつきがある．

中皮腫の80％が職業曝露によるものというのが，ヘルシンキ・クライテリア等に示された国際的な科学的コンセンサスであり，また，中皮腫の公害等救

済制度を実施している他の諸国において，公害等救済の割合が，フランスの実績で1～2割，オランダ・イギリスでは3割程度と見込まれていることと比較しても，これは到底妥当とはいい難いと考えている（この点では，環境省の制度発足時の推計方法「労災と救済法の対象者の割合が5割ずつ」（表2）にも問題があるだろう）．

一方で，2013年9月9日に報告された環境再生保全機構の「石綿健康被害救済制度における平成18～24年度被認定者に関するばく露状況調査報告書」[18]によると，表10および表11のとおり，曝露歴が「職業曝露」に分類されるものが50.8%（中皮腫）および90.2%（肺がん）にものぼることが明らかになっている．このなかには労災補償等を受ける資格のあるものが「紛れ込んでいる」ことが強く疑われるのであるが，そのような事例の有無やどれくらいあるのか，調査されたことはない．そのような事例は，すでに救済給付を受けていたとしても，労災補償等の請求をすることは可能である．これまで「労災認定等との重複分」といってきたのは，まさにそのような事例のことである．

7）肺がんの死亡年別補償・救済状況（表9，図2）

2012年度末時点における石綿肺がんの死亡年別の補償・救済状況は表9のとおりである．既述のとおり，救済の対象（分母）となるべき死亡者数は，中皮腫死亡者数の2倍と仮定している．公害等救済には，労災等認定との重複分は含まれていない

アスベスト輸入量のデータがないために推計していない1967年以前の死亡事例でも認定されているものがあり，もっとも古い認定事例は，時効救済の1963年死亡，死亡後救済（施行前）では1974年死亡事例がみられる．

しかし，救済率は，中皮腫の場合と比較しても，悲惨としかいいようのない実績である．仮に，制度発足当時に環境省が行った推計方法－肺がん死亡は中皮腫の1倍と仮定－に従うと，救済率は2倍になるが，それでもなお低い．

救済率は，1994年以前の小計では3.3%（= 242/7,370件）である．1995～2012年の18年間についてみると（図2も参照），死亡者小計32,470件のうち，2012年度末までに労災保険給付・時効救済を受けたものが2,839件，船員保険36件，生存中救済389件，死亡後救済（施行前）102件，死亡後救済（未申請）71件－合計3,437件で，救済率は3,437/32,470 = 10.6%という結果になった．最も救済率の高いのは2006年の16.3%で，最低は1995年の2.5%と，ばらつきがある．1994年以前も含めた合計でみると，救済率は9.2%という状況である．

繰り返しになるが，被害は拡大していると考えられるのに，石綿肺がんの補償・救済については，件数にも救済率にもすでに減少傾向がみられるということは，ゆゆしき事態ではないだろうか．

8）肺がん／中皮腫の比率の推移（図3）

以上の状況は，中皮腫と比較しても，石綿肺がんが著しく補償・救済できておらず，各制度間の相対的な比較においては，労災補償等がいくらかましに救済できているということを示している．このことは，別のデータからも確認できる．

図3は，決定年度別の認定率及び中皮腫に対する石綿肺がんの比率を示している．決定年度別でみると，労災保険では，肺がん補償件数の中皮腫補償件数に対する比率は，2002～2005年度に40%前後だったものが，2006年度78.2%，2007年度100.4%と上昇した後，2008年度90.0%，2009年度89.6%，2010年度85.1%，2011年度73.5%と低下し，2012年度は77.0%であった．2006～2012年度平均では84.0%となっている．

時効救済では，2006年度47.7%，2007年度106.5%，2008年度138.3%へと上昇した後，2009年度96.2%，2010年度208.3%（25/12件），2011年度209.1%（23/11件），2012年度は中皮腫救済件数の増加のあおりを受けてわずか16.0%になってしまった．2006～2012年度平均では57.5%である．

これに対して，生存中救済では，2006～2012年度平均が21.9%，死亡後救済（施行前）では4.3%，死亡後救済（未申請）では24.6%と著しく低い水準である．やはり，2012年度は中皮腫救済件数の増加のあおりを受けている．

9）認定率の推移（図4，5）

認定率についてもみておきたい．図4に中皮腫，図5に石綿肺がんの決定年度別の認定率の推移を示

石綿関連疾患の補償と救済の現状

表9 肺がん：死亡年別の補償・救済状況（2012年度末時点）

死亡年	死亡者数	労災保険・時効救済	船員保険	労災等合計	救済率	生存中救済	死亡後救済（施行前）	死亡後救済（未申請）	公害等救済合計	救済率	補償・救済合計	救済率	未救済
1963		1		1					0		1		
1964				0					0		0		
1965				0					0		0		
1966		1		1					0		1		
1967				0					0		0		
1968	134			0	0.0%				0	0.0%	0	0.0%	134
1969	136	1		1	0.7%				0	0.0%	1	0.7%	135
1970	128			0	0.0%				0	0.0%	0	0.0%	128
1971	190			0	0.0%				0	0.0%	0	0.0%	190
1972	267	1		1	0.4%				0	0.0%	1	0.4%	266
1973	277			0	0.0%				0	0.0%	0	0.0%	277
1974	335	2		2	0.6%		1		1	0.3%	3	0.9%	332
1975	515			0	0.0%				0	0.0%	0	0.0%	515
1976	352	2		2	0.6%				0	0.0%	2	0.6%	350
1977	519	3		3	0.6%				0	0.0%	3	0.6%	516
1978	369			0	0.0%				0	0.0%	0	0.0%	369
1979	124	3		3	2.4%				0	0.0%	3	2.4%	121
1980	128	4		4	3.1%				0	0.0%	4	3.1%	124
1981	140	6		6	4.3%				0	0.0%	6	4.3%	134
1982	158	3		3	1.9%				0	0.0%	3	1.9%	155
1983	176	7		7	4.0%		1		1	0.6%	8	4.5%	168
1984	176	4		4	2.3%				0	0.0%	4	2.3%	172
1985	222	9		9	4.1%		1		1	0.5%	10	4.5%	212
1986	202	14		14	6.9%		1		1	0.5%	15	7.4%	187
1987	274	11		11	4.0%		1		1	0.4%	12	4.4%	262
1988	298	13		13	4.4%		1		1	0.3%	11	1.7%	204
1989	266	13		13	4.9%		2		2	0.8%	15	5.6%	251
1990	334	21		21	6.3%				0	0.0%	21	6.3%	313
1991	326	11		11	3.4%		5		5	1.5%	16	4.9%	310
1992	348	29	1	30	8.6%		2		2	0.6%	32	9.2%	316
1993	464	35		35	7.5%		2		2	0.4%	37	8.0%	427
1994	512	30		30	5.9%				0	0.0%	30	5.9%	482
1994以前小計	7,370	224	1	225	3.1%		17		17	0.2%	242	3.3%	7,128
1995	1,000	23		23	2.3%		2		2	0.2%	25	2.5%	975
1996	1,152	32		32	2.8%		5		5	0.4%	37	3.2%	1,115
1997	1,194	53	1	54	4.5%		7		7	0.6%	61	5.1%	1,133
1998	1,140	65		65	5.7%		2		2	0.2%	67	5.9%	1,073
1999	1,294	68		68	5.3%		11		11	0.9%	79	6.1%	1,215
2000	1,420	62	3	65	4.6%		5		5	0.4%	70	4.9%	1,350
2001	1,544	89	2	91	5.9%		6		6	0.4%	97	6.3%	1,447
2002	1,620	119	2	121	7.5%		7		7	0.4%	128	7.9%	1,492
2003	1,756	114	1	115	6.5%		14		14	0.8%	129	7.3%	1,627
2004	1,906	176	1	177	9.3%		14		14	0.7%	191	10.0%	1,715
2005	1,822	182	2	184	10.1%		26		26	1.4%	210	11.5%	1,612
2006	2,100	282	6	288	13.7%	43	3	8	54	2.6%	342	16.3%	1,758
2007	2,136	270	2	272	12.7%	56		9	65	3.0%	337	15.8%	1,799
2008	2,340	294	4	298	12.7%	64		9	73	3.1%	371	15.9%	1,969
2009	2,312	245	2	247	10.7%	73		13	86	3.7%	333	14.4%	1,979
2010	2,418	265	6	271	11.2%	59		12	71	2.9%	342	14.1%	2,076
2011	2,516	268	3	271	10.8%	45		15	60	2.4%	331	13.2%	2,185
2012	2,800	232	1	233	8.3%	49		5	54	1.9%	287	10.3%	2,513
1995〜2012年小計	32,470	2,839	36	2,875	8.9%	389	102	71	562	1.7%	3,437	10.6%	29,033
2012年以前合計	39,840	3,063	37	3,100	7.8%	389	119	71	579	1.5%	3,679	9.2%	36,163
2013		9		9					0		9		
合計		3,072	37	3,109		389	119	71	579		3,688		

リスクコミュニケーション

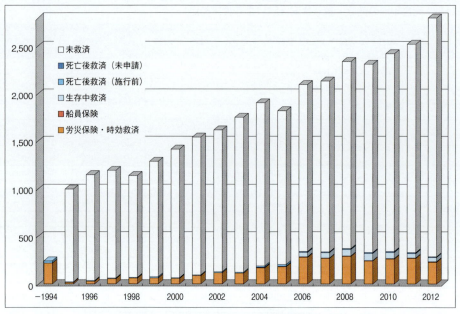

図2　肺がん：死亡年別の補償・救済状況（2012年度末時点）

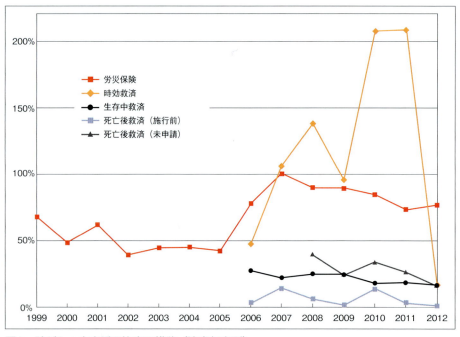

図3　肺がん：中皮腫の比率の推移（決定年度別）

した．請求件数を分母とすることも可能であるが，より正確に，当該年度における総決定件数に対する補償・救済件数を用いた．具体的には，労災補償等では，支給決定件数／（支給決定件数＋不支給決定件数），公害等救済では，認定件数／（認定件数＋不認定件数＋取下げ件数）を計算した．

公害等救済の「取下げ」は「主な理由：労災等支給，医学的資料が整わない」と注記されているが，挙げられた二つの理由はまったく性質の異なるものであり，各々の理由ごとのデータが示されるべきである．「労災等支給」が理由であれば結構なことだが，「（求められた）医学的資料が整わない」場合，それでも処分を求めていれば，「不認定」とされたと考えられる．不認定件数を減らす目的であろうが，自主的な「取下げ」を誘導させられ，事実上断念させられている可能性を排除できないため，総決定件数として分母に含めた．

中皮腫の認定率は，2006〜2012年度平均で，新法死亡後救済（施行前）が92.4％でもっとも高く，労災保険91.8％，時効救済87.4％，生存中救済

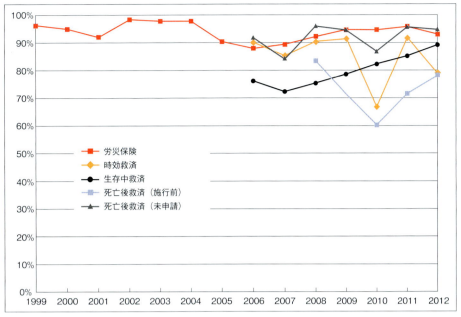
図4　中皮腫の認定率の推移（決定年度別）

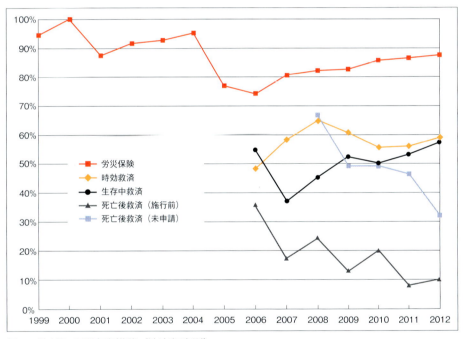
図5　肺がんの認定率推移（決定年度別）

79.8％，死亡後救済（未申請）70.6％と続いている．中皮腫の診断がつけられているにもかかわらず不支給・不認定とされた事例，「医学的資料が整わない」という理由で取り下げられた事例については，その理由の公表・検証が求められる．

一方，石綿肺がんの認定率は，2006～2012年度平均で，労災保険の81.5％がもっとも高く，時効救済53.1％，生存中救済49.4％，死亡後救済（未申請）46.3％，死亡後救済（施行前）21.9％という順で，かなりの差がついている．また，公害等救済では取り下げ件数もかなりの比率ある．やはり，まず何よりも石綿肺がんの認定・判定基準とその運用の大幅な改善が求められる．合わせて，医療現場に対するより包括的なアプローチも切実に求められている．

10）都道府県別の「救済率」（表12，13）

都道府県別の「救済率」についてもみておこう．

都道府県別の死亡年別の補償・救済件数が公表されていないため，分母には1995～2012年の中皮腫死亡者数を用い，石綿肺がん死亡者数はその2倍と

表10 中皮腫：被認定者に関するばく露状況調査結果

	曝露分類	男性		女性		計	
生存中救済・死亡後救済（未申請）	職業曝露	1,057	67.5%	102	16.4%	1,159	53.0%
	家庭内曝露	15	1.0%	63	10.1%	78	3.6%
	立入・屋内環境曝露	35	2.2%	26	4.2%	61	2.8%
	その他・不明	460	29.4%	430	69.2%	890	40.7%
	計	1,567	100.0%	621	100.0%	2,188	100.0%
死亡後救済（法施行前）	職業曝露	1,142	61.6%	149	19.1%	1,291	49.0%
	家庭内曝露	5	0.3%	38	4.9%	43	1.6%
	立入・屋内環境曝露	36	1.9%	23	2.9%	59	2.2%
	その他・不明	672	36.2%	571	73.1%	1,243	47.2%
	計	1,855	100.0%	781	100.0%	2,636	100.0%
合計	職業曝露	2,199	64.3%	251	17.9%	2,450	50.8%
	家庭内曝露	20	0.6%	101	7.2%	121	2.5%
	立入・屋内環境曝露	71	2.1%	49	3.5%	120	2.5%
	その他・不明	1,132	33.1%	1,001	71.4%	2,133	44.2%
	計	3,422	100.0%	1,402	100.0%	4,824	100.0%

表11 肺がん：被認定者に関するばく露状況調査結果

	曝露分類	男性		女性		計	
生存中救済・死亡後救済（未申請）	職業曝露	414	91.6%	16	64.0%	430	90.1%
	家庭内曝露	2	0.4%	4	16.0%	6	1.3%
	立入・屋内環境曝露	7	1.5%	0	0.0%	7	1.5%
	その他・不明	29	6.4%	5	20.0%	34	7.1%
	計	452	100.0%	25	100.0%	477	100.0%
死亡後救済（法施行前）	職業曝露	95	92.2%	1	33.3%	96	90.6%
	家庭内曝露	3	2.9%	1	33.3%	4	3.8%
	立入・屋内環境曝露	0	0.0%	0	0.0%	0	0.0%
	その他・不明	5	4.9%	1	33.3%	6	5.7%
	計	103	100.0%	3	100.0%	106	100.0%
合計	職業曝露	509	91.7%	17	60.7%	526	90.2%
	家庭内曝露	5	0.9%	5	17.9%	10	1.7%
	立入・屋内環境曝露	7	1.3%	0	0.0%	7	1.2%
	その他・不明	34	6.1%	6	21.4%	40	6.9%
	計	555	100.0%	28	100.0%	583	100.0%

仮定する．分子には，労災補償件数は都道府県別データが入手可能な2003〜2012年度の労災保険認定件数，2006〜2012年度の時効救済，生存中救済，死亡後救済（施行前），及び，2008〜2012年度の死亡後救済（未申請）件数の合計を用いて「救済率」を計算した．公害等救済では，各年度の「労災等認定との重複分」も含めた認定件数を合算したうえで，当該期間の累計の重複件数を減じて，「機構のみ認定」件数を求めた．

中皮腫・石綿肺がんについて，全国平均とベスト5およびワースト5の都道府県は，表12, 13のとおりである．

中皮腫の「救済率」は，全国平均は72.8%であるが，最高の東京都90.7%から最低の岩手県45.1%まで2.0倍のばらつきがみられる．全国最高はこれまでずっと兵庫だったものが，東京に抜かれた．

表12　中皮腫：都道府県別「救済率」

順位	都道府県	死亡者数	補償・救済合計	「救済率」
1	東京	1,287	1,167	90.7%
2	兵庫	1,483	1,341	90.4%
3	愛知	682	585	85.8%
4	大阪	1,596	1,346	84.3%
5	岡山	350	280	80.0%
全国平均		16,235	11,812	72.8%
43	熊本	174	96	55.2%
44	三重	158	85	53.8%
45	鹿児島	218	116	53.2%
46	沖縄	117	54	46.2%
47	岩手	102	46	45.1%

表13　肺がん：都道府県別「救済率」

順位	都道府県	死亡者数	補償・救済合計	「救済率」
1	岡山	700	242	34.6%
2	長崎	660	194	29.4%
3	東京	2,574	697	27.1%
4	香川	296	78	26.4%
5	山口	546	123	22.5%
全国平均		32,470	5,048	15.5%
43	宮崎	246	11	4.5%
44	岩手	504	7	3.4%
45	秋田	198	6	3.0%
46	鹿児島	436	11	2.5%
47	鳥取	134	3	2.2%

石綿肺がんの「救済率」は，全国平均は15.5%であるが，最高の岡山県34.6%から最低の鳥取県2.2%までの，中皮腫の場合よりもさらに大きな15.7倍ものばらつきがみられる．

この格差は，あまりにも大きすぎると感じられる．しかも，拡大傾向がみられるように思われる．これは，石綿健康被害とその補償・救済制度に対する周知・認識や，地方自治体をはじめとした関係者の取り組みのレベル等のばらつきを反映しているものと考えられるが，いまのうちに実効性のある対策を講じておかないと，自治体別格差がますます拡大していくのではないかと懸念される．

3　石綿健康被害補償・救済をめぐる課題

すでにふれた細部は繰り返さないようにしながら，筆者が考える検討の枠組みを示しておきたい．

1) 国による「隙間ない救済」の検証と実現への努力

石綿健康被害の補償・救済制度は多くの政府機関・民間団体が関わってくることから，省庁の縦割りを超えた国による検証作業が不可欠である．また，「救済率」の高い自治体の経験等に学びながら，「隙間ない救済」の実現に向けて実効性のある対策を講じていくことが望まれる．

2) 石綿関連疾患の認知・認定／判定・診断・治療等の改善

もともと最新の知見に基づいた継続的改善が求められるものであるが，新しいヘルシンキ・クライテリアやIARCモノグラフ等最新の知見をわが国の補償・救済に迅速に組み入れること．とりわけ石綿肺がんについて，認定・判定基準とその運用だけでなく，臨床現場の改善が求められている．公的な中皮腫登録制度の確立も再三提起されながら，まだ実現していない課題である．

3) 補償・救済の内容・水準等の見直し

これは被害者団体等からもっとも望まれている課題である．公害等救済において，生存中救済累計3,584件中の1,774件と死亡後救済累計3,711件のすべて，すなわち全体の75%に対する給付合計額が2,999,000円にとどまっている実態も踏まえて見直しが望まれる．

4) 補償・救済制度間の整合性確保と諸制度の民主的運営

補償・救済の内容・水準だけでなく，認定・判定基準の内容をとっても制度間の整合性がとられていない現状がある．また，被害者・家族の代表の参加の確保を含めて，各制度および制度をまたがった諸問題に対処する体制の改善が必要であろう．

5) 石綿関連疾患根絶をめざした総合的石綿対策の確立

ILO・WHO等は各国に石綿関連疾患根絶のための国家計画の策定を求めており，わが国でもその確

立が必要である．根絶のためには，新たな石綿使用の全面禁止のみでは不十分で，石綿のない社会/環境を実現しなければならない．その達成目標時期の設定と達成に向けたロードマップを備えた国家戦略・体制の確立が必要である．

文　献

1) http://www.mhlw.go.jp/new-info/kobetu/roudou/sekimen/kaigou/051227.html
2) http://www.env.go.jp/air/asbestos/laws_kyusai.html
3) 厚生労働省ホームページ，労災補償 http://www.mhlw.go.jp/stf/seisakunitsuite/bunya/koyou_roudou/roudoukijun/rousai/index.html，特別遺族給付金 http://www.mhlw.go.jp/stf/seisakunitsuite/bunya/koyou_roudou/roudoukijun/sekimen/index.html
4) 環境省ホームページの石綿健康被害救済・対策情報 http://www.env.go.jp/air/asbestos/index.html
5) 環境再生保全機構ホームページの石綿健康被害救情報 http://www.erca.go.jp/asbestos/relief/seido/index.html
6) 他の制度による給付には，船員保険，国家公務員/地方公務員災害補償制度，元国鉄/専売公社/電電公社等の補償制度等があり，石綿健康被害救済法施行規則第21条に列挙されている．
7) 環境再生保全機構「平成24年度石綿健康被害救済制度運用に係る統計資料」http://www.erca.go.jp/asbestos/relief/uketsuke/pdf/toukei_24.pdf
8) http://www.mhlw.go.jp/new-info/kobetu/roudou/gyousei/rousai/061013-4.html
9) http://www.env.go.jp/air/asbestos/no_1306182/no_1306182.pdf，審議会関係資料 http://www.env.go.jp/air/asbestos/index_mats.html，環境再生保全機構 http://www.erca.go.jp/asbestos/relief/seido/hantei.html
10) http://www.erca.go.jp/asbestos/what/kenkouhigai/pdf/panphlet.pdf
11) http://www.env.go.jp/council/05hoken/y058-07/ref01-2.pdf
12) http://www.env.go.jp/press/press.php?serial=13918
13) http://www.env.go.jp/council/05hoken/y058-11.html
14) http://www.mhlw.go.jp/toukei/saikin/hw/jinkou/tokusyu/chuuhisyu12/index.html
15) http://www.mhlw.go.jp/stf/houdou/2r9852000003554t.html
16) http://www.mhlw.go.jp/stf/houdou/0000031636.html
17) http://www.mhlw.go.jp/stf/houdou/0000031628.html
18) http://www.env.go.jp/air/asbestos/commi_hefc/rep_h24/index.html

第 II 章 リスクコミュニケーション

石綿関連疾患の予防と対策
石綿と震災

外山　尚紀

はじめに

2011年3月11日発生した東日本大震災は地震自体の大きさもさることながらその後発生した津波により前代未聞の被害をもたらした．死者・行方不明者数は18,465名（2015年8月，警視庁），被害を受けた住宅は116万戸にのぼり，1995年の阪神淡路大震災を超える甚大な被害を発生させた（表1）．震災発生15日後の3月26日，東京労働安全衛生センターと中皮腫・じん肺・アスベストセンターは初めて被災地へ調査チームを派遣した．調査チームは市街地の地震による建物の倒壊と沿岸部の人，建物，車などを根こそぎにした凄惨な津波被害の状況と膨大ながれきの中で行われている捜索活動の様子を伝えた．津波で破壊された建物のがれきにはさまざまな石綿含有建材が混ざっており，また倒壊，半倒壊した建物にも大量の石綿含有建材が残されている．私たち石綿問題に関わるNGO・市民団体，大学，研究機関の有志は被災地での石綿対策の重要性を認識し，震災による石綿含有建材の状況の調査と対策を目的としてチームを形成し，被災地へ入り調査と活動を開始した．

東京労働安全衛生センターは中越地震（2004年），中越沖地震（2007年）でも被災地を訪ね，石綿含有建材の状況を確認し，労働者，住民，ボランティア，地方自治体への注意喚起を行ってきたが，今回の震災はこれらよりもはるかに広い範囲で甚大な被害を発生させており，阪神淡路大震災をも超える被害をもたらした．2012年までに阪神淡路大震災の建物の解体や廃棄物処理に携わり，中皮腫を発症した4人が石綿曝露によるとして労災認定を受けている．阪神淡路大震災だけでなく，石綿が原因とされる中皮腫による死亡者は2012年には年間1,400人に達している．今まさに現実の大きな被害が発生していることが石綿問題の重さである．

震災による大津波は有史以来たびたび発生し大きな被害をもたらしてきたが，20世紀後半大量に使用された結果，身近に残された石綿含有建材がここまで大規模に被災した状況は歴史的に例がない．東日本大震災では震災と津波という自然災害の被害にとどまらず，産業社会の中に潜んでいたリスク要因が思わぬかたちで顕在化した．福島第一原子力発電所の事故はその典型的な事例だが，石綿などのさまざまな有害物を含む建物，車両，構造物などの災害

表1　阪神淡路大震災と東日本大震災の被害

		阪神淡路大震災*	東日本大震災**
死者・行方不明者（人）		6,437	18,465
負傷者（人）		43,792	6,152
住宅被害（戸）	倒壊建物	104,906	124,664
	半倒壊建物	144,274	274,641
	一部破損他	390,506	760,830
	住宅被害計	639,686	1,160,135

*阪神・淡路大震災の被害確定について，2006，消防庁
**東北地方太平洋沖地震の被害状況と警察措置，2015.8.10，警察庁

廃棄物が新たなリスクの原因となり，復興の大きな障害となった．その処理には宮城県，岩手県では3年を要し，原発事故の影響を受けた地域はさらに数年の時間を要する．石綿は19世紀からさまざまな産業で利用されており，発がんリスクそれ自体はこれまでの研究により多くの部分が解明されている．しかし，そのリスクは地震，津波と複合することにより，新たなリスクを発生させ，新たな手法によるリスク管理が求められているとみることができる．

一方，震災の2年後，2013年度は石綿に関連する政策転換の兆しがみられた年である．1つは環境省による大気汚染防止法改正である．大気汚染防止法は石綿除去時の漏洩を防止し，周辺住民の石綿ばく露を予防するための規制で，5年ぶりに改正強化された．建物の所有者，工事の発注者の責任を強化することが加えられ，枠組みを変えるという意味で大きな改正といえる．その背景には被災地で多発する除去現場からの漏洩事故がある．2つ目は国土交通省による「建築物石綿含有建材調査者」という新たな建物と建材調査のための資格制度である．これは厚生労働省の「石綿作業主任者」に続く2つ目の公的資格制度で，調査についての初めての資格制度の運用が始まった．国交省は2005年のクボタショック後，社会資本整備審議会に石綿対策部会を設置し，現在使用されている建築物の石綿について調査対策を検討した．2007年総務省勧告を受け，2008年9月に部会のもとにワーキング・グループを設け，そこでの検討結果を元に新たな資格制度である石綿含有建材調査者の養成を決めた．5年をかけて準備された英国類似の公的資格が注目されている．3つ目は建材の石綿含有の有無を判定する分析方法であるJIS法の改定である．これにより日本独自の方法であったJIS法に国際標準であるISO法が追加された．分析方法については，2006年に制定されたJIS A 1481が，同時期に国際標準化機構（ISO）で検討されていた方法と異なる点が指摘されてきた．JIS法とISO法では，石綿の定義が異なり，当然それにより分析結果に違いが現れるという本質的な問題が生じている．これには経済産業省と厚生労働省が関わっている．石綿に関連する4つの省庁が同時期に調査（国交省），分析（経産省，厚労省），除去（環境省）の各分野において，新たな動きを見せたことになる．

1995年の阪神淡路大震災の後にも特定化学物質等障害予防規則と大気汚染防止法が改正され，吹付け石綿の除去時の対策が開始された．こうしてみると日本では震災と石綿対策は関連性があるとも考えられる．

本稿では，阪神淡路大震災時の石綿対策を振り返り，筆者が直接関わった東日本大震災とその後の石綿対策を報告，検討し，今後の日本における石綿対策の方向性を検討する．東日本震災と津波の襲来，避難と人命救助，がれきの回収，倒壊建物の解体，災害廃棄物の処理というこの3年間の困難な一連の行程のなかで，石綿によるリスクはどのようであったのか，対策として何ができ，何ができなかったのか，教訓として何を得たのかは，今後の災害対策への指標となるだろう．そして石綿という社会が直面しているリスクに対する向き合い方が大きな犠牲を出した2つの震災を機に深まることを期待したい．

1 背 景

1) 石綿の特徴，建材への使用

石綿は言葉のとおり「石」の「綿」である．鉱物としての特徴として，固く強い，燃えない，摩擦に強く耐久性がある，薬品にも強いという点があり，同時に形態は綿のように柔軟性があり，加工しやすく，他のものとよく混ざる特徴がある．吹付け石綿は石綿とセメントを混ぜて鉄骨に吹付け施工することで，容易に鉄骨と密着し，火災から鉄骨を守る．スレート板は，セメントと石綿を混ぜた材料を多層に重ねたものだが，セメントの粒子と石綿繊維の束が混ざることにより，強度と耐久性を出すことができる．このような優れた特徴から石綿は「奇跡の鉱物」と呼ばれ，産業革命後の世界で19〜20世紀を通じて使用量が増加し，アジアを中心に今なお使用が続いている．

日本では石綿を明治維新以来100年以上にわたって使用してきた．今問題となっている石綿は1960年代の高度経済成長期以降に輸入されたものだ．1970年代から80年代にかけて約20年間，年間30万トン前後の大量消費期があり，1974年には最高となる約35万トンが輸入されている．輸入された石綿の総量はおよそ1,000万トンといわれる．

輸入された石綿の用途は，すべてが正確に把握されてはいないが，日本石綿協会の資料によれば，8割から9割が建材として使用され，その大部分はスレートなどの石綿セメント板に使用された．ほとんどの石綿含有建材はいまだ私たちの身の回りにあふれており，特に建物には大量の石綿が残されている．石綿含有建材は42種類2,140製品が確認されており[1]，2004年の建材まで石綿を含有していた可能性がある．多くの石綿含有製品は1960〜80年代に石綿を含有させて製造され，その後発がん性が問題となる中で，含有しない，また含有率を減らした製品に変わっていった．そのため同じ種類，商品名の製品であっても製造年によって石綿を含有する製品と含有しない製品があり，分析を経なければ石綿含有の有無が分からないものも多い．

目に見えない微細な繊維状の石綿の粉じんの曝露（呼吸によって吸い込むこと）によって，非常に長い潜伏期間の後で肺がん，中皮腫（石綿のみが原因とされる悪性腫瘍）などの重篤な病気を引き起こすことから，日本では2004年10月に建材への石綿の使用は禁止され，2012年3月には全面的に禁止された．しかし現在も大量の石綿含有建材が建物に残されており，解体時などに力が加わることによって，それらから石綿の粉じんが発生する．粉じんに曝露することによりじん肺，肺がん，中皮腫などの健康影響が発生する．

石綿のリスクの特徴は，(1) 大量に残され，身近に存在する，(2) 力が加わることにより粉じんが発生する，(3) 潜伏期間が非常に長く，重篤な病気を引き起こす，(4) 閾値（ここまでの曝露濃度ならば病気を起こさないという基準）がない，そして次項に述べるように (5) 現実の大きな被害を発生させていることにある．このような物質は比類がない．

2) 石綿の被害の顕在化

日本における石綿被害の被害は，2005年の「クボタショック」を契機に広く知られるようになった．1960年代に石綿水道管を製造していたクボタ旧神崎工場では，働いていた労働者だけではなく，周辺住民にも中皮腫を発生させていたことが報道され大きな衝撃を与えた．2015年には被害者は298人にのぼっている[2]．住民は工場労働者よりも石綿の曝露量は少ないはずだが，そのような少ないばく露であっても公害のように周辺住民に大きな被害を発生させ，しかも記憶にないほどの過去の曝露によって死に至る重篤な病気に罹患してしまうことは石綿の不気味な特徴を現している．人口動態統計による中皮腫の死亡数は，ICD10で統計を取り始めた1995年以降増加し続けており，500人（1995年）から1,410人（2013年）18年間で2.8倍に増加している．1995年以降の中皮腫の死亡者数は1万6千人を超えている．石綿の疾患は中皮腫だけではなく肺がん，石綿肺なども引き起こす．これら2つの疾患を合わせると年間数千人が石綿の病気で死亡していると考えられ，それは今後も増加し続けることが予想される．これまでの石綿使用による中皮腫の死亡者数は2030年にピークに達し，全体で10万人にのぼる将来予測もある[3]．このように石綿は今まさに多くの被害を発生させており，今後もそれは増加すると予想されている．そして今後数十年間にわたって発生する被害は過去の曝露によるものであり，今後の曝露による被害は未知数である．

3) 石綿の規制の現状

現在，建材などとして大量に残されている発がん物質としての石綿に対しては，複数の省庁によるいくつかの法律により規制が設けられている．既存石綿含有製品の対策では，(1) 調査（どこにあるのか把握すること），(2) 分析（石綿含有の有無の確認），(3) 管理（除去されるまで飛散しないように管理すること），(4) 除去（飛散させずに除去すること），(5) 廃棄（収集運搬，最終処分場での飛散防止）の5つの段階での管理が求められる．

法規制は複数の省庁が管轄することになり，表2に示すように，建物管理，労働者保護，大気環境規制の観点からそれぞれの法律が規制している．そのため石綿含有建材のある建物の解体工事では複数の届出を行わなければならず，また地方自治体の条例もあり，繁雑な手続きが必要となる．表3に石綿含有建材の分類を示す．これらの建材は飛散性が高いもの（国際的にはFriable：易損，日本では「飛散性」），飛散性の低いもの（国際的にはNon-Friable：非易損，日本では「非飛散性」）に分類されているが，これも省庁によって分類と名称が異なる．

表2 アスベストの規制の内容，対象，所管，実行機関

法律	内容	対象	所管	実行する機関
労働安全衛生法	新規の輸入，使用などの禁止	全て	厚生労働省	労働基準監督署
石綿障害予防規則	石綿含有建材などの除去時の対策	レベル1，2，3	厚生労働省	労働基準監督署
建築基準法	建物改修時の吹付けアスベストの除去等	一部の吹付け材	国土交通省	地方自治体
建設リサイクル法	石綿含有建材のリサイクルの禁止	鉄骨等の付着物	国土交通省	地方自治体
大気汚染防止法	石綿含有建材などの除去時の対策	飛散性，非飛散性	環境省	地方自治体
廃棄物処理法	廃石綿などの処理方法	飛散性，非飛散性	環境省	地方自治体

表3 石綿含有建材の分類

建材の種類	代表的建材	厚生労働省	国際標準	環境省	国交省
吹付け材	吹付けアスベスト	レベル1	Friable（易損）	飛散性	吹付け石綿，吹付けロックウールのみを規制
保温材，断熱材，耐火被覆板	配管保温材，煙突用断熱材	レベル2	Friable（易損）	飛散性	
成形板等	スレート板，ケイ酸カルシウム板	レベル3	Non-friable（非易損）	非飛散性	

(1) 調査

増改築を繰り返す建物の石綿調査は難しいとされているが，2005年施行された石綿障害予防規則では，建物の解体工事の前に石綿含有建材の有無を確認するために「事前調査」を義務付けているものの，その調査方法，記録様式，資格については規定がなかった．厚生労働省は2012年5月「建築物等の解体等の作業での労働者の石綿ばく露防止に関する技術上の指針」を公示として発し，その解説を公開した．その中で事前調査ができる者として「日本アスベスト調査診断協会に登録されたアスベスト診断士」を挙げた．しかし，この通達に対して石綿の被災者団体などは，アスベスト診断士は過去に石綿を普及させてきた旧日本石綿協会（現 JATI 協会）が運営している資格制度であり，公正さに欠け，社会的なモラルに反すると抗議し，撤回を求めている（毎日新聞2012年7月18日）．

一方，国土交通省では2007年の総務省による民間建築物の石綿含有建材の調査の促進のための調査法の検討指示を受けて，社会資本整備審議会アスベスト対策部会同ワーキング・グループにおいて2008年から総合建設業，一級建築士，自治体，建材分析，石綿除去業等の委員による多様な検討が行われ，2013年「石綿含有建材調査者」の養成を開始した．

(2) 分析

日本では，2006年制定され2008年改訂されたJIS A 1481「建材製品中の石綿含有率測定方法」[4]が石綿障害予防規則に定められた分析方法だが，国際的に通用している方法と異なる方法であり，石綿の定義も国際的合意と異なり，また精度の面でも問題点が指摘されていた[5]．ISO（国際標準化機構）でも2012年，製品中の石綿の定性分析方法が制定され[6]，ISOのワーキング・グループには日本からも代表が参加し，日本独自のX線回折法をISO法に取り入れさせるべく奮闘したが採用されなかった（毎日新聞2012年6月24日）．ISO法の発効によりJIS法を改定する必要が生じ，経済産業省と日本工業標準調査会では国際基準の方法を採用する改定の準備を開始し，2014年3月ISO法を取り入れた新JIS法が発効した．

石綿の分析は，対策の入口であり，「含有あり」を「なし」としてしまうと，即曝露事故につながり，「含有なし」を「あり」とすると，不要かつ高額の除去費用がかかることになる．米国の石綿分析での技術認定プログラムでは年4回の試験試料分析以外に日常的に精度管理が行われており，ミスが1％を超えると資格を失うという厳しいものである[7]．海外では発がん物質である石綿分析のためにそれほど厳しい管理が求められるが，日本では国際標準と異なる分析方法が通用してしまい，精度管理も日本環

(3) 管理

石綿含有建材は身の回りにあふれており，すべてをすぐに除去することは不可能だ．今後数十年にわたって飛散と曝露を防ぐ管理が必要となるが，さまざまな建材について管理する方法，いつどのような状態になったときに除去が必要となるのかは，ほとんど検討されていない．これに関連する法律は石綿障害予防規則の第10条の事業者の労働者の石綿粉じん曝露防止義務についての規定だが，飛散のおそれのある建材の状況や濃度測定によるリスク評価方法などの規定は定められていない．

2012年9月にボイラー設備などを有する建物に付随する煙突の内部に施工されている石綿断熱材からボイラーの通常使用時に煙突から石綿が飛散し，またボイラー室内も石綿に汚染される可能性があるという報告が相次いで発表された[8, 9]．煙突以外にも例えば石綿含有吹付け材が空調の経路にある建物は常時風が当たることにより石綿が飛散している可能性がある．またエレベーターシャフト内の吹付け材も風や振動を受けて飛散する可能性があるが，充分調査されておらず，管理の分野でも対策はこれからといえる．

(4) 除去

石綿含有建材の中でも飛散性の高い吹付け材等の除去については，石綿障害予防規則と大気汚染防止法に規定されているが，不適切な工事，漏洩事故，無届け工事などの問題事例がたびたび報道されている．現行法では技能と熟練を要する吹付け石綿除去業に資格免許制度がなく，誰でも行い得るために技術を保証するものが何もなく，石綿が完全に除去されたことの作業後の完成検査も行われていない．吹付け材と比較して飛散性が低い成形板等については石綿障害予防規則で除去時に湿潤化などの対策が義務付けられているが，一部の自治体を除いて届出や定常的な監視がなく正確な実態さえ把握されていないのが現状だ．2013年に環境省は大気汚染防止法を改正し，建物所有者の責任を強化し，自治体の立ち入り権限を拡大するなどの規制強化策をとった．厚生労働省も2014年に石綿障害予防規則（石綿則）を改正し，除去時の飛散防止対策の徹底，煙突などレベル2建材によるばく露防止を追加しており，規制強化の方向を打ち出している．

(5) 廃棄

環境省が所管する廃棄物処理法では，吹付け石綿などの廃棄物を「廃石綿等」の特別管理産業廃棄物として管理型または遮蔽型最終処分場で処分すること，それ以外の成形板などは産業廃棄物として処理することが規定されている．廃棄物処理法は「廃石綿等」の不法投棄などの悪質な違反事業者には最高3億円の罰金を課すなどの厳しい法律だが，解体現場や中間処分場で石綿含有建材が他のものと混ざってしまうこと，特に意図的ではない場合の監視は弱い．石綿含有建材の廃棄については環境省国交省の所管する建設リサイクル法は，建材のリサイクルを進めるための法律だが，石綿は逆にリサイクルしてはならない建材である．リサイクル対象とそれをしてはならない建材が建物には複雑に混在しているが，建設リサイクル法では，吹付け石綿などの「付着物」としての石綿の除去を確実にすることのみをうたっており，成形板などの確実な分別と混入防止についての規定はない．2009年埼玉県さいたま市の市民グループの調査によって明らかになった再生砕石中の石綿含有建材の問題は成形板などが解体現場などの「上流」で分別されないためにコンクリートガラのリサイクル商品である再生砕石に広範に混入していることを示した[10]．今後は再生砕石による土壌汚染が問題となり，石綿のライフサイクルを終わらせることができない状況になる可能性がある．

2 石綿と阪神淡路大震災

1) 1995年阪神淡路大震災発生

1995年1月17日発生した阪神淡路大震災は6,437人の死者・行方不明者，43,792人の負傷者を出した．住宅の建物被害は約64万棟とされており，東日本大震災の約半分であった．神戸市などを直撃した都市直下型地震であり，建物がその場で被害を受け，被災後に倒壊の危険がない場合，人々はそのまま被災地域に居住した．

1995年は石綿含有建材のなかでも最も飛散性の高い吹付け石綿が事実上禁止されてから20年後であり，大半の吹付け石綿が残されていた．吹き付け石綿の多くは鉄骨造の建物の骨組みとなる鉄骨の

梁，柱などに施工され，鉄筋造の一部分（機械室，ボイラー室，パイプスペースなど）に施工される．木造住宅には通常は施工されない．1997年の環境庁の委託調査によれば1995年当時は吹付け石綿のある建物の1～2割程度が解体されていただけで大半の建物は残されていたことになる[11]．

吹付け石綿は施工時の発じんが非常に多く危険性が高いために，1975年に事実上禁止されたが，それまでに施工された建物には使用されていた．また，1976年以降は吹付け石綿の替わりにロックウールが施工されたが，それには5%以下の石綿を含有しているものもあった．日本石綿協会によれば1971～74年に6.4万トンが製造されており，全体で17万トン施工されたと推定される[12]．吹付け石綿は施工時だけではなく，施工後であっても通常使用時の接触，風圧，振動などの力が加わることによって石綿が飛散する．地震によって建物が倒壊した場合，損傷を受けた場合には通常使用時よりも危険な状況に陥る．震災後の復旧に伴う解体工事も同様の危険がある．

阪神淡路大震災では，都市部の吹付け石綿が施工されている可能性の高い鉄骨造，鉄筋造の建物に被害を与えたことにより危険を高め，さらにそれらが解体される局面があり，その周囲に作業者だけではなく，住民も滞在しているという状況となった．石綿曝露のリスクが高い環境が長期間にわたって継続した．

2）1995年当時の石綿対策の状況

吹付け石綿の施工は石綿濃度が非常に高濃度になることから1975年に事実上禁止されたが，その除去時の危険性についての認識はどうであったか．労働省は建物の解体改修時の石綿対策について最初の通知を1986年に出しているが，実際の吹付け石綿の飛散防止の対策工事といえるものは，1988年，建設省の委託による「建築物等の保全技術・技術審査証明事業」の認定を受けた工法によって施工されている．注意を要するのは，認定を受けた最初の工法である「J・P・Iシステム」は，ニチアス，ナイガイ，日本バルカー工業，ノザワ等の石綿製品製造会社が共同して審査証明の認定を受けている点である．いわば発がん物質である吹付け石綿等を販売した業者が，後年になって「危険だから除去しましょう」というもので，社会的なモラルに反するという批判は免れない．このような「マッチ-ポンプ」構造はこの時に始まり，現在も続いている（前節参照）．

いずれにしても，このような対策工事が一般に行われるようになるのは翌1988年に環境省の大気部局が初めて石綿対策の通知を発し，建設省の建築指導課と労働省の化学物質調査課が具体化したマニュアルを作成した以降である[13,14]．1987年に各地で学校の教室の天井吹付け材が問題となった「学校パニック」が起こり，日本で初めて石綿問題がクローズアップされたことも対策の追い風となった．文部省は吹付け石綿の有無の調査と除去費用の補助を予算化したため，全国で学校施設の吹付け石綿除去工事が行われた．

もう一つの重要な背景は，石綿含有建材の特定方法である．鉄骨の吹付け耐火被覆は，(1) 1975年までの吹付け石綿（通常は石綿含有率50%以上），(2) 石綿含有吹付けロックウール（石綿含有率5%以下），(3) 非石綿含有の吹付けロックウールがありえる．阪神淡路大震災直後の4月からは石綿含有の基準が5%から1%に強化され，(1) と (2) が規制対象となる．通常は石綿の含有を確認するためには分析を要するが，当時は公的な分析方法が定められておらず，単にX線回折法によるとのみマニュアルには記載されており，具体的な方法は示されていない．当時のX線回折の定量下限値は5%程度であり，測定精度は低かった．実際は，X線回折を実施しても (1) のみしか検出できなかったと考えられる．日本での吹付け耐火被覆などの石綿含有の分析方法は翌1996年3月に出される労働省通達188号まで待たなければならなかった．海外では1979年に発行された解説書に現在の実体顕微鏡と偏光顕微鏡を使用する方法が紹介されており[15]，米国ではEPAが1982年に公的な分析方法を示している[16]．これらの方法は基本的に偏光顕微鏡を使用する現在のISO法と同じ方法論であり，日本通達188号のX線回折法と中心とする方法と全く異なる．

1980年代後半の吹付け石綿の除去時の対策はすべてが通知通達レベルで終結してしまい，法的な強制力をもつまでには至らなかった．分析方法も確立

表4 阪神淡路大震災後の吹付け石綿使用実態調査結果（神戸市）

区分	棟数	石綿使用可能性
石綿確認	25	確実
吹付けあり，1975年以前	15	ほぼ確実
吹付け不明，鉄骨造，1975年以前	104	可能性大
吹付け不明，鉄骨造以外，1975年以前	335	可能性中
その他	745	可能性小から無
計	1,224	

参考文献12)を元に作成．

しておらず，石綿含有建材の特定も十分にできない中途半端な規制の状況で1995年1月阪神淡路大震災を迎えた．

3）阪神淡路大震災時の石綿の状況

震災発生後，1月末に環境庁が被災地域で，VOCなどの有害物質の大気中と土壌汚染の可能性について調査した．その結果，大気中の石綿濃度のみが高いことが判明した．それで，2月になって石綿対策の8省庁連絡会議が環境モニタリングの継続と事前調査と事前除去，困難な場合は薬剤散布や散水を求めているが，これらには法的な根拠はなかった．解体を急ぐあまり，また断水もあり，湿潤化も保護具の着用もなく，周囲に人がいる中，重機で吹付け石綿の付いた鉄骨を掴んだまま移動する光景がみられたという[17]．兵庫県が，被災地行で，3次にわたって建物の損壊調査を行っている．3月末にまとめられた第1次調査では1224棟を調査し，40棟（3％）で吹付け石綿の存在が確実かほぼ確実，104棟（8.5％）が可能性大であった（表4）．1995年9月末の報告では神戸市が吹付け石綿を把握した棟数は57件でその内の23％にあたる13棟の工事が不適切で石綿飛散の可能性が高い[17]．当時の神戸市環境局の職員は「3回にわたり実態調査を実施したが，解体工事が次々と進行していくなかで，十分に時点時点での実態を把握するには至らなかった」また「工費解体にアスベスト対策費用を含むことを決定する前の段階では，費用負担の問題から所有者及び業者への指導は困難をきわめた．一方，工費負担の決定後は，一部の悪徳業者による手抜き工事が横行し，その指導もまた困難であった」と当時の石綿対策の困難さを指摘している[18]．こうした状況から神戸市では5月に石綿飛散のおそれのある場合には工事の中止と改善の要請ができる踏み込んだ指導指針を出している．

環境庁による石綿濃度測定によって，一般環境の石綿濃度では最高6f/L，解体現場周辺では最高19.9f/Lとなり，吹付け石綿などの石綿含有建材の被災とその後の解体工事による影響が見られた．被災した市民と救援ボランティアにより1995年3月に設立されたNGO・市民団体「被災地のアスベスト対策を考えるネットワーク（代表 中地重晴）」（以下ネットワーク）による吹付け石綿のある建物の解体現場周辺では160〜250f/Lの高濃度が検出されている．気中石綿濃度については東日本大震災の項に表7を示し考察する．

ネットワークは調査，情報提供，防じんマスクの配布，電話相談，行政交渉，現場監視を継続し，5月には大規模なシンポジウムを開催している．前述の石綿濃度測定の他，危険な解体工事の抑止，リスクコミュニケーションによる対策の決定，行政の規制強化への働きかけなどの面で重要な役割を果たした．

4）阪神淡路大震災の教訓

神戸市は震災後の課題と対策として，(1) 解体業者の石綿に対する認識不足，(2) 石綿除去費用の負担への補助による軽減，(3)石綿使用建物の把握，(4) 石綿除去事業者の技術の向上をあげている[19]．阪神淡路大震災の教訓からネットワークでは，平時における建物の石綿調査の実施，計画的な除去，防災計画への石綿対策の追加，復興工事，家屋の新築などでの石綿含有建材の使用禁止などを提言している．最も大きな変化は，労働省と環境庁による吹付

け石綿除去時の対策の義務化である．労働省は1995年2月20日公布，4月1日施行で特定化学物質等障害予防規則を改正し，吹付け石綿除去の際の対策とともに，労働基準監督署長への届出を義務付けた（1995年6月1日施行）．環境省は1996年に大気汚染防止法に特定粉じん発生作業として，吹付け石綿などの除去作業を指定し，負圧換気，養生などの規定を定め，地方自治体の環境部局が立ち入り権限をもつことになった．

阪神淡路大震災によって，それまで法的規制のなかった吹付け石綿などの除去作業の規制が始まった点は評価することができる．しかしネットワークが指摘した吹付け石綿以外の石綿含有建材，特に絶対量が多く身近に残されている成形板などの危険性の認識は当時も薄く，その後も問題視されることはなかった．

5）被害の顕在化

2014年までに阪神淡路大震災後の建物の解体や廃棄物の処理に従事したことにより，石綿に曝露したことが原因で中皮腫を発症したとみられる作業者4人が労働災害認定を受けている．その中の2012年に認定された1人は震災直後の2カ月の復旧作業に従事した際に石綿に曝露したものと思われる．また震災後のがれき処理に従事した明石市職員1人が中皮腫を発症し，公務災害申請をしている．5人の石綿被害は2012年に大きく報道され，東日本大震災被災地の石綿問題への注意喚起の契機となった．

一方，2012年に作家の藤本義一氏が中皮腫で亡くなられたが，職業的な石綿曝露の経験がないことから，阪神大震災時に芦屋市に在住しており，解体工事による石綿曝露と死亡との関連が指摘されている．

3　石綿と東日本大震災

東日本大震災発生から3年間，筆者が所属する東京労働安全衛生センターは，NGO・市民団体，研究機関，大学，市民と協力し，被災地の石綿の状況を把握し，リスク評価を行いながら，その結果を元に住民，行政機関とのリスクコミュニケーションを通じて，石綿対策を進めることを目的として調査・活動を行ってきた．また環境省と厚生労働省は2011年5月「東日本大震災被災地アスベスト対策合同会議を発足させ，気中濃度測定を中心に石綿対策を進めており，筆者もこの会議に参加している．この章では，筆者が関わった調査・活動を中心に東日本大震災とその後の石綿対策について検討する．東京労働安全衛生センターの被災地での活動の詳細はホームページ

（http://www.metoshc.org/index.html）を参照されたい．

1）NGO・市民団体による調査・活動の概要

（1）巡視調査とマッピング

石綿含有建材の状況調査では，マッピングという手法を中心に調査を実施した．被災地の建材に石綿が含有しているかどうかは分析しなければ正確にはわからないが，含有の可能性が高いもの，また含有している場合に特に注意が必要な建材を目で見て判断することはできる．被災地を見て回り，石綿の危険性が高く，目で見て判断できるものをピックアップした．その際に特に注意したのは，吹付け材，煙突，波板スレート材であった．吹付け材は，飛散性が高く解体工事の際には特別な飛散防止対策をとらなければならず，リスクが高い建材である（図1）．建物に付随する煙突には内側に石綿を使用した断熱材が施工されている場合がある．これも飛散しやすい材質の製品があるとともに，通常の建物解体時の事前調査で見逃されることがあり，注意が必要な部位の一つである（図2）．輸入された石綿の半分以上はスレート板に使用されていることから，スレート板は大量に残されている建材だ．図3のように倉庫や工場では波板スレートが使用されることが多く，被災地でも大量に残されている．吹付け材と比較して固く壊れにくいものの，切断や研磨，破断されると石綿が容易に飛散する．スレート材は2004年製造のものまで石綿を含有しており，特に波板スレートはほとんどのものが石綿を含有していた．また目視により石綿含有の有無を判断することが可能なものもある．以上から，建物の外部から確認することができる吹付け材，煙突，波板スレートの3種類をマッピングの対象とし，一定の範囲で確認し，地図上に記録した．

これらの調査には多くのボランティアが参加し，

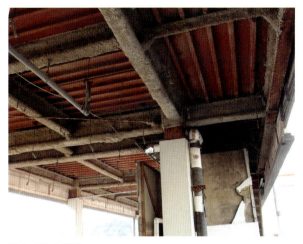

図1　耐火被覆

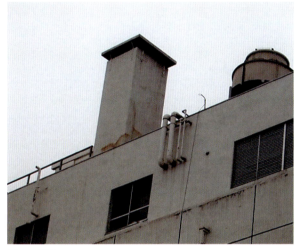

図2　煙突

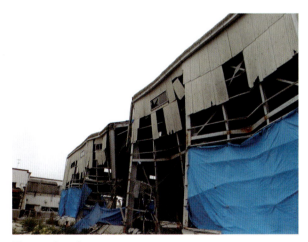

図3　スレート

石綿含有建材についての知識とルーペによる石綿含有建材の見分け方を習得しながら実施した．また調査の過程で，建物の所有者，作業者などの方から話を聞くこと，石綿含有建材の破砕などの危険な状況が見られた場合の注意喚起，マスクの配布なども行いながら調査を進めた．

(2) 石綿含有分析

被災地で観られた石綿含有が疑われる建材については，その状況を記録し，可能な場合は採取し，ISO22262-1[6]の方法で石綿含有の有無を分析した．被災地での分析は迅速性が要求されるため，ルーペなどの低倍率の目視での分析の精度も検討し，住民への説明会，労働者教育の中で活用した．

(3) 気中石綿濃度測定

調査により，石綿含有建材が多く，リスクの高い場所が判明した場合，その周辺の空気中の石綿濃度を測定した．石綿の粉じんは，石綿含有建材が存在しているだけでは発生せず，破砕などの物理的な力が加わることによって環境空気中に発生する．調査ではマッピングの結果からリスクが高いと予測される場所で集中的にサンプリングを実施した．環境中の空気をポンプで吸引し，フィルター上に浮遊物を採取し，顕微鏡で観察して石綿を計数した．分析方法は環境省「アスベストモニタリングマニュアル第4版」[20]の位相差顕微鏡による総繊維濃度を計数しながら，同時に偏光顕微鏡に切り替えることにより石綿繊維を同定し，総繊維濃度および石綿繊維濃度を求めた．

(4) リスクコミュニケーション，リスク対策，提言

関係者（リスクを発生させる者，管理する者，リスクの影響を受ける可能性のある者，外部の専門家やNGOなど）がリスク情報を共有し，対策を検討，リスク低減を実行するリスクコミュニケーションは近年重要視されている．石綿のリスクは常に存在するという認識に立ち，震災後石綿のリスクは増加している現状を踏まえた上で，どのようにリスクを低減してゆくのかを関係者で協議し，実行することをめざした．今回は調査の結果を住民，ボランティア，行政機関担当者へ報告し，調査時の周辺の建物の状況調査と周囲にいた作業者，住民との話，また報告会参加者との意見交換など，建物の状況と人々の防じん対策の状況から実行可能な対策を検討した．

(5) 労働者教育

宮城県石巻市でのリスクコミュニケーションを通じて，2012年度から本格化する被災建築物の解体工事に従事する労働者への石綿についての教育が十

表5 被災地で採取したアスベスト含有が疑われる建材の含有分析結果

	含有なし	含有あり				
			クリソタイル	アモサイト	クロシドライト	計
吹付け材	76	6	2	2	2	82
煙突用断熱材	0	1	0	1	0	1
ケイカル2種	3	2	1	0	0	5
ケイカル1種	6	6	3	0	0	12
波板スレート	1	24	22	0	0	25
平板スレート	7	11	10	0	0	18
石膏ボード	7	1	1	0	0	8
スラグ石膏板	1	4	2	0	0	5
床用ビニルタイル	3	2	2	0	0	5
床用ビニルシート	1	2	2	0	0	3
屋根用化粧スレート	1	2	2	0	0	3
窯業系サイディング	4	8	8	0	0	12
押出成形セメント板	1	4	4	0	0	5
ロックウール吸音板	4	1	1	0	0	5
計	115	74	60	3	2	189

分ではないことが予想されたため，市が労働安全衛生法に定める石綿作業の特別教育を実施し，東京労働安全衛生センターから講師を派遣する取り組みが行われた．2013年には建設労働者と事業者が加入する労働組合である全建総連福島（福島県建設労働組合連合会）の協力により福島県安達郡と南相馬市で石綿作業特別教育が開催された．また，東京労働安全衛生センターは石綿作業主任者技能講習を実施する登録教習機関として東京都と神奈川県で修了者約1,500名の実績があることから，宮城県と福島県でも教習機関登録を行い，石綿作業主任者技能講習を開催した．特別教育では，教育の前後に質問票に記入する方法で教育の効果を確認した．また教育の中に石綿含有建材の目視判別方法を取り入れ，その精度を評価した．

(6) アンケート調査

2013年度には，調査のために立ち寄った仮設住宅などで被災地の住民へ石綿についての知識，認識などの面談によるアンケート調査を実施した．また宮城県の特別教育受講者を対象に労働者を対象に石綿についての知識と現場での対応について郵送によるアンケート調査を実施した．さらに2013年度末には岩手県，宮城県，福島県の津波被害を受けた32市町村の災害廃棄物対策の部署へ，自治体での石綿対策を調査するために郵送によるアンケート調査を実施した．

2）東日本大震災被災地の石綿調査結果から

(1) 石綿含有吹付け材（石綿障害予防規則のレベル1建材）

本調査・活動で発見された石綿含有吹付け材は予想外に少なかった．マッピングの結果から石巻市では14か所，気仙沼市では28か所で吹付け耐火被覆が発見された．採取できた吹付け材82試料のうち6試料（7％）に石綿含有が認められたのみであった（表5）．阪神淡路大震災と比較して吹付け石綿が少ないと考えられるが，その理由は，阪神淡路大震災は吹付け石綿の禁止から20年後であり，それらが多く残されていたため，クボタショック（2005年）を経て公共施設の吹付け石綿の多くは除去されたため，また被災地での開発年代が遅く，鉄骨造などの中規模の建物が建築されたのが主に1980年以降だったため，もともと鉄骨造の建物の絶対数が少ないなどが考えられる．また阪神淡路大震災以降に大気汚染防止法が改正され規制が強化されたことにより，今回の震災では，阪神淡路大震災の教訓から当初から各自治体は把握に努め，確認されたものは専門業者により除去工事が行われた．石巻市では建

表6 厚生労働省による被災地の石綿除去作業場の石綿濃度測定結果による石綿漏洩現場数

年度	測定現場数	石綿除去作業場	石綿飛散現場数	うち煙突断熱材除去
2011	100	22	4	1
2012	100	38	4	1
2013	59	20	5	2
計	259	80	13	4

物調査を調査会社に委託し，吹付け耐火被覆が発見された場合は専門の除去業者に除去を発注している．また気仙沼市では石綿含有吹付け材が発見された建物の解体工事は中止，先送りされた．この点は阪神淡路大震災後の復旧の過程で吹付け石綿が除去されずに多くの建物が解体された状況から改善した点といえる．少なくとも吹付け材については注意が払われ，対策工事が行われたと考えられる．

しかし実際の除去工事では問題が生じている．石巻市内の吹付けアモサイトおよび吹付けクロシドライトが施工されていた建物では，2012年3月に専門業者により当該吹付け石綿の除去が施工され，同年8月21日から建物の解体工事が開始された．しかし筆者らが8月30日に解体工事半ばの状態の現地を視察したところ，多数のクロシドライトおよびアモサイトの塊が散乱している状況であった．明らかに吹付け材が適切に除去されないまま解体工事が進められており，石巻市災害廃棄物対策課と石巻労働基準監督署へ連絡し，工事を一時停止し，飛散防止の措置がとられた．2012年9月4日の環境省・厚生労働省の東日本大震災被災地石綿対策合同会議での石巻視察でも現地視察を行い経緯と現状が報告され，厚生労働省は通達「建築物の解体等の作業における石綿ばく露防止対策の徹底について～第8回東日本大震災石綿対策合同会議の専門家意見を踏まえ～」を発した．少なくとも10日間にわたって解体工事が行われたことにより，周辺へ石綿を飛散させた可能性がある．

また厚生労働省と地方自治体が実施したレベル1，2の除去の現場での測定でも少なくない現場で高濃度の石綿の飛散が確認されている．厚生労働省と環境省による東日本大震災被災地石綿対策合同会議では厚生労働省が調査した80の石綿除去現場のうち約16%にあたる13現場で漏洩が報告されている（表6）．この状況は被災地で監視が強化されているために発見されているもので，発見されてはいないが日本全国で同様の状況があると推察される．16%の石綿除去現場で漏洩という現実は深刻に受け止めなければならない．行政による被災地での気中濃度測定などの調査は，現場の事業者へ予告されて実施していることを考慮すれば，実態はより悪いこととも考えられる．厚生労働省は2012年10月と2013年1月に通達により石綿除去現場での対策の徹底を呼びかけたが，2013年11月の段階では20件中5件の漏洩で25%に増悪している．こうしたことから環境省は2013年大気汚染防止法を改正，厚生労働省も2014年石綿障害予防規則を改正し，規制を強化する方向性を打ち出している．

また除去事業者の協力により，被災地の吹付け石綿除去の現場を見学する機会を得た．見学と関係者（工事代理人）へのヒアリングから，通常の石綿除去工事の現状と被災後の石綿除去工事の困難性などについて聞き取ることができた．震災後の石綿除去工事については建物の安全の確保が重要であり，そのために新たに補強工事が必要となる場合もある点，壁や床などが脱落している場合には密閉のために補強が必要になる点，壁面のひび割れなどから外部への漏洩の可能性のある点などが指摘された．通常の除去工事であっても，過酷な作業条件となるために必要な人件費，使い捨てとなる保護具，飛散防止材，廃棄などの費用の占める割合が高く，被災後の建物の場合は安全確保などのためにさらに追加の費用が必要となる．一方，作業は完全に外部から遮断された場所で行われ，行政の監視も十分ではないために，「手を抜けば，それだけ儲かる」状況にある．一方，クボタショック後公共工事の除去工事が急増したことから，除去業者が20倍までに急増したが，学校などの工事は2～3年で終了し，リーマンショッ

クの影響から工事が激減した．民間の解体工事では石綿除去工事は解体業の下請けとなり，ダンピングを強いられ，安全対策の費用を削減しなければ利益がでない工事が増加してしまった．いったん「手抜き」に手を染めてしまうと，元に戻すことは困難となる．工事を監視するために立入検査を行うのは地方自治体と労働基準監督署だが，地方自治体の担当者には石綿除去の専門家は少なく，異動のために知識が蓄積されず，労働基準監督署の衛生専門官は知識もあり権限も強いが圧倒的に人数が少ない．また技術が未熟なために発生する問題は行政の立入検査でも発見されやすいが，除去の専門家が意図的に行う手抜きを見抜くことは難しい．漏洩を防止するためには除去業のライセンス制，行政など第三者による監視の強化，罰則の強化を含む抜本的な規制の強化が必須とのことであった．

法改正による規制の強化は評価されるものの，石綿除去事業者からのヒアリングのなかで求められた除去事業者のライセンス制，罰則の強化は改正には盛り込まれておらず，立ち入り権限の強化（大気汚染防止法）も実際の運用は実行する地方自治体に任されている．石綿の疾患は数十年後に発症する．数十年後のために対策に費用をかけることを，小規模事業者が多い解体事業者や石綿除去事業者に求めることは無理がある．国による規制強化が必要である．

(2) 煙突用断熱材

ボイラーなどの煙突を要する設備のある建物には石綿含有煙突用断熱材が使用されている場合があり，断熱材の中には，飛散しやすいアモサイトを70〜80％含有する断熱材が煙突の内側に露出しているものもある．また煙突断熱材は図面に記載がないこともあり，見落とされることも問題となっている．また建物が半倒壊しているケース，地下のボイラー室が水没していることにより除去工事が難しいケース，煙突にアクセスできず調査が難しいケースもあった．

2012年9月には釜石市の小学校で煙突内の断熱材が見落とされて解体されている（朝日新聞2012年11月14日）．また厚生労働省の調査でも漏洩が確認された現場13件のうち4件が煙突除去の現場であり（表6），2013年の2件の現場ではいずれも高濃度(排気口で433f/Lと540f/L)の漏洩があった．

被災地での事例はないが2013年9月には，さいたま市で煙突内の断熱材の除去中に煙突の亀裂から石綿を漏洩させる飛散事故（520f/L）が発生しており（2013年9月13日さいたま市発表），被災地で躯体に損傷を受けた建物の場合の除去工事の難しさが伺われる．

煙突断熱材は石綿含有建材の中でも外部に露出しており，かつ風などの力を常に受けている特殊な材料である．調査の段階での見落としも多い．最近では除去の際には超高圧水を使用して削り取り，洗い流す方法が取られることがあり，報告されている漏洩事故はこの工法をとっている場合が多い．漏洩の直接的な原因は，負圧排気装置の不具合，躯体の損傷からの漏洩などだが，建物内の上下を貫く竪穴部分にあたり，建物上下と内外の温度差，屋上の開放空間での養生設営など困難な条件が多いことが関連している．石綿含有煙突断熱材は，調査，管理，除去の各場面において，他の石綿含有建材には見られない困難さがある．煙突のある建物は基本的に鉄筋コンクリート造の比較的大きな建物で，かつ公共性の高い建物が多いことから，個別の煙突について調査し，リスクにもとづいて維持，管理すること，また除去工法についても検討すること，などの特別な対策が必要と思われる．

厚生労働省は2013年煙突について注意喚起の通達を発し，さらに2014年の石綿障害予防規則改正ではボイラー技士などの煙突周辺の作業者への石綿曝露防止対策を強化している．

(3) 成形板等（石綿障害予防規則のレベル3建材）

津波被災地は漁港や港湾地域であり，水産加工の工場，倉庫，工場が多いため波板スレートなどのスレート系の成形板が大量に使用されている．1995年には輸入された石綿の60％以上がスレート板に使用されており，この対策は重要である．マッピング調査では，石巻市で140か所，気仙沼市では25か所で発見された．規模の大きな自治体では，2011年度中に災害廃棄物仮置き場に石綿含有建材専用の置き場所を設置しているが，自治体へのアンケート調査では，全く認識がなかった自治体が4割を占める．

実際の解体現場では，対策は吹付け石綿と比べて遅れをとり，必ずしも十分な対策が採られなかった．

明らかに石綿含有の波板スレートを破砕するような成形板についての不適切な工事はしばしば見受けられた．作業者に話を聞くと，石綿含有の認識なく工事を行っていることがほとんどであった．保護具も着用していないことが多く，作業者の曝露の可能性は高かったと判断される．成形板としては，スレート板の他にケイ酸カルシウム板，ロックウール吸音板，石膏ボード，床用ビニルタイル，床用ビニルシート，窯業系サイディング，押出成形板スラグ石膏板など，すべての代表的な種類の石綿含有成形板が被災地でも見られた（表5）．木造住宅でも屋根（住宅屋根用化粧スレートなど），壁（窯業系サイディングなど），軒天（ケイ酸カルシウム板など）のように外装材，風呂，台所などの壁や天井に石綿含有建材を使用している可能性もあり，事前調査も含めて対策は十分とはいいがたい．

作業者へのアンケート調査結果から，石綿含有建材の取り扱いでは，63.5%が散水をしているものの，破砕せずに除去しているのは25%にすぎず，重機で破砕も7.7%あった．防じんマスクの着用と特殊健康診断も十分に実施されていない実態が明らかになった．自治体へのアンケート調査結果でも，約半数の自治体は成形板等の石綿含有建材の存在を知らないか，把握していない．

レベル3建材は，石綿障害予防規則により解体前の事前調査はもちろん現場での対策として散水などの湿潤化と破砕せずに除去すること（手ばらし），保護具の着用の他，健康診断，特別教育，作業記録の保存などが義務付けられている．しかし，届出の義務がなく誰も監視していないために法規制が守られていない状況が被災地以外でも見られる．2013年12月31日の朝日新聞には東京都内で，スレート板が施工されている建物が散水なしに重機で解体されている状況が報告されている．輸入された石綿の大半が成形板に使用されており，この部分の対策を広く普及させることが被害の最小化のために重要である．

成形板等を「非飛散性石綿含有建材」と呼ぶことがあるが，これはもともと海外でNon-Friableつまり「非易損（壊れやすくはない）」の意味であり誤訳である．この誤訳から，成形板は飛散しないという誤解が広がり，現場での曝露リスクを高めていることも指摘されている[21]．

一部の自治体では条例により届け出等を義務付けて成果を上げている．解体業だけでなく改修工事で取り扱うこともあり，多くの作業者が関わる点では，労働者教育の重要性も無視できない．こうした取り組みを広げて成形板対策を強化する必要がある．

(4) 被災後の建材の調査について

私たちの調査では建物を外から観察して石綿含有の可能性のある建材をみつける方法でマッピングし，試料の採取が可能な場合は写真を撮り試料を採取した．建物の内部に入ることは危険であり，水没している個所もあり，屋根裏，煙突，機械室，屋上など石綿含有建材の使用の可能性が高く，通常の調査で確認しなければならない場所へのアクセスが制限される．被災してからの建物の調査は不十分ならざるを得ないことに留意すべきで，そのため自治体が発注する解体工事などで，石綿障害予防規則による事前調査を実施したとしても，それが不十分なまま入札され決定し，実際には煙突などに石綿含有建材が残されている可能性や工事の途中で石綿含有建材が発見された場合に費用の変更ができないために石綿含有建材が「なかったことにされる」可能性が考えられる．被災後の建物調査には限界があるといわざるをえない．自治体へのアンケート調査でも，平時の調査が必要と回答した自治体は半数以上にのぼった．阪神大震災でも神戸市が今後必要な対策として挙げている．震災が発生する前に，石綿調査を実施することにより，建物に潜在するリスク要因を知り，震災後の石綿対策が迅速かつ円滑に行われることが期待される．

(5) 大気中の石綿濃度

環境省，厚労省により広範囲で多数の気中石綿濃度測定が実施されている．表7に阪神淡路大震災後の濃度測定結果と合わせて示す．阪神淡路大震災と比較して10倍以上の測定数が得られている点は評価できる．阪神淡路大震災当時は位相差顕微鏡による総繊維濃度つまり石綿以外の繊維状粒子も含めて計数する方法が採られているために，東日本大震災のデータも総繊維濃度を示しているが，東日本大震災では総繊維濃度では1f/Lを超えたものは位相差/偏光顕微鏡または電子顕微鏡によって石綿繊維を同定している．

表7 阪神淡路大震災と東日本大震災の震災後の気中石綿濃度測定結果

	実施者 （採取時間）	測定期間	総繊維濃度				石綿繊維濃度			
			幾何平均	最小	最大	n	幾何平均	最小	最大	n
阪神淡路大震災	環境庁 一般環境調査 （240分間）	1995年2月	1.0	0.2	4.9	17				
		1995年3月	1.2	0.3	6.0	17				
		1995年4月	0.9	0.2	2.1	17				
		1995年5月	0.8	0.5	1.4	17				
		1995年6月	0.8	0.3	1.7	17				
		1995年7月	0.7	0.3	1.2	17				
		1995年8月	0.5	0.3	0.8	17				
		1995年9月	0.6	0.3	0.8	17				
		1995年10月	0.4	0.2	0.7	17				
		1995年11月	0.4	0.2	0.8	17				
		1995年12月	0.3	0.1	0.9	17				
		1996年1月	0.2	0.1	0.6	17				
	環境庁 吹き付けアスベスト及び石綿スレート使用建築物解体現場周辺環境調査 （60〜240分間）	1995年3月	3.0	0.8	7.7	20				
		1995年4月	3.8	0.9	9.5	16				
		1995年5〜6月	4.5	0.9	19.9	20				
		1995年6月	3.5	0.9	9.6	14				
		1995年7〜8月	1.4	0.2	9.9	16				
		1995年8〜9月	0.7	0.2	4.5	3				
		1995年9〜10月	1.4	0.3	8.6	12				
		1995年10月	0.2	0.1	0.3	6				
東日本大震災	環境省 主に一般環境 （240分間）	2011年6月	0.70	0.05	56	296	0.23	0.05	52	105
		2011年7〜9月	0.40	0.02	18	273	0.14	0.05	2.1	58
		2011年10〜12月	0.23	0.05	39	230	0.15	0.05	13	25
		2012年1〜3月	0.17	0.05	14	364	0.08	0.05	14	34
		2012年4〜6月	0.16	0.056	4.8	390	0.24	0.056	3.0	7
		2012年7〜9月	0.12	0.056	300	396	0.5	0.056	33	11
		2012年10〜12月	0.15	0.056	22	437	2.02	0.28	21	3
		2013年1〜3月	0.13	0.056	6.8	443	0.14	0.056	2.1	8
		2013年5〜6月	0.23	0.056	4.0	378	0.1	0.056	0.45	12
		2013年9〜10月	0.25	0.056	24	390	0.08	0.056	9.4	28
		2013年12月〜2月	0.21	0.056	0.96	336	—	—	—	0
	東京労働安全衛生センター 主に一般環境 （4〜120分間）	2011年4〜6月	0.51	0.059	53.3	26	0.094	0.055	34	26
		2012年1〜2月	0.26	0.055	2.5	34	0.13	0.055	2.3	34
		2012年度	0.42	0.055	2.5	105	0.069	0.055	0.72	105
		2013年度	0.31	0.055	1.8	91	0.074	0.055	0.54	91
	厚労省 作業環境 （45〜90分間）	2011年度	2.76	0.59	1,308	238	4.6	0.76	790	43
		2012年度	2.65	0.59	1,769	360	2.8	1.18	194	41
		2013年度	3.14	1.2	1,534	312	12.9	1.18	1,365	13

・阪神淡路大震災の数値は兵庫県環境科学技術センターの「平成7年度環境庁委託業務結果報告書　阪神・淡路大震災に伴う大気環境モニタリング調査」による．
・東日本大震災の環境省および厚労省の測定値は東日本大震災アスベスト対策合同会議の資料より作成した．
・東日本大震災の東京労働安全衛生センターの測定値はHP:http://www.metoshc.org/index.html を参照されたい．
・東日本大震災の厚労省作業環境は厚生労働省発表資料から石綿除去作業の養生内のデータを除いた．
・東日本大震災の環境省の測定値は石綿含有建材除去作業の測定など作業環境も含まれるが，明確に分けられないため全てのデータを集計した．
・測定値「0」を含むデータは「0」を検出限界値に置き換えて算出した．

一般環境については震災直後に濃度が上昇し，その後減少する点は阪神淡路大震災と共通しているが，最高値は東日本大震災の方が10倍ほど高い．2011年6月の最高値56f/Lは吹付け石綿除去現場の排風口からの漏洩で，石綿繊維52f/Lであった．その後，環境省と厚労省はばく露防止対策の徹底を求める通知を発している．一般環境というよりも作業に伴う漏洩ではあるが，除去工事に伴う漏洩がその後も多く確認されている．環境省，東京労働安全衛生センターの調査ともに，一般環境については幾何平均では全体を通じて1f/Lを越えていないが，間欠的な高濃度の漏洩によるばく露が懸念される．

　作業環境については，阪神淡路大震災は震災から約半年後の5～6月に高くなり，幾何平均4.5f/L，最高値19.9f/Lで，その後下がっている．東日本大震災後の厚労省による作業環境の濃度調査では，幾何平均では阪神淡路大震災後よりも低いが，吹付け石綿等の除去の現場で1,000f/Lを超える漏洩事故が発生している．震災直後ではなく2013年度に幾何平均値が上昇している．石綿の除去工事と解体工事が長期間におよび，飛散リスクも長期間に及んでいると考えられ，非常に高濃度の漏洩が発生している．吹付け石綿等のレベル1および2の石綿含有建材の除去の問題は（1）で指摘したとおりだが，測定値もそのことを裏付けている．

（6）自治体，行政の対応

　活動の中で，自治体による優れた対応が見られた．例としては，解体現場への散水車の貸与，吹付け材などレベル1,2建材の調査と除去工事の実施，行政による解体事業者への教育の実施，石綿含有建材の判別研修の実施，石綿含有建材の自主回収，モニタリング等々である．震災後の非常に負担が重いなかで，重要かつ効果的な対策を採った自治体が存在したことは特筆すべきで，特にレベル1および2の建材が発見され，関係法令を遵守して除去しようとした点は評価できる．

　反面，自治体へのアンケート調査では，およそ4割の自治体で石綿含有建材特にレベル3建材の量的な把握ができておらず，自治体発注の工事でも石綿対策工事の件数が把握されていないことが明らかになった．

　この状況の大きな要因は，被災した32市町村のうち，大気汚染防止法上の規制を実行している自治体は，宮古市，仙台市，いわき市の3市のみで，他の29自治体は石綿に日常的に関わる部署がなく，石綿担当者もいない点にあると思われる．平常時に石綿に関わる担当者がいない市町村で，震災後の非常時に石綿対策を考慮して建物の解体と災害廃棄物処理ができると期待することには無理があり，こうした体制を見直す必要がある．当面の対策として，都道府県の保健所，労働基準監督署との連携を強化し，非常時の支援の方法を防災計画等に入れて備える必要がある．将来的には小さな市町村であっても環境部署に石綿の担当者を養成することが求められる．

（7）建材の分析について

　石綿障害予防規則では建材中の石綿含有の有無はJIS A 1481（以下JIS法）によることが通達により求められている．しかしJIS法では，試料を粉砕しなくてはならず，そのため局所排気装置のような安全設備が必要であり，またJIS法で必須のX線回折法の装置は基本的に移動できるものでなく，従って分析設備のある場所でなければ分析ができない．またISO法と比較して分析に時間と費用がかかる．しかし被災地の建築物や廃棄物の中の建材の分析では，多数の試料を迅速に分析することが求められる．JIS法に替わる方法として，ISO22262-1の方法による実体顕微鏡と偏光顕微鏡を使用する方法，またさらに簡潔に分析できる実体顕微鏡またはルーペによる分析方法を検討する必要があると思われた．宮城県と福島県で実施した石綿作業特別教育と石綿作業主任者技能講習では，石綿含有建材をルーペで含有する石綿繊維を目視する判定する方法の講習を実施した．現場での作業者によるリスクアセスメントを補助する方法として期待される．

　2014年3月，JIS法が改定され，ISO22262-1の国際標準といえる方法が導入された．これにより従来の方法よりも迅速かつ的確に石綿含有建材を確認することが期待される．

（8）リスクコミュニケーションとリスク対策

　今回の調査・活動でのリスクコミュニケーションとしては，4回のシンポジウム，住民向けの説明会，相談会などの企画に行政関係者，石綿関連企業も参加してもらうことにより，意見交換の場を提供する

ことができた．マッピング，気中濃度測定，現場調査や聞き取り調査などの複数の方法によるNGO独自の調査結果報告とマスクフィット研修，石綿含有建材の見分け方などの実践的な企画の効果が実感された．

2012年以降の調査では石巻市，気仙沼市，女川町，南相馬市を特定して調査と活動を行うことにより，住民，地元の関係者，行政との関係を築くことができた．特に石巻赤十字病院とのマスクフィット講習などの協力関係，石巻市災害廃棄物対策課への石綿作業特別教育の提供は現場レベルでの石綿対策を進める上で有効であった．気仙沼市ではボランティア団体からの要請を受けて，建物の石綿調査を国土交通省の石綿含有建材調査者制度の方法で実施している．NGOの問題提起者としての役割は重要だが，関係性を築き，問題解決へ向けた前向きな役割を果たすことも重要であり，特に災害時の混乱と資源不足の状況においては，その役割が求められる．

（9）労働者教育

石巻市などの依頼を受けて，石綿作業特別教育の受講者450名，石綿作業主任者技能講習の修了者89名に労働者教育が実施された．特別教育受講者への受講前後のアンケート調査では，知識と対策の面で改善が見られた．一方，受講後6か月から1年7か月後に郵送によって実際されたアンケート調査では，石綿含有建材の取り扱いのある作業者でも非破砕で除去は25％にすぎず，特殊健康診断を受けている者は1.9％であった．特別教育によって作業者の意識が改善されても，実際の現場作業では，手間と費用がかかる対策が採られておらず，教育が現場の改善につながっていない現状がある．アンケート調査から震災以前から解体業に従事していた作業者は5％にすぎず，事業者も解体業以外であった可能性もあり，多くの事業者は小零細であることも推察される．事業者への教育と支援も必要性が高い．

4　2つの震災とこれからの石綿対策

1）震災と石綿規制

日本において石綿規制の中心を担ってきたのは厚生労働省（旧労働省）である．石綿の規制は1968年に製造工場での排気装置義務化（じん肺法），72年には特定化学物質等障害予防規則（特化則）による規制が始まる．しかし1975年に特化則により吹付け石綿禁止，表示義務などが定められた後は，通知通達レベルの規制はあったものの，法律，規則による規制強化は長い間停止した．この間に米国では発がん物質としての管理を強化し，職業曝露の基準を2f/mlから0.5f/mlへ（1983年）さらに1986年には0.2f/ccへと強化し，同時に建設業を特に危険な業種として位置付け，それに特化した法規制に着手している．英国でも1986年に規制値を0.5f/mlに強化している．日本では1975年から20年間，「学校パニック（1987年）」を経ながら，1995年の特化則改正まで法律，規則による規制強化は行われず，規制値にあたる管理濃度を2f/mlから英米並みの0.15f/mlに強化するのは2004年にまで遅れた．石綿の輸入量も英国では1980年以降減少に転じているが，日本では1990年まで大量消費を続けてしまった．75-95年の空白の20年間に日本は石綿を使用した諸外国の対策に大きく水をあけられてしまったのである．

阪神淡路大震災はこの空白の20年間を終わらせる一つの契機となったといえる．労働省は1995年特化則を改正し，吹付け石綿除去時の規制を強化し，同時にクロシドライトとアモサイトの使用を禁止する．もっとも，この改正は公布同年1月25日，施行4月1日であることから，阪神淡路大震災以前から検討されていたものではあるが，この時期に施行されたことにより，震災後の吹付け石綿除去からの飛散抑制に一定の貢献をしたと考えられる．そして翌1996年には環境省が大気汚染防止法を改正し，吹付け石綿等の除去作業を特定粉じん排出等作業として除去時の規制を開始している．

しかしこれらの改正にも限界があった．第一に吹付け石綿等の除去時の対策が不十分であった点である．これは東日本大震災後の石綿除去工事での漏洩事故に端的に現れている．発がん物質の除去というリスクの高い作業への監視体制が脆弱で，罰則が軽く，ほとんど適用されていないなどの弱点が露呈した．第二に成形板等のレベル3建材の危険性がNGOなどにより指摘されていたが，全体化されないまま，対策が採られず，その後も製造・使用が続けられ，除去時の対策も採られなかった点である．第三に平時の石綿含有建材の調査とその計画的な除

去である．神戸市ではクボタショックの後からではあるが，石綿含有建材の使用状況を調査し把握しているが，全国的には現在に至っても調査は実施されていない．

厚生労働省は前年の2004年10月に建材など10品目について石綿の使用を禁止し，クボタショックの直後に石綿含有建材の解体除去作業について規制する石綿障害予防規則を施行した．これによって，第2節で述べたような課題を残しながらも，現在の法規制の枠組みができあがった．そして東日本大震災が発生した．

東日本大震災での石綿対策の一つの特徴は，阪神淡路大震災の総括から吹付け石綿などのレベル1建材については，発見と対策工事が行われた点といえる．この点は評価できるが，実施されたレベル1工事での漏洩事故が頻発していたことも明らかとなり，これが大気汚染防止法改正などにつながっていった．しかし，この改正は東日本大大震災の教訓を踏まえたものか，という問いには残念ながらいまだ不十分と答えざるを得ない．

大気汚染防止法改正のために中央環境審議会大気環境部会石綿飛散防止専門検討会が2012年招集され，筆者も委員を委嘱された．8回の委員会を経て中間報告書を作成した．その中には，震災の経験も踏まえて，レベル3（成形板等）建材の規制，罰則の強化，除去事業者のライセンスまたは登録制，第三者による検査，特に完成検査，大気濃度測定と基準の策定，などが提案されている．しかし結果的に改正点は，(1) 工事の届出主体を事業者から発注者へ変更，(2) 事前調査結果の発注者への説明義務，(3) 自治体の立入検査対象の拡大，(4) 立入検査拡大に伴う罰則の拡大，(5) 除去工事での漏洩監視の強化などの作業基準の改正の5点にとどまった．発注者の責任強化は，枠組みを変えるという意味で大きな改正と評価できるが，被災地などの経験から必須と思われる事項が先送りされた．

厚労省もこれに合わせて，石綿障害予防規則を(1) 除去現場での漏洩監視の強化，(2) 保温材等レベル2建材の劣化による労働者の曝露の防止，(3) レベル2建材の囲い込み，封じ込め作業の規制について改正した．(2)については煙突断熱材からに石綿飛散からボイラー技師などを守るための改正で，一定評価できるが，必要とされている抜本改正には及ばない．2つの大震災を経て，石綿対策は進んだ側面があるものの，いまだ不十分であり，吹付け石綿などの除去時の管理の徹底と成形板等の対策の強化が必要である．

2）これからの石綿対策

冒頭述べたように2013年度は石綿対策の転換の「兆し」が見られた．十分とはいえないが，大防法と石綿障害予防規則という2つの重要な法律が，若干の規制強化をし，初めて石綿含有建材調査に公的な資格制度が導入され，分析方法も世界に一歩近づいた．さらに規制強化を進める必要があるのだが，同時にこれまで欠けていた観点の導入が重要と思われる．戦略あるリスク管理による石綿管理である．

欧米などかつて石綿を大量に使用して現在は禁止または事実上禁止となっている諸外国での既存石綿含有製品対策の軸は，リスクアセスメントとリスク情報の共有による対策である[22,23]．2013年3月欧州議会は既存石綿廃止の展望に関する決議を採択した[24]．それは調査に基づくリスク評価，リスク管理，計画的かつ安全な除去により，2028年までにEUに石綿ゼロ社会を実現するという方針を打ち出している．残された含有建材は潜在的なリスク源となるが，リスクの大きさは建材の種類，状態，石綿の種類と量，曝露可能性のある人の数と年齢などによって異なる．そして建物所有者，利用者，周辺住民，解体事業者，石綿除去事業者，労働者などの関係者が，石綿の除去により利益を受ける者，リスクを負う者として，ときに利害を対立させながら関与する．当事者の参加によってリスクを評価し，高いものから対策をとり，低減させることがリスク管理の発想であり，現代の複雑なリスクに対処するための基本的な手法である．石綿のリスクは重大かつ複雑であり，EU決議がリスク管理による石綿対策を打ち出していることは理にかなっている．

一方，日本ではリスク管理の考え方が十分に根付いているとはいえない状況がある．労働安全衛生の世界ではリスクアセスメントが管理手法として登場しているが，基軸となる発想は法律で規制するという法規準拠型で，リスクアセスメントは一部を除き指針でしかない．一般の人々は，自宅などの身近に

リスクコミュニケーション

発がん物質のリスクが存在すること自体が許容できないと考える人々と，よくわからないけれども大丈夫だろうと考えるまたは関心がない人々に二分される場合が多い．事業者や自治体も住民に要求されて「絶対に大丈夫」と根拠なく保証し，漏洩事故が起きても「測定値は基準値以下だから安全です」と科学的に誤った説明で収拾しようとし，リスクに向き合いながら対処するケースは少ない．このような状況は，住民も行政もリスクについての適切な情報を得られないことによると思われる．1999年発生した文京区さしがや保育園での石綿漏洩事故後のリスクコミュニケーションでは，園児などが受けたリスクの定量化に基づき当事者間の話し合いと合意によって，事後の健康管理対策が採られている．的確な情報を共有することと，枠組みをつくることがリスクコミュニケーションの第一歩である．

リスクコミュニケーションは当事者の意思決定への参加が重要だが，その点でも課題がある．環境省，厚生労働省などの法制度に関連する検討委員会には，製造会社や大手ゼネコン関係者などの石綿含有建材を製造，使用してきた業界側の委員が多く，被害者団体を代表する委員はほとんどの場合入っていない．石綿被害を最小にするための政策決定に参加すべき最重要の当事者は被害者とその家族である．最大の被害者団体である中皮腫・アスベスト疾患・患者と家族の会は，厚生労働省に石綿の使用禁止を求める要請を契機に2004年会が発足し，2005年にはクボタ旧神埼工場周辺の石綿被害の発見に寄与し，最近では石綿麻袋の再生工場での被害を調査，報告するなど石綿被害の発見と予防に重要な役割を果たしている．同会の要請のとおりに2004年石綿の使用は大幅に規制され，クボタショックを契機に職業曝露だけではない住民の被害に対応すべく石綿被害救済法がつくられたことをみても，被害者団体の活動が政策の先を進んでいることがわかる．予防のための規制に被害の実態を知る被害者団体が参加することが国レベルのリスクコミュニケーションとして是非とも必要である．

2つの震災では，国の対応が後手に回る中で，被災した一部の自治体では，困難な状況のなかで独自の優れた対策をとるケースが見られた．阪神淡路大震災では神戸市の建物調査，市発注工事へのチェック体制と不適正工事への規制，東日本大震災では仙台市の気中モニタリングによる漏洩事故の発見と廃棄物対策，石巻市での労働者教育は今後の対策への参考となる事例といえる．被災地以外でも大気汚染防止法の上乗せ条例を持ち，レベル3建材の規制，立ち入り検査の強化を行っている自治体が少数だが存在する．リスク対策の良好事例の水平展開を進めることで対策を全国に広めることが期待される．

これからの石綿対策のために，2つの震災の教訓を踏まえ，当事者の参加によるリスク管理を軸としたリスク低減化が重要であり，今後も起こりえる震災を考慮するならば，石綿ゼロ社会への計画をつくり，戦略と目標をもって社会の負ったリスクを解消することが望まれる．

謝辞

東日本大震災被災地の石綿調査に協力していただいたすべての皆さんに謝意と敬意を表します．また本稿への貴重なご意見をいただきました熊本学園大学教授中地重晴氏，東京工業大学大学院教授の村山武彦氏，ひらの亀戸ひまわり診療所の名取雄司氏に深く御礼申し上げます．

東日本大震災被災地での調査は，地球環境基金の助成を受けて実施されました．

文献

1) 国土交通省，経済産業省：石綿（アスベスト）含有建材データベース 2015年2月版，http://www.asbestos-database.jp
2) 尼崎労働者安全センター：クボタ見舞金・弔慰金，救済金 書類提出者，2015年6月15日
3) Takehiko Murayama, Ken Takahashi, Yuji Natori, et al：Estimation of future mortality from pleural malignant mesothelioma in Japan based on an age-cohort model. *American Journal of Industrial Medicine* **49**：1-7, 2006
4) JIS A 1481 建材製品中のアスベスト含有率測定方法，2008年6月20日
5) 外山尚紀：日本における石綿の定義と建材等製品中の石綿含有分析の課題．労働科学 **87**：136-156，2011
6) ISO22262-1Sampling and qualitative determination of asbestos in commercial bulk materials：2012
7) National Voluntary Laboratory Accreditation Program：Bulk Asbestos Analysis, 2006

8) 外山尚紀：煙突用石綿断熱材からの石綿飛散について．第53回大気環境学会年会，2012
9) 古賀純子，川口正人，涌井 健：アスベスト含有煙突断熱材の劣化程度及び屋内へのアスベスト繊維の飛散性調査．日本建築学会構造系論文集 **78**（686）：665-670，2013
10) 社団法人埼玉県産業廃棄物協会：再生砕石のための安全管理マニュアル，2011年3月
11) 株式会社富士総合研究所：平成8年度環境庁委託業務 建築物解体に伴うアスベスト飛散防止対策，1997年3月
12) 寺園 淳：阪神淡路大震災とアスベスト飛散，震災とアスベスト（NGO法人ひょうご労働安全衛生センター），アットワークス，大阪，2010
13) 建設省住宅局建築指導課建設大臣官房官庁営繕部監督課監修：既存建築物の吹付けアスベスト粉じん飛散防止処理技術指針・同解説，日本建築センター，東京，1988
14) 労働省労働基準局安全衛生部化学物質調査課編：建築物の解体又は改修工事における石綿粉じんへのばく露防止のためのマニュアル，建設業労働災害防止協会，東京，1988
15) Middleton AP：The identification of asbestos in solid materials, Asbestos Properties,Applications, and Hazards Vol.1, Edited by Michaels L, Chissick SSA Wiley-Interscience Publication. JOHN WILEY & SONS. Chichester, New York, Brisbane, Toronto, 1979
16) US Environmental Protection Agency：Test Method Interim method for the determination of asbestos in bulk insulation samples, 1982
17) 中地重晴：阪神大震災で住民とボランティアが行ったこと，震災とアスベスト（ひょうご労働安全衛生センター編），アットワークス，大阪，49-57，2010
18) 山本 進：阪神大震災と環境保全 震災時の環境対策の概要とアスベスト対策．都市政策：93，1998
19) 神戸市環境局：災害廃棄物処理事業業務報告書，30-32，1998
20) 環境省 水・大気環境局 大気環境課：アスベストモニタリングマニュアル（第4.0版），2010
http://www.env.go.jp/air/asbestos/monitoring_manu/rev4_full.pdf
21) 亀元宏宣：アスベスト管理に係る3つの変化を建物所有者・管理者はどう活かせるか，環境管理，2014年3月
22) Andrew F. Oberta：Asbestos control：Surveys, removal, and management, Second edition, ASTM International, 2005
23) Bill Sanderson：Asbestos for surveyors, 2nd edition, EG books, 2007
24) European Parliament：Asbestos related occupational health threats and prospects for abolishing all existing asbestos, 2013年1月24日

索 引

あ

悪性胸膜中皮腫	68, 113
悪性黒色腫	77
悪性中皮腫	23, 121
悪性リンパ腫	77
アクチノライト	3
アスペクト比（aspect ratio）	3
アスベスト（石綿）	15, 91
アスベスト結合蛋白	28
アスベスト小体数	122
アスベストの輸入量	122
アタパルジャイト	169, 177
アデノマトイド型（微小管状）中皮腫（mesothelioma with adenomatoid features）	59
アデノマトイド腫瘍	60
アノイキス（anoikis）	19
アフラトキシン	125
アポトーシス（apoptosis）	15, 98
アポトーシス経路	27
アモサイト	3, 25
アラミド繊維	171
アルコール性肝障害	125
アレイCGH（法）	27
亜鈴状	160
アンケート調査	210
アンソフィライト	3

い

異種性成分を含む中皮腫（malignant mesothelioma with heterologous elements）	64
異所性成分として軟骨肉腫や骨肉腫	44
石綿含有建材	208
石綿含有吹付け材	205, 210
石綿健康被害救済小委員会	187
石綿健康被害救済法	185
石綿健康被害判定小委員会	187
石綿作業主任者技能講習	210
石綿障害予防規則	205
石綿小体（アスベスト小体）	4, 143, 158
石綿除去現場	211
石綿新法	158
石綿セメント板	203
石綿繊維	5
石綿繊維濃度	209
石綿断熱材	205
石綿濃度測定	207
石綿肺	3, 143, 186
石綿曝露（歴）	9, 161
位相差顕微鏡	161
一塩基多型（single nucleotide polymorphism；SNP）	18
遺伝	122
遺伝子シグナチャー	125
遺伝毒性	174
遺伝毒性試験	174
インターネット	52
インフラマソーム	16

う

ウイルス仮説	25
ウォラストナイト	169, 177

え

エピジェネティック異常	20, 97
エリオナイト	149
塩化ビニール	121
円形無気肺	7
煙突断熱材	212

お

オレンジG好性細胞	119

か

架橋型線維化	143
角閃石族	159
過剰鉄	26
学校パニック	206

活性酸素種（reactive oxygen species；ROS）	
	15, 173
活性窒素種	173
滑膜肉腫	48
家庭内曝露	9
過敏性肺炎	144
ガラス長繊維	170, 176
カルレチニン	77
河原法	163
がん遺伝子	122
肝炎ウイルス	125
環境因子	122
環境（下）曝露	9, 143
環境庁（省）	207
肝細胞がん	125
癌腫のマーカー	150
乾燥肺	161
含鉄小体	124
間葉系腫瘍	77
がん抑制遺伝子	122

き

偽角化	106
気管支肺胞洗浄液	10, 161
気管内注入試験	172
聞き取り調査	216
器質化あるいは線維性胸膜炎	87
偽中皮腫様癌（pseudomesotheliomatous carcinoma）	
	77
喫煙	122
喫煙関連肺疾患	144
救済法	6
球状あるいは乳頭状集塊	119
吸着仮説	25
胸腔鏡	69
胸腔内注入試験	175
胸水細胞診	69
胸腺癌	85
胸腺腫	85
胸膜	121
胸膜下線状影（subpleural curvilinear lines）	7
胸膜下粒状影（subpleural curvilinear dots）	7
胸膜原発滑膜肉腫	59

胸膜原発血管肉腫	63
胸膜原発骨肉腫，軟骨肉腫	65
胸膜原発孤立性線維性腫瘍（SFT）	59
胸膜切除／剥皮術（pleurectomy/decortication；P/D）	
	68
胸膜中皮腫	8, 40, 111
胸膜肺全摘術（extrapleural pleuropneumonectomy；EPP）	
	9, 68
胸膜剥離術（decortication）	9
胸膜プラーク	4, 40, 179

く

クボタショック	203
グラスウール	170, 176
クリソタイル	3, 25
クロシドライト	3, 25

け

珪酸塩類粉塵	131
血管造影剤	121
血管肉腫	121
血清トランスフェリン非結合鉄	27
血清フェリチン値	27
ゲノム欠失	92
ゲノム増幅	91
ゲノムワイド関連解析（genome-wide association study；GWAS）	
	18
ゲムシタビン	9
限局型（localized type）	39
限局型中皮腫	41
限局性悪性中皮腫（localized malignant mesothelioma）	
	58
建設リサイクル法	205
建築物石綿含有建材調査者	202
原爆被爆者	125
原発性肺肉腫様癌	84
原発性肺扁平上皮癌	83

こ

抗原抗体反応	76
甲状腺の未分化癌	63
合成有機繊維	171, 178
拘束性障害	6

項目	ページ
喉頭がん	11, 148
高濃度曝露者	143
後腹膜線維症	148
高分化型乳頭状中皮腫（well-differentiated papillary mesothelioma；WDPM）	53, 55, 57
交絡	126
高齢化	122
骨形成	44
孤立性線維性腫瘍	42
コンセンサス会議	53

さ

項目	ページ
サイトカイン	30
サイトケラチン	6
サイトケラチン 5/6	77
サイトケラチンフラグメント 21-1	153
細胞外マトリックス	35
細胞間相互封入	118
細胞集塊	118
細胞診	153
細胞相接所見	104
細胞内シグナル伝達系	16
細胞表面抗原（CA15-3, CA19-9）	153
細胞老化（cellular senescence）	20
酸化ストレス仮説	24
酸化的 DNA 損傷	174

し

項目	ページ
指数関数的	122
シスプラチン	9
次世代シークエンサー	19
事前調査	204
実体顕微鏡	206
指標がん	121
脂肪細胞	26
蛇紋石族	159
充実性パターン（solid pattern）	43
受容体型チロシンキナーゼ	95
腫瘍抑制遺伝子	114
漿液性腺癌	87
小細胞型中皮腫（small cell mesothelioma）	63
小細胞癌	84, 124
詳細リスク評価	178, 179
上皮型（epithelioid type）	41, 52
上皮型胸膜悪性中皮腫	85
上皮型中皮腫	42, 43, 103, 116
上皮型腹膜悪性中皮腫	87
鞘膜（tunica vaginalis）	23
初期の中皮腫	116
職業性曝露	9
神経内分泌性腫瘍	124
人口動態統計	187
腎細胞癌	84
新鮮凍結材料	126
人造鉱物繊維	169, 171, 172
人造非晶質繊維	170, 171, 177
新定量法	158
真の肉腫	84
心膜	121
心膜中皮腫	40

す

項目	ページ
スラグウール	170, 176

せ

項目	ページ
精巣鞘（漿）膜	39, 121
精巣鞘膜中皮腫	41
精度管理	204
生物顕微鏡	161
絶縁性	121
セピオライト	169
セラミック繊維	149, 170, 176, 178
セルロースエステル・メンブランフィルタ	162
セルロース繊維	169, 178
線維化	125, 173
線維形成型（desmoplastic type）	41, 52
線維形成型中皮腫（desmoplastic mesothelioma；DMM）	44, 45, 55, 66, 74, 87
繊維サイズ	171
線維性（器質化）胸膜炎	47, 55, 66, 74, 116
腺癌	122
腺管状パターン（tubular/acinar pattern）	42
染色体分配障害仮説	25

そ

項目	ページ
早期中皮腫	40, 68

層形成（zonation）	49, 55
相互封入像	72, 73, 104
総繊維濃度	209
臓側胸膜	69
相対危険率（relative risk ; RR）	11
粟粒結核状	40
組織ポリペプタイド抗原	153
ゾノトライト	170, 178

た

大気汚染	122
大気汚染防止法	202, 205
大細胞癌	124
大細胞神経内分泌癌	84
体質	122
体内滞留性	171
多核細胞	118
多核細胞の出現率	105
多形型中皮腫（pleomorphic mesothelioma）	62
多形癌	63
多形細胞型（pleomorphic type）	43
脱落膜様（deciduoid pattern）	43
脱落膜様中皮腫（deciduoid mesothelioma）	61
多嚢胞性中皮腫（multicystic mesothelioma）	59
炭化ケイ素ウィスカ	170, 179
短期吸入試験	172
炭素繊維	170, 178
淡明細胞型中皮腫（mesothelioma with clear cell features）	60

ち

チタン酸カリウムウィスカ	170, 178
中越沖地震	201
中央診断	52
中性変異	125
中皮細胞	23, 121
中皮細胞過形成	57
中皮細胞のマーカー	150
中皮腫	3, 174, 175, 178, 179, 186, 203
中皮腫細胞	103
中皮腫パネル	53
長期吸入試験	175

つ

通常型中皮腫の亜型	51

て

低温灰化法	122, 126
低線量 CT 検診	148
低分化上皮型中皮腫	109
低分子 CK（CAM5.2）	84
定量	158
デスミン	51
鉄質蛋白	160
テロメア（telomere）	99
転移癌	85
電子顕微鏡	76

と

動物中皮腫モデル	26
動脈血酸素分圧（PaO_2）	7
特殊染色	76
特殊用途ガラス微細繊維	170, 176
特定化学物質等障害予防規則	202
特発性肺線維症	144
独立行政法人環境再生保全機構	185
突然変異特性	25
トレモライト	3
トロトラスト	121

に

肉腫型（sarcomatoid type）	26, 41, 52
肉腫型胸膜悪性中皮腫	84
肉腫型中皮腫	44, 69, 74, 84, 109, 116
二相型（biphasic type）	41
二相型中皮腫	45
乳頭腺管状パターン（papillotubular pattern）	42

ね

ネクローシス（necrosis）	15
年齢訂正死亡率	122

は

パーセント肺活量（% VC）	7
バーチャルスライド	118

バイオマーカー	35, 149	複合作用	122
肺滑膜肉腫	50	腹膜	121
肺がん	23, 121, 178, 179, 186	腹膜中皮腫	41, 110
肺小細胞癌	64	不整形陰影	7
肺腺癌	46, 111	フリーラジカル発生触媒能	25
肺内滞留性	172, 178, 179	プレパラート	125
肺肉腫様癌	46	フローサイトメトリー	153
肺扁平上皮癌	46	分化型	54
肺胞気動脈血酸素分圧較差（AaDO₂）	7	分化度	124
肺胞上皮置換性増殖パターン（lepidic growth pattern）	46	分化度分類	53
		分化度別生存率曲線	54
発がん（性）	121, 174	分子疫学	122
白血病	121	粉塵	122
パラ-アラミド繊維	177, 178	粉塵症	125
パラフィンブロック	122, 125		
汎 CK（AE1/AE3）	84		
阪神淡路大震災	201		
反応性中皮細胞	68, 74, 87, 114		
反応性中皮細胞過形成	47, 113		
ハンプ形成	118		

ひ

ヒアルロン酸	23, 104		
ヒアルロン酸値	5		
ヒアルロン酸濃度	69		
東日本大震災	201	放射線	91, 121
東日本大震災被災地アスベスト対策合同会議	208	防じんマスク	207
微小乳頭状パターン（micropapillary pattern）	42	蜂巣（窩）肺	8, 143
微小囊胞状パターン（microcystic pattern）	43	保健所	215
ヒストン修飾	98	ホモ接合性欠失	92, 115
ヒト化モノクローナル抗体	37		
非特異性間質性肺炎	144		
非婦人科癌	87	マーリン（merlin）	20
非分化型	54	マイクロ RNA（miRNA）	125
非ホジキン悪性リンパ腫	65	マクロファージ	15, 24
非翻訳 RNA（non-coding RNA；ncRNA）	21	末梢性肺がん	77
びまん型（diffuse type）	39, 40	マッピング	208
びまん性胸膜肥厚	6, 186	慢性閉塞性肺障害	148
病理学	122		

へ

壁側胸膜	69
ヘテロ接合性欠失	115
ペメトレキセド（アリムタ®）	9
ヘルシンキ会議	148
ヘルシンキ・クライテリア	187
偏光顕微鏡	206
扁平上皮癌	122

ほ

ま

め

明細胞性（clear cell type）	43
メゾテリン	84
メタボリック症候群	125

ふ

フェントン反応	25, 26
腹腔内注入試験	175

免疫染色	76	労働者教育	209
免疫不全マウス	33	老齢化	122
		ロックウール	170, 176

ゆ

ユーイング肉腫／原始性神経外胚葉性腫瘍（PNET）	64
有害性評価	174
融合遺伝子 *SS18-SSX*	48
融合遺伝子肺がん	122
遊離珪酸（結晶性シリカ）粉塵	131

数字

1秒量	7
2重鎖切断（double-strand break；DSB）	17
8-ヒドロキシデオキシグアノシン	16
9p21	114

A

ADA（adenosine deaminase）	5
ADAM28	155
AE1/AE3	6
air bronchogram	7
ALK肺がん	122
ARF	27
asbestos airways disease	138, 150
asbestos-cancer hypothesis	10
asbestosis	143

よ

溶解性	171
予後因子	116

ら

ラドン	125
卵巣がん	11, 148
卵巣・卵管・腹膜発生漿液性腺癌	46

B

B72.3	79, 151
BAP1	9, 20, 94
bcl-2	48, 50
BerEP-4	46, 79, 110, 151
BG8（Lewis^Y）	79, 151
bridging fibrosis	143

り

リスクアセスメント	215
リスクコミュニケーション	207, 208
リスク評価	208
リフラクトリーセラミックファイバー	170, 178
硫酸マグネシウムウィスカ	170, 178
良性石綿胸水（石綿胸膜炎）	5, 74, 186
量反応関係	9
リンパ組織球（様）中皮腫(lymphohistiocytoid mesothelioma；LHM)	44, 65

C

calretinin	109, 150
CAM5.2	6
CAP-NIOSH grading system	135
carcinoembryonic antigen（CEA）	110
cartilage link protein（CRTL1）	154
C-C motif chemokine（CCL2）	153
CD146	51, 88, 111
CD15（Leu-M1）	84, 151
CDKN2A（$p16^{INK4a}/p14^{ARF}$）	19, 27, 92, 152
CDX2	87
CEA	79, 151
Claudin-4	49, 87
collagenous stroma	106, 119

る

累積喫煙量	125

れ

レベル1建材	210

ろ

漏洩	211
老化	122
労災保険	6
労災保険法	185
労働基準監督署	215

comparative genomic hybridization；CGH（解析） 19, 36
cytocentrifuge technique 163
cytokeratin 5/6 150

D

D2-40 110, 150
D2-40（ポドプラニン） 77
deleted in bladder cancer 1（DBC1） 156
desmin 88, 151
desmoplasia 45
desmoplastic small round cell tumor 64
DNA 修復酵素遺伝子 17
DNA メチル化 97
dust macule 138

E

EGFR 95
EMA 48, 50, 51, 88
EML4-ALK 122, 155
epithelial membrabe antigen（EMA） 151
ER 49, 86
ERK-MAPK 経路 96
expansile growth pattern 44, 45
expansile nodule 55

F

ferruginous body 149
fibroblastic foci 150
fibulin-3 154
Fischer-344 23
fluorescence *in situ* hybridization（FISH） 72, 92, 153
focal adhesion kinase（FAK） 99
friable 203

G

galectin-3 153
GCDFP-15（BRST-2） 86
germline mutation 20
Glucose transporter-1（GLUT-1） 51, 88, 111, 151

H

HBME-1 150
hedgehog 経路 97
High-Mobility Group Box 1（HMGB1） 16
hippo（シグナル）伝達系 20, 93
honey comb lung 143
HRCT 検査 7
hump 様細胞質 72
hump 様細胞（質）突起 72, 105
hyaluronan-linked protein 1（HAPLNI） 154

I

IARC 148, 175
idiopthic pulmonary fibrosis；IPF 144
IGF1R 96
IMP3 88, 111
in situ 87
International Mesothelioma Interest Group（IMIG） 79, 153
ISO 204

J

JIS A 1481 202

K

KEAP1 157
Knudson の two-hit hypothesis 114
KRAS 遺伝子 125

L

LATS2 遺伝子 94
LATS 遺伝子 93
loss of heterozygosity；LOH（解析） 19, 126

M

mammalian Target of Rapamycin（mTOR）経路 19
MAPK カスケード 19
May-Grünwald-Giemsa 染色標本 164
megakaryocyte potentiating factor（MPF） 154
m-EMA 111
merlin 93

mesothelin	150
mesothelioma *in situ*	48, 68, 71
MET	96
MIB-1	54
micro RNA（mi RNA）	21, 98, 154
MOC31	46, 79, 110, 151
monocyte chemoattractant protein-1	153

N

Nalp3 インフラマソーム	24
Napsin A	79
NF2	20
NF2 遺伝子	93, 94, 152
NGO	201
non-friable	203
nonspecific interstitial pneumonia；NSIP	144

O

omental cake	8, 39
osteopontin	154

P

$p14^{ARF}$	19
p16	27
p16 FISH（fluorescence *in situ* hybridization）	113
p16 gene	50, 54
p16 gene HD	48
p16/INK2A	151
$p16^{INK4a}$	19
p16 遺伝子	72, 74, 114
p16 のホモ欠失	87
p40	48, 83
p53	27, 88, 92, 95, 151
p63	83
PAX2	84
PAX8	47, 49, 84
PgR	86
PI3K-AKT カスケード	19
PI3K-Akt 経路	96
promyelocytic leukemia zinc finger（PLZF）	95

pseudoasbestos body	149

R

RB	92, 95
RCC Ma	84

S

Simian virus 40（SV40）	91
SMRP	8
sphingosine kinase 1（SPHK1）	98
subpleural curvelinear line	134
subpleural dot-like opacity	134
SV40 ウィルス	9

T

thrombomodulin	85, 150
TLE1	48, 50
TP53	125
transition	125
transversion	125
TTF-1	79, 151

U

UIP パターン	150

W

WHO ワークショップ	177
Wnt inhibitory factor 1（WIF1）	97
Wnt/β-catenin 経路	96
WT1	49, 77, 109, 150

X

X 線回折法	206

Y

YAP	93

Z

zonation	5

石綿関連疾患の病理とそのリスクコミュニケーション

定価（本体 5,000 円 + 税）

2015 年 12 月 25 日　第 1 版第 1 刷発行 ⓒ

編著者	井内康輝
発行者	藤原　大
印刷所	株式会社 木元省美堂
製本所	株式会社 三森製本所

発行所　株式会社 篠原出版新社
　　　　〒113-0034　東京都文京区湯島 2-4-9 MD ビル
　　　　TEL 03-3816-5311（代表）郵便振替 00160-2-185375
　　　　E-mail info@shinoharashinsha.co.jp

乱丁・落丁の際はお取り替えいたします．
本書の内容の一部または全部を無断で複写・複製・転載すると著作権・出版権の侵害となることがあるのでご注意ください．
本書を無断で複写，スキャン，デジタルデータ化するなど複製をする行為は著作権法上での限られた例外（「私的使用のための複製」など）を除き禁止されています．また，私的使用のためであっても代行業者などの第三者に依頼して上記の行為を行うことは違法となります．

ISBN　978-4-88412-386-4　　　　　　　　　　　　　　　　　　　　　Printed in Japan